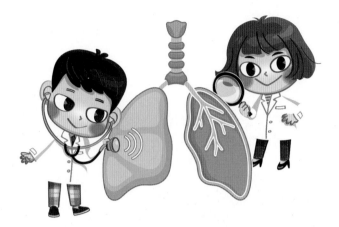

보고
배우는
호흡기

See & Learn,
Respiratory System

감수 ： MICHIMATA Yukihiro
편집 ： GOYA Tomoyuki, AOSHIKA Yuki
역자 ： 조용애

군자출판사

편저자 일람

■ **감수**

道又元裕　교린대학의학부부속병원 간호부장

■ **편집**

呉屋朝幸　교린대학의학부부속병원 호흡기·갑상선외과 교수

青鹿由紀　교린대학의학부부속병원 호흡기·갑상선외과병동 간호사장

■ **집필 (집필순)**

高橋ひとみ　교린대학의학부부속병원 고도구명 구급센터 사장(師長)보좌/구급간호인정간호사

井上啓子　교린대학의학부부속병원 호흡기내과병동 주임

戎初代　도쿄베이·우라야스이치카와 의료센터 ICU·CCU/집중케어 인정간호사

荒井知子　교린대학의학부부속병원 SICU 사장(師長)보좌/급성·중증환자간호전문간호사

露木菜緒　교린대학의학부부속병원 /집중케어 인정간호사

塚原大輔　일본간호협회 간호연수학교 집중케어학과 전임교원/집중케어인정간호사

坂田高之　교린대학의학부부속병원 호흡기·갑상선외과병동 부주임

秋山陽子　교린대학의학부부속병원 호흡기내과병동 간호사장

内田麻耶　교린대학의학부부속병원 호흡기내과병동 간호사

沼田千加子　교린대학의학부부속병원 호흡기내과병동 간호사

杉山光子　교린대학의학부부속병원 호흡기내과병동 간호사

田中清美　교린대학의학부부속병원 호흡기·갑상선외과병동 주임

渡部望美　교린대학의학부부속병원 호흡기·갑상선외과병동 간호사

青鹿由紀　교린대학의학부부속병원 호흡기·갑상선외과병동 간호사장

岩島麗美　교린대학의학부부속병원 호흡기·갑상선외과병동 주임보좌

加藤愛香　교린대학의학부부속병원 호흡기내과

田村仁樹　교린대학의학부부속병원 호흡기내과

田中康隆　교린대학의학부부속병원 호흡기내과

中村益夫　교린대학의학부부속병원 호흡기내과

和田裕雄　교린대학의학부부속병원 호흡기내과 강사

滝澤始　교린대학의학부부속병원 호흡기내과 교수

河内利賢　교린대학의학부부속병원 호흡기·갑상선외과 조교

清水麗子　교린대학의학부부속병원 호흡기·갑상선외과 조교

苅田真　교린대학의학부부속병원 호흡기·갑상선외과 조교

橘啓盛　교린대학의학부부속병원 호흡기·갑상선외과 조교

本多紘二郎　교린대학의학부부속병원 호흡기내과

石井晴之　교린대학의학부부속병원 호흡기내과 강사

倉井大輔　교린대학의학부부속병원 호흡기내과 조교

長友禎子　교린대학의학부부속병원 호흡기내과

武井秀史　교린대학의학부부속병원 호흡기·갑상선외과 강사

横山琢磨　교린대학의학부부속병원 호흡기내과 조교

竹田紘崇　교린대학의학부부속병원 리하비리테이션실 계장

後藤元　교린대학의학부부속병원 호흡기내과 교수/의학부장

머리말

임상간호실천의 철칙은 의료서비스를 받는 대상자에게 안전하면서도 안정적인 간호를 제공하는 것이다. 이 철칙은 몇 개의 요소에 따라 실현된다. 그것은 환자의 입장을 토대로 지지자로서의 위치를 전제로 한, 환자의 자연치유력의 촉진, 자가간호 능력의 향상, 스트레스에 대한 적응의 도움, 일상생활의 조정, 안전의 보장이다. 그리고 환자가 가진 건강문제의 반응을 정확하게 지켜보고 적절한 간호를 수행하는 것이 중요하다.

적절한 간호를 실천하기 위해서는 환자의 정서적인 측면의 이해와 지원은 물론이지만, 환자가 갖고 있는 질병구조와 그에 대한 치료나 검사에 관한 올바른 이해, 과학적 근거를 배경으로 한 간호와 의료정보의 지식이 꼭 필요하다 할 것이다.

그래서 각과별 「간호순서」와 「질환의 지식」을 사진과 그림으로 알기 쉽게 몸에 익혀두었으면 하는 의도에서 기획한 것이 이 「보고 배우는」 시리즈이다.

본서 「보고 배우는 호흡기」는 간호사의 집필에 의한 Part 1~3과 의사의 집필에 의한 Part 4~6으로 크게 나누고, 참조 항을 확인하는 것으로 간호순서와 질환을 종합적으로 배울 수 있는 구성이다.

Part 1 「간호사가 하는 처치와 간호」는 산소요법, 흡입요법, 기관흡인, 인공기도 삽입, 기관삽관, 기관절개의 관리, 인공호흡기 장착환자의 간호, NPPV, 흉강배액관 관리 등의 처치순서·포인트를 주의점, 요령, 기술의 근거를 덧붙여 해설했다. Part 2 「사정과 핵심간호」에서는 신체사정, 시술 전·시술 후 관리 등에 도움이 되는 기술, Part 3 「호흡기질환에 관련된 검사」에서는 일상에서 자주 이루어지는 검사에 대해서 알아 두어야 할 기본지식, 순서 등을 시각적으로 이해할 수 있도록 정리해 놓았다.

Part 4 「자주 보는 호흡기질환과 치료」, Part 5 「빈도는 낮지만 알아두어야 할 질환과 증상」에서는 기관지천식, 폐렴, 간질성폐렴, 만성폐쇄성폐질환(COPD) 등의 호흡기질환의 병태, 증상, 진단에 관한 지식, 의사의 관점에 의한 핵심간호를 해설하고 있다. Part 6 「그 밖에 알아두어야 할 지식」에서는 폐암의 방사선치료·화학요법, 가정산소요법(HOT)에 대해서 충실한 내용으로 해설해 놓았다.

본서는 하나하나의 항목을 보기 쉽고 간결하게 정리하고, 신입간호사에서 베테랑간호사, 교육을 담당하고 계신 여러분까지 만족할 수 있는 내용으로 꾸며 보았다. 다만 일본 내의 모든 병원에서 동일한 표준적인 간호가 전개되고 있지 않다는 것은 전제하고 교린대학의학부 부속병원에서 현재 시행하고 있는 것을, 일선에서 환자를 매일 접하고 있는 간호사가 직접 집필해 주었다. 일개 병원에서 시행하고 있는 것을 바탕으로 독자 여러분으로부터 많은 의견을 받아, 근거에 기초한 최고의 지침이 이루어질 것을 기대한다.

의사담당영역을 편집해주신 호흡기·갑상선외과교수·吳屋朝幸 선생님, 간호사 담당 부분을 편집해주신 靑鹿由紀·호흡기·갑상선외과병동 간호사장에게 깊은 감사를 드립니다.

2013년 2월

道又元裕

CONTENTS

호흡기계의 개요

인체의 세포는 산소를 받아들이고 이산화탄소를 배출하는 것으로 생체를 유지하고 있다. 이 체내의 가스교환을 하는 기관이 호흡기계이다. 호흡기계는 비강, 인두, 후두, 기관, 기관지, 폐로 구성되었다. 폐내의 폐포에서 가스교환이 이루어진다.

■ 신체 앞면에서 본 호흡기계

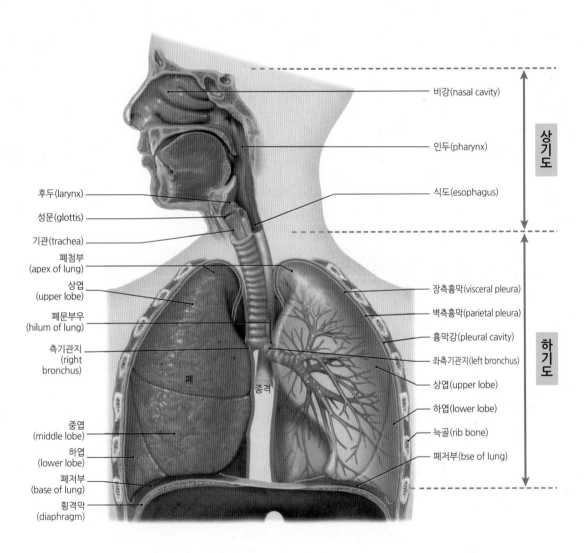

비강(nasal cavity)

인두(pharynx)

식도(esophagus)

상기도

후두(larynx)

성문(glottis)

기관(trachea)

폐첨부
(apex of lung)

상엽
(upper lobe)

폐문부우
(hilum of lung)

측기관지
(right
bronchus)

중엽
(middle lobe)

하엽
(lower lobe)

폐저부
(base of lung)

횡격막
(diaphragm)

폐

종격

장측흉막(visceral pleura)

벽측흉막(parietal pleura)

흉막강(pleural cavity)

좌측기관지(left bronchus)

상엽(upper lobe)

하엽(lower lobe)

늑골(rib bone)

폐저부(bse of lung)

하기도

※좌폐는 내부를 알 수 있도록 흉막을 제거한 그림으로 되어 있다.

■ 비강 ~ 기관(Nose~Trachea)

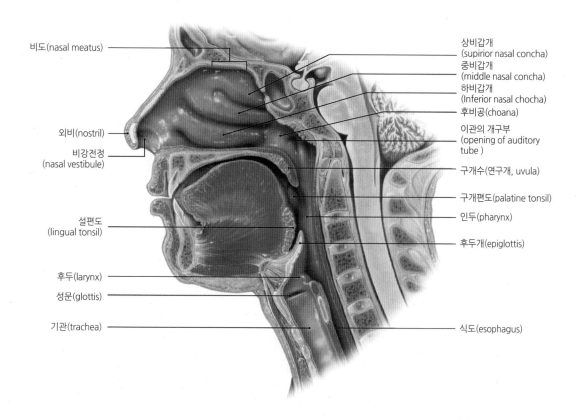

비도(nasal meatus)

외비(nostril)

비강전정
(nasal vestibule)

설편도
(lingual tonsil)

후두(larynx)

성문(glottis)

기관(trachea)

상비갑개
(supirior nasal concha)

중비갑개
(middle nasal concha)

하비갑개
(Inferior nasal chocha)

후비공(choana)

이관의 개구부
(opening of auditory
tube)

구개수(연구개, uvula)

구개편도(palatine tonsil)

인두(pharynx)

후두개(epiglottis)

식도(esophagus)

■ 종격(Mediastinum)

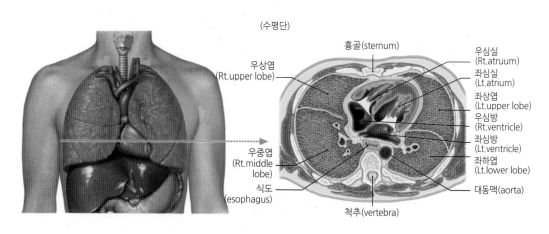

(수평단)

흉골(sternum)

우상엽
(Rt.upper lobe)

우중엽
(Rt.middle
lobe)

식도
(esophagus)

우심실
(Rt.atruum)

좌심실
(Lt.atrium)

좌상엽
(Lt.upper lobe)

우심방
(Rt.ventricle)

좌심방
(Lt.ventricle)

좌하엽
(Lt.lower lobe)

대동맥(aorta)

척추(vertebra)

종격은 흉강의 중앙에 위치하는 심장, 대동맥, 기관, 식도 등을 포함한 격벽이다. 폐는 종격에 의해 좌우로 나뉘어 있다. 종격의
상부에는 경부, 하부에는 횡격막이 있다.

■ 기관·기관지의 구조

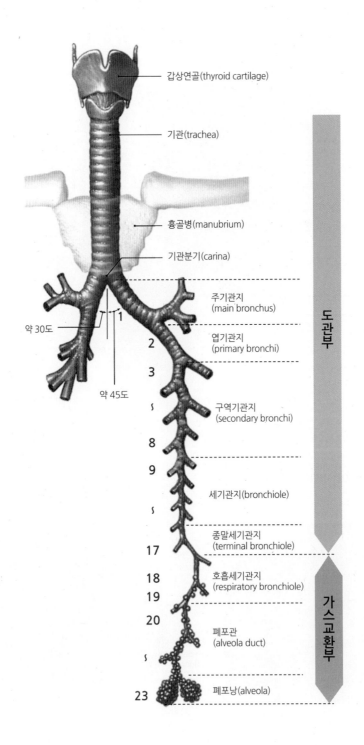

갑상연골(thyroid cartilage)

기관(trachea)

흉골병(manubrium)

기관분기(carina)

약 30도

약 45도

1

2

3

∼

8

9

∼

17

18

19

20

∼

23

주기관지
(main bronchus)

엽기관지
(primary bronchi)

구역기관지
(secondary bronchi)

세기관지(bronchiole)

종말세기관지
(terminal bronchiole)

호흡세기관지
(respiratory bronchiole)

폐포관
(alveola duct)

폐포낭(alveola)

도관부

가스교환부

가스교환에 관계없는 부분(기관~종말세기관지)을 도관부라 하고, 호흡기세기관지에서 세포낭까지의 가스교환과 관계있는 부분을 가스교환부(호흡부)라고 한다. 숫자는 분기횟수를 나타낸다.

■ 기관·기관지의 단면도

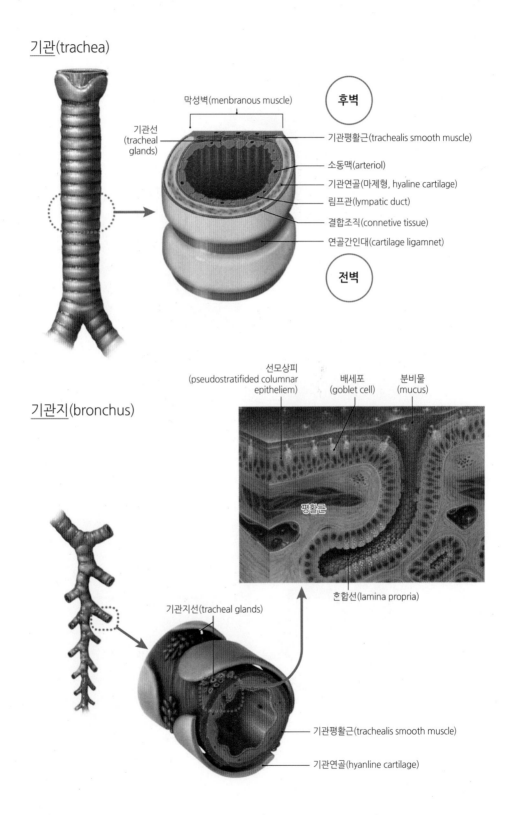

기관(trachea)

막성벽(menbranous muscle)

후벽

기관선
(tracheal
glands)

기관평활근(trachealis smooth muscle)

소동맥(arteriol)

기관연골(마제형, hyaline cartilage)

림프관(lympatic duct)

결합조직(connetive tissue)

연골간인대(cartilage ligamnet)

전벽

선모상피
(pseudostratifided columnar
epitheliem)

배세포
(goblet cell)

분비물
(mucus)

기관지(bronchus)

평활근

혼합선(lamina propria)

기관지선(tracheal glands)

기관평활근(trachealis smooth muscle)

기관연골(hyanline cartilage)

▓ 폐포의 세포

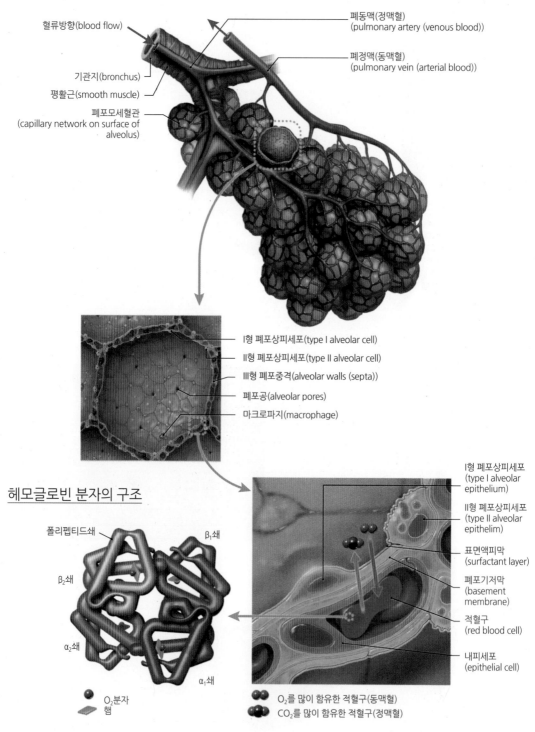

혈류방향(blood flow)

폐동맥(정맥혈)
(pulmonary artery (venous blood))

폐정맥(동맥혈)
(pulmonary vein (arterial blood))

기관지(bronchus)

평활근(smooth muscle)

폐포모세혈관
(capillary network on surface of
alveolus)

I형 폐포상피세포(type I alveolar cell)

II형 폐포상피세포(type II alveolar cell)

III형 폐포중격(alveolar walls (septa))

폐포공(alveolar pores)

마크로파지(macrophage)

I형 폐포상피세포
(type I alveolar
epithelium)

II형 폐포상피세포
(type II alveolar
epithelim)

표면액피막
(surfactant layer)

폐포기저막
(basement
membrane)

적혈구
(red blood cell)

내피세포
(epithelial cell)

헤모글로빈 분자의 구조

폴리펩티드쇄

β_1쇄

β_2쇄

α_2쇄

α_1쇄

O_2분자
햄

O_2를 많이 함유한 적혈구(동맥혈)
CO_2를 많이 함유한 적혈구(정맥혈)

헤모글로빈 1분자는 4개의 단체(單)로 구성되어 있으며,
각 단체에 산소를 결합할 수 있다.

폐의 구분

폐는 우폐가 상엽·중엽·하엽, 좌폐가 상엽·하엽으로 나뉜다.
또 폐는 기관지가 엽기관지, 구역기관지로 갈라짐에 따라 우 10구역,
좌 8구역의 폐구역을 형성한다.

■ 우폐와 좌폐

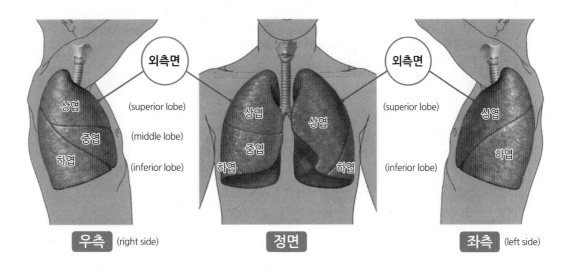

외측면

상엽 (superior lobe)
중엽 (middle lobe)
하엽 (inferior lobe)

우측 (right side)

상엽
중엽 하엽

정면

외측면

(superior lobe)
(inferior lobe)

좌측 (left side)

■ 폐구역

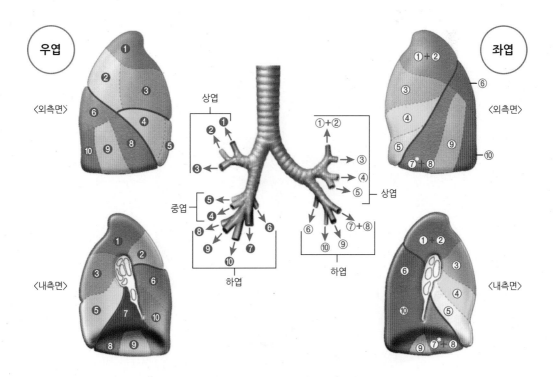

우엽 〈외측면〉

좌엽 〈외측면〉

상엽

중엽

하엽

상엽

하엽

〈내측면〉

〈내측면〉

호흡기와 순환

우심실에서 나온 폐동맥이 폐로 들어가고, 폐정맥을 통해 좌심방으로 돌아가는 혈액의 순환로를 폐순환이라고 한다. 폐(폐포)에서의 가스교환에 의해 산소를 많이 함유한 동맥혈이 된다. 폐포에서 하는 가스교환은 확산에 의해 이루어진다.

■ 순환의 구조

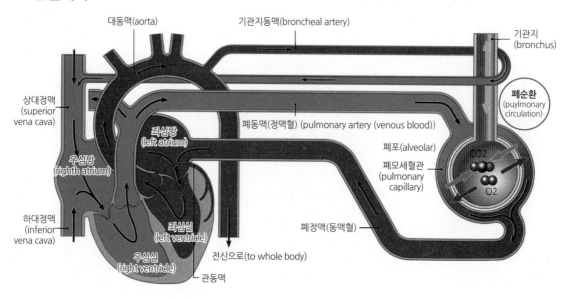

■ 가스확산의 구조

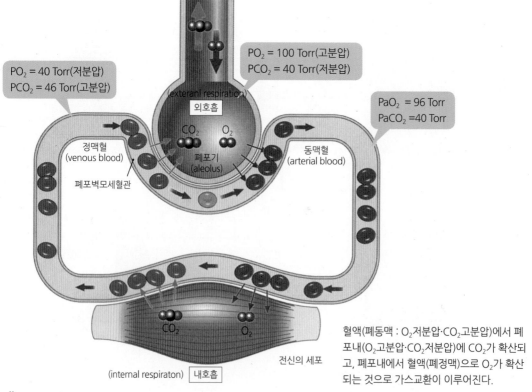

혈액(폐동맥 : O_2저분압·CO_2고분압)에서 폐포내(O_2고분압·CO_2저분압)에 CO_2가 확산되고, 폐포내에서 혈액(폐정맥)으로 O_2가 확산되는 것으로 가스교환이 이루어진다.

호흡운동시의 흉곽과 횡격막의 움직임

■ 흡기시·호기시의 흉곽의 변화

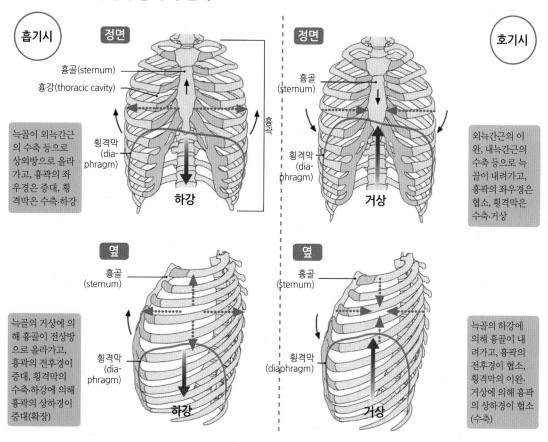

흡기시

정면

흉골(sternum)

흉강(thoracic cavity)

횡격막(dia-phragm)

하강

늑골이 외늑간근의 수축 등으로 상외방으로 올라가고, 흉곽의 좌우경은 증대, 횡격막은 수축·하강

흉곽

정면

흉골(sternum)

횡격막(dia-phragm)

거상

호기시

외늑간근의 이완, 내늑간근의 수축 등으로 늑골이 내려가고, 흉곽의 좌우경은 협소, 횡격막은 수축·거상

옆

흉골(sternum)

횡격막(dia-phragm)

하강

늑골의 거상에 의해 흉골이 전상방으로 올라가고, 흉곽의 전후경이 증대, 횡격막의 수축·하강에 의해 흉곽의 상하경이 증대(확장)

옆

흉골(sternum)

횡격막(diaphragm)

거상

늑골의 하강에 의해 흉골이 내려가고, 흉곽의 전후경이 협소, 횡격막의 이완·거상에 의해 흉곽의 상하경이 협소(수축)

흉추, 늑골, 흉골로 둘러싸인 부분을 흉곽이라고 한다.

■ 호흡근군의 움직임(흡기시)

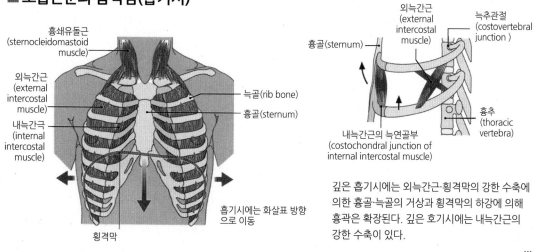

흉쇄유돌근(sternocleidomastoid muscle)

외늑간근(external intercostal muscle)

내늑간극(internal intercostal muscle)

늑골(rib bone)

흉골(sternum)

횡격막

흡기시에는 화살표 방향으로 이동

외늑간근(external intercostal muscle)

늑추관절(costovertebral junction)

흉골(sternum)

내늑간근의 늑연골부(costochondral junction of internal intercostal muscle)

흉추(thoracic vertebra)

깊은 흡기시에는 외늑간근·횡격막의 강한 수축에 의한 흉골·늑골의 거상과 횡격막의 하강에 의해 흉곽은 확장된다. 깊은 호기시에는 내늑간근의 강한 수축이 있다.

이 책의 특징

간호기술이 「보인다!」 질환을 「안다!」

 특징 1 2대 구성

「간호기술」, 「질환의 지식」

 특징 2 보고 배운다

간호기술

● 자주 시행되는 간호기술의 순서를 사진의 흐름으로 알 수 있도록 구성되어 있습니다.

알아두어야 할 간호요령이나 행동

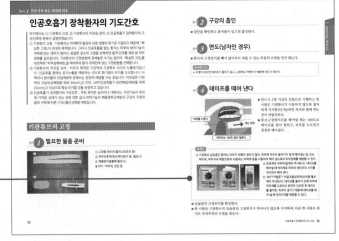

질환의 지식

● 자주 만나는 주요 질환, 드물지만 알아두어야 할 질환, 주요 수술 방법 등의 기본지식을 영상이나 일러스트로 알기 쉽게 해설하고 있습니다.

개념, 증상, 진단, 치료, 간호를 한눈에 알 수 있다

리스크 관리상, 주의가 필요한 점을 강조

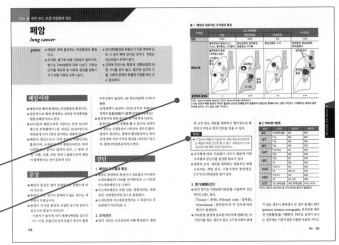

● 본서에서 소개하고 있는 치료·간호방법 등은 각 집필자가 임상의 예를 중심으로 하여 전개하고 있습니다. 실천에 의해 얻어진 방법을 보편화하려고 노력하고 있습니다만, 만일 본서의 기재 내용에 의해 예측하지 못한 사고 등이 일어난 경우, 저자, 출판사는 그 책임을 질 수 없다는 것을 양해해 주시기 바랍니다. 또한 본서에 게재된 사진은 임상의 예 중에서 환자본인·가족의 동의를 얻어 사용하고 있습니다.

● 본서에 기재되어 있는 약제·재료·기기 등의 선택·사용법 등에 대해서는 출판 당시의 가장 새로운 것입니다. 약제 등의 사용에 있어서는 개개의 첨부 문서를 참조하여 적응, 용량 등은 항상 확인해 주세요.

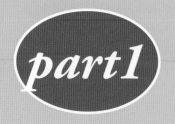

part1

간호사가 하는
처치와 간호

산소요법

산소는 인체의 정상적인 기능·생명의 유지에 없어서는 안 됩니다. 인체·세포가 산소부족이 되면 각 조직이나 각 기관이 정상적으로 기능을 하지 못합니다. 산소요법의 목표는, ① 저산소혈증의 개선, ② 호흡일량의 경감(환기항진억제), ③ 심근의 부담 경감(심박수 증가억제)입니다. 이 목표를 위해 많은 종류의 산소흡입기구가 있습니다. 각각의 특징을 이해하고 환자의 상황에 따라 바른 기구를 선택하여 안전하게 사용하는 것이 중요합니다.

산소투여방법

● 산소투여방법은 ① 저류량시스템, ② 고류량시스템, ③ 리저버시스템의 3개로 분류된다.
● 저류량시스템에서는 공급되는 유량의 총량이 환자의 1회 환기량보다 적다. 부족분은 실내의 공기를 코로 흡입하여 보충한다. 따라서 개개의 환자가 보충한 비율에 따라 흡입산소농도는 변화하기 때문에, 일정한 흡입산소농도를 설정하고 투여할 수 없다.
● 고류량시스템에서는 공급되는 유량의 총량이 환자의 1회 환기량보다 많다. 벤추리 효과에 의해 산소와 공기의 혼합가스를 일정한 흡입산소농도로 설정하고 투여할 수 있다.

> ### 기억해 두자!
> ● 벤추리 효과는 유체의 압력과 유속의 관계를 나타낸 베르누이의 정리에 입각한다. 유체가 흐르는 길의 단면적을 좁게 하면 유속이 증가하고 압력이 내려가는 부분이 만들어진다는 벤추리 효과를 응용하여, 네블라이저 부착 산소흡입장치에서는 실내의 공기를 받아들여 산소와 섞어 공급한다.

산소투여방법의 분류

① 저류량시스템	② 고류량시스템	③ 리저버시스템
● 경비캐뉼라(비캐뉼라, 네이잘(코) 캐뉼라) ● 간이산소마스크 ● 인공코(artificial nose) ● 경피기관내 카테터 ● 옥시암(개방형산소흡입시스템)	● 벤추리마스크 ● 네블라이저 부착산소흡입 장치	● 리저버부착 산소마스크 ● 리저버부착 비캐뉼라

주 : 본항에서는 임상에서 자주 이용되는 방법에 관해서 기재한다.

산소유량계의 종류

● 산소유량계에는 ① 대기압식, ② 항압식의 2종류가 있다.

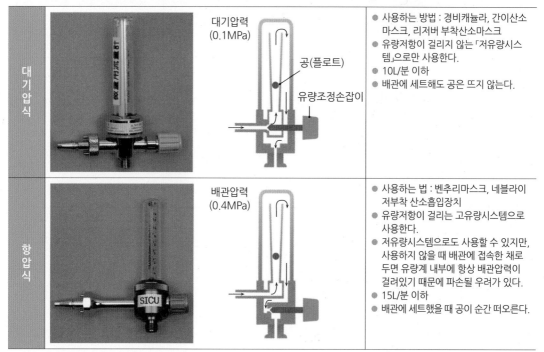

대기압식 — 대기압력 (0.1MPa) / 공(플로트) / 유량조정손잡이
- 사용하는 방법 : 경비캐뉼라, 간이산소마스크, 리저버 부착산소마스크
- 유량저항이 걸리지 않는 「저유량시스템」으로만 사용한다.
- 10L/분 이하
- 배관에 세트해도 공은 뜨지 않는다.

항압식 — 배관압력 (0.4MPa) / SICU
- 사용하는 법 : 벤추리마스크, 네블라이저부착 산소흡입장치
- 유량저항이 걸리는 고유량시스템으로 사용한다.
- 저유량시스템으로도 사용할 수 있지만, 사용하지 않을 때 배관에 접속한 채로 두면 유량계 내부에 항상 배관압력이 걸려있기 때문에 파손될 우려가 있다.
- 15L/분 이하
- 배관에 세트했을 때 공이 순간 떠오른다.

그림 부분은 宮本顯二 : 인스피론Q&A「보다 안전하게 사용하기 위해」. 일본 메디컬넥스트 HP http://www.j-mednext.co.jp/library/inspiron_faq_safe_ans.html#ans10을 참고로 작성

산소요법에 있어서의 사용방법·사용상의 포인트

● 주요 산소투여 방법으로 이용하는 산소투여기구, 사용방법·특징, 사용상의 포인트를 열거하였다.

산소투여방법·산소투여기구			사용방법·특징	사용상의 포인트·주의점
저유량시스템	경비캐뉼라		● 권장유량 : 1~6L/분 **산소유량(L/분) / 산소농도(%)** 1 / 24 2 / 28 3 / 32 4 / 36 5 / 40 6 / 44 ● 저농도의 산소투여를 한다. ● 안전, 간편하고 불쾌감이 적다. ● 장착하고 식사나 대화가 가능	● 4~6L/분 이상에서는 비점막이 건조하고 자극을 받기 때문에 비출혈에 주의한다. ● 입호흡을 하는 환자에게는 사용 불가 ● 코 밑, 이개상부에서 마찰에 의한 피부손상에 주의한다. ● 산소요법가이드라인에서는, 경비캐뉼라로는 3L/분까지, 미국호흡요법협회(AARC : American Association for Respiratory Care)에서는 4L/분 이하, 미국흉부학회(ATS : American Thoracic Society)의 COPD가이드라인에서는 5L/분 이하는 굳이 가습할 필요는 없다고 되어 있다.

산소투여방법·산소투여기구		사용방법·특징	사용상의 포인트·주의점
저유량시스템	간이산소마스크	 ● 권장유량 : 5L/분 이상 | 산소유량 (L/분)	산소농도 (%)
---	---
5~6	40
6~7	50
7~8	60	 ● 간편하게 중농도의 산소를 투여할 수 있다. ● 동맥혈이산화탄소분압($PaCO_2$) 상승의 우려가 없는 환자에게 사용한다.	● 콧등 윗부분에 고무에 의한 압박이나 마찰로 일어나는 피부손상에 주의한다. ● 5L/분미만의 투여에서는 호기(呼氣)의 재흡입에 의한 CO_2의 축적이 일어나므로, 부적절하다. ● 밀폐감이 있다. ● 식사, 대화의 방해가 된다.
	인공코	 ● 기관절개공의 산소투여가 가능하다. ● 1-10L/분 정도의 산소를 투여할 수 있다.	● 인공코에 병용하여 가습이나 흡입은 하지 않는다. ● 분비물로 인해 폐색되는 경우가 있으므로 주의한다. ● 24시간마다 교환한다.
고유량시스템	벤추리마스크	 ● 권장유량 : 3~15L/분 ● 추정산소농도 : 24~50% ● 칼라코드로 표시된 노즐과 산소유량에 따라, 산소흡입농도와 투여유량이 변화한다. ● 정확한 산소농도로 관리할 수 있다. | 유량 (L/분)	산소농도 (%)
---	---
청:4	24
황:4	28
백:6	31
녹:8	35
적:8	40
오렌지 색:10	50	 코넥터의 색에 따라 유량·산소농도가 다르다.	● 장기(長期)사용에는 맞지 않는다. ● 공기를 끌어들이는 딜류터 부분을 막지 않도록 하며 사용한다. ● 산소요법가이드라인에서는, 「벤추리마스크는 산소유량에 관계없이 산소농도 40%까지는 굳이 산소를 가습할 필요는 없다」고 되어 있다. ● AARC에서는 「4L/분 이하인 경우 가습은 꼭 필요한 것은 아니다」, ATS의 COPD가이드라인에서는 「5L/분 이하에서는 굳이 가습을 해야 하는 근거는 없다」고 기재되어 있다.

산소투여방법·산소투여기구		사용방법·특징	사용상의 포인트·주의점
고유량시스템	네블라이저 부착 산소흡입장치	● 권장산소농도 : 30~60% ● 고유량산소투여투여시에 사용한다. ● 충분한 가습이 필요한 환자에게 적합하다. ● 충분한 효과를 얻기 위해서는 유량계의 눈금으로 10L/분 이상의 유량이 필요하다.	● 호기구멍(배기구멍)을 막지 않는다. ● 산소농도 60% 이상의 고농도산소흡입을 하기 위해서는 리저버 부착 산소마스크를 검토한다. ● 산소농도를 조절하는 손잡이는 아날로그식이고, 설정산소농도가 인쇄된 농도 이외의 설정은 하지 않는다. ● 산소와 혼합공기의 총유량이 30L/분 이상이 되도록 사용한다.
리저버시스템	리저버부착산소마스크	● 권장유량 : 6~10L/분 ● 추정산소농도 : 60~90% 이상 표: 산소유량(L/분) / 산소농도(%) 6 / 60 7 / 70 8 / 80 9 / 90 10~12 / 90~ ● 리저버백에 산소를 저류하여 사용하기 때문에 고농도의 산소흡입이 가능하다. ● 가습병을 이용하여 사용한다.	● 장기적인 사용에는 적당하지 않다. ● 백이 꺾이지 않도록 해서 사용한다. ● 호기공(환기공)의 고무판이 벗겨지면 고농도의 산소를 투여할 수 없다.

산소유량(L/분)	산소농도(%)
6	60
7	70
8	80
9	90
10~12	90~

■ 고유량산소마스크(네블라이저 부착 산소흡입장치)의 총유량

● 고유량산소에는 설정농도 마다 권장산소유량이 있다.
● 권장산소유량은 산소와 공기의 혼합가스유량의 총유량이 30/L분 이상이 되는 산소유량이다.
● 각 메이커에 따라 총유량이 다르기 때문에 반드시 첨부된 총유량표를 확인하고 30L/분 이상이 되는 설정으로 사용한다.

산소유량과 산소농도(코비디엔 : 켄달)

산소유량(L/분)	3	4	5	6	7	8	9	10
98%	3.5	4.0	5.9	7.0	8.4	9.9	11.2	12.5
80%	4.6	5.8	7.8	9.1	10.7	12.0	14.2	14.8
60%	6.5	8.6	12.0	13.7	17.3	18.9	21.7	23.5
40%	11.5	14.6	20.8	24.2	30.7	35.6	38.9	44.7
35%	12.8	17.4	24.1	33.9	39.5	45.1	50.8	56.4
33%	13.2	18.6	25.4	32.2	40.1	46.6	54.4	61.0
28%	14.0	19.7	27.5	35.5	42.2	47.9	53.2	57.3

※표 안의 빨간 숫자가 30L/분 이상.

산소유량과 산소농도(일본메디칼넥스트 : 인스피론)

산소유량 (L/분)	6	7	8	9	10	11	12	13	14	15
100%	6.0	7.0	8.0	9.0	10.0	11.0	12.0	13.0	14.0	15.0
70%	9.7	11.3	12.9	14.5	16.1	17.7	19.3	21.0	22.6	24.2
50%	16.3	19.1	21.8	24.5	27.2	30.0	32.7	35.4	38.1	40.9
40%	24.9	29.1	33.3	37.4	41.6	45.7	49.9	54.1	58.2	62.4
35%	33.9	39.5	45.1	50.8	56.4	62.1	67.7	73.4	79.0	84.4

※표 안의 빨간 숫자가 30L/분 이상.

산소투여방법

순서 1 필요한 물품 준비

- 산소유량계
- 펄스옥시미터
- 산소투여기구
- 사용설명서
- 멸균증류수(필요시) 등

산소유량계 등	펄스옥시미터(SpO₂모니터)

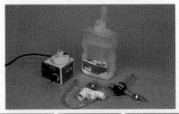

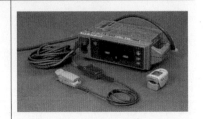

 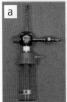 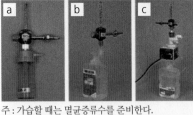

a : 가습기 보틀
b : 4L 이상의 저유량시스템
　에서 주로 사용 : 휴미디파
　이어방식
c : 고유량시스템에서 사용 :
　네블라이저 기능부착 벤추
　리장치(가온용 히터가
　붙은 상태)

주 : 가습할 때는 멸균증류수를 준비한다.

사용설명서

〈사용설명서〉

O₂ ○%△L 마스크

산소흡입방법·의사의 지시에 따른 산소투여기구를 선택하고, 준비한다.

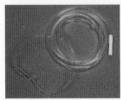 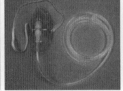 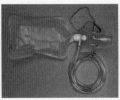 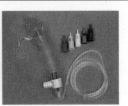

(p.3-5참조)

순서 **2** ## 환자 상태의 사정

● 산소투여의 목적·방법에 맞는지
● 호흡상태
● 자각·타각 증상
● X선 사진소견
● 혈액가스데이터 등

 순서 **3** ## 환자 측의 준비

● 환자에게 산소흡입을 한다는 것을 설명하고 승낙을 얻는다.

 순서 **4** ## 물품 등의 세팅 : 산소투여기구의 조립 등

핀인덱스식

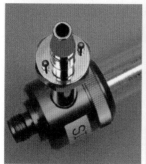 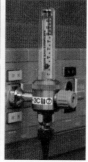

확대그림과 설치한 상태

● 중앙기관의 산소연결용밸브에 산소유량계를 찰칵하는 소리가 날때까지 꽂는다.
· 오접속을 방지하기 위해 산소연결용밸브에는 핀인덱스식과 슈레더식이 있다.
· 핀인덱스식 : 접속부의 핀의 수와 방향의 차이로 가스의 오접속을 방지한다.
· 산소는 아우틀레트의 핀이 180도 간격으로 두 개 있으며, 색은 녹색이다.
· 슈레더방식 : 접속부의 구경의 차이로 가스의 오접속을 방지한다.

	산소	아산화질소	압축공기	흡인
핀수	2	2	3	2
각도	180도	135도	120도	90도

콘센트 (핀인덱스식)

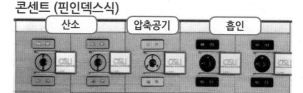

산소　　압축공기　　흡인

● 산소기구에서 산소의 누출이 없는지를 확인한다.

주의!

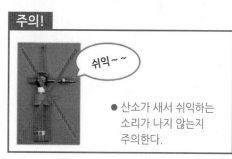

쉬익~~

● 산소가 새서 쉬익하는 소리가 나지 않는지 주의한다.

● SpO_2모니터를 준비한다.

● 병실의 입구에 『화기엄금』의 게시물을 건다.

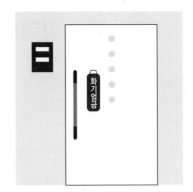

● 산소유량계에 산소튜브를 접속한다.

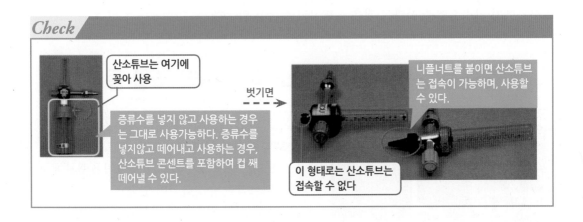

Check

산소튜브는 여기에 꽂아 사용

증류수를 넣지 않고 사용하는 경우는 그대로 사용가능하다. 증류수를 넣지않고 떼어내고 사용하는 경우, 산소튜브 콘센트를 포함하여 컵 째 떼어낼 수 있다.

벗기면

이 형태로는 산소튜브는 접속할 수 없다

니플너트를 붙이면 산소튜브는 접속이 가능하며, 사용할 수 있다.

순서 5 물품 등의 세팅 : 산소투여기구의 조립 등

● 유량확인시의 눈높이는 공(플로트)이 구형(球形)인 경우는 구의 한가운데(적도선상), 부자가 팽이 모양인 경우는 공의 제일 위를 본다.

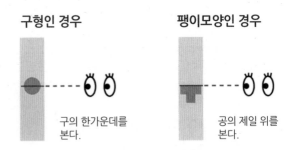

구형인 경우

구의 한가운데를 본다.

팽이모양인 경우

공의 제일 위를 본다.

순서 6 경비 캐뉼라 또는 산소마스크의 장착과 확인

● 환자에게 경비 캐뉼라 또는 산소마스크를 장착한다.
● 산소튜브의 굴곡이나 폐색이 없는지 등을 확인한다.

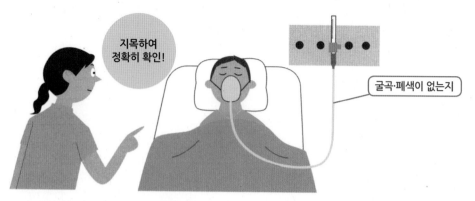

지목하여 정확히 확인!

굴곡·폐색이 없는지

● 근무교체 시, 라운드 시, 유량변경 시, 이송 시에는 사용설명서 등을 확인하여 5R로 확인한다.

Check 5R의 확인

- Right drug : 올바른 약제
- Right dose : 올바른 투여량
- Right route : 올바른 방법(경로)
- Right time : 올바른 시간
- Right patient : 올바른 환자

● 자각·타각 증상의 유무 등을 확인한다.

순서 실시 후

● 종료 후, 남아있는 산소압력계의 눈금이 5MPa 이하일 때는 새로운 탱크로 교환해 놓는다.

산소탱크 사용 시의 주의점

● 산소흡입중인 환자가 검사나 치료 등을 위해 이동할 때는 산소탱크를 사용한다.
● 의료용 산소탱크의 종류에는 7,000L, 1,500L, 500L가 있지만, 이송 시에 이용하는 것은 500L로 된 것이다.
● 사용하는 동안에 잔량이 줄어들기 때문에 탱크 안에 ○L들어 있고, △분 사용할 수 있는지를 파악해 둘 필요가 있다. 다음에 간단한 계산식을 적어 놓았다.
● 산소잔압의 단위는 메가파스칼(MPa)이다.

> 잔량(L) = 500(L)÷15(MPa)×잔기압(눈금)
> 사용가능시간(분) = 잔량(L)÷산소유량(L/분)

· 예를 들면 사진에 있는 산소잔압계는 7Mpa을 나타내고 있다. 위의 식에 맞추어 계산하면,

> 잔량(L) = 500(L)÷15(MPa)×7(MPa)≒233(L)
> 산소투여량이 3L/분인 경우 : 233(L)÷3(L/분)≒77분

따라서 77분 만에 산소탱크는 비게 된다. 이것은 빠듯한 값이어서 불안하므로 안전계수 0.8을 곱하여, 77(분)×0.8≒6(분)으로 한다.

잔량계산표

		본베의 압력 (MPs)											
		14	13	12	11	10 (3/4)	9	8	7 (1/2)	6	5	4	3 (1/4)
산소유량 (L/분)	0.5	760	700	650	595	540	485	435	380	325	270	215	160
	1	380	350	325	295	270	240	215	190	160	135	105	80
	2	190	175	163	145	135	120	105	95	80	65	54	40
	3	125	115	105	95	90	80	70	60	54	45	36	27
	4	95	85	80	70	65	60	54	47	40	34	27	—
	5	75	70	65	59	54	48	43	38	32	27	—	—
	6	60	58	54	49	45	40	36	31	27	—	—	—
	7	54	50	46	42	38	34	31	27	—	—	—	—
	8	47	44	40	37	34	30	27	—	—	—	—	—
	9	42	39	36	33	30	27	—	—	—	—	—	—
	10	38	35	32	29	27	—	—	—	—	—	—	—

*안전계수를 곱한 값 (분)
■ 사용가능시간(분)이 60분 이하, ■ 사용가능시간(분)이 45분 이하, ■ 사용가능시간(분)이 26분 이하

산소잔압계

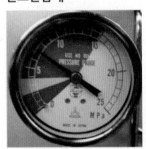

산소잔압계는 잔압부족에 의한 의료사고를 피하기 위해 컬러링되어 있다.

500L 산소탱크

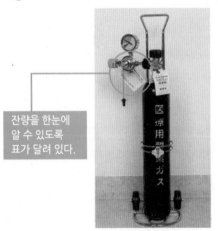

잔량을 한눈에 알 수 있도록 표가 달려 있다.

● 그 밖에 검사실이나 치료실에 이송하는 왕복로에 걸리는 시간, 검사 등에 요하는 시간을 파악해둘 필요가 있다. 산소공급의 중앙배관이 있는지를 확인하고 검사나 치료 중에는 거기에 접속하여 사용하도록 한다.

(高橋ひとみ)

문헌

1. 일본호흡기학회 폐생리전문위원회, 일본호흡관리학회 산소요법가이드라인 작성 위원회 편집: 산소요법 가이드라인. 메디컬레뷰사, 도쿄; 2006.
2. 일본메디컬넥스트 Web site. http://www.j-mednext.co.jp/library/inspiron.html
3. 小松精機 Web site http://komatsu-seiki.co.jp/tem5.html
4. 厚生노동성 Web site 국립병원·요양소에 있어서의 의료안전관리를 위한 지침. 9 산소흡입. http://www.mhlw.go.jp/topics/bukyoku/isei/i-anzen/1/torikumi/naiyou/manual/5i.html

흡입요법

흡입요법은 약물이나 생리식염액을 에어로졸(기체에 부유하는 미립자) 모양이나 드라이 파우더로 해서 기도에 직접 흡입시키는 치료법으로 즉효성이 있으며 높은 효과를 가져 옵니다. 이 항에서는 사용빈도가 높은 「네블라이저」「정량분무식흡입기(MDI)」「드라이파우더흡입기(DPI)」를 가지고 설명하겠습니다.

흡입의 종류

종류	에어졸 입자경(㎛)	특징
제트네블라이저(네블라이저)	1~15	벤추리효과로 입자를 발생시킨다. 배플로 작은 입자만 분출시키지만, 크기는 각각이다. 1mL 흡입에 5~10분간이 목표
초음파네블라이저*	1~5	균일하고 밀도가 높은 입자를 다량으로 발생시킬 수 있다. (3-6mL/분). 약제에 따라서는 약리활성이 소실되는 경우가 있다.
정량분무식흡입기(MDI)	1~8	약제의 분무와 흡기를 동조(同調)시킬 필요가 있어서 수기가 어렵다. 흡입보조기구의 사용을 권장한다.
드라이파우더흡입기(DPI) 터부헬러 디스커스 핸디핼러 등	2~10	충분한 흡기의 유속이 이루어지고 있는가 하는 확인이 어렵다. 약제가 흡습하지 않도록 보관할 필요가 있다.

* 일부 휴대형도 있음.

일본호흡간호·재활 학회 호흡재활 위원회, 일본호흡기학회 가이드라인 시행관리 위원회, 일본재활 의학회 진료 가이드라인 위원회·호흡재활 가이드라인 책정위원회 외 편집: 호흡재활 매뉴얼 환자교육의 사고방식과 실천. 照林社, 도쿄; 2007: 73, 표2「흡입기구의 종류와 특징」에서 인용

네블라이저

순서 1 필요한 물품 준비

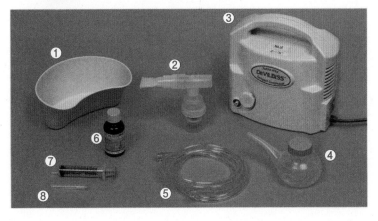

① 농반
② 네블라이저(일회용)
③ 컴프레서
④ 물그릇
⑤ 접속튜브
⑥ 주사침(18G)
⑦ 주사기
⑧ 약물

물품의 세팅① : 약물을 주사기에 흡입

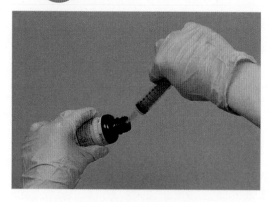

● 주사기에 주사침(18G)을 접속한다.
● 지시된 약물을 주사기에 흡입한다.

물품의 세팅② : 약물을 관에 주입하고 접속튜브를 접속

● 관의 약제주입 공간에 약물을 주입하고 뚜껑을 덮는다.
● 관에 접속튜브를 연결한다.

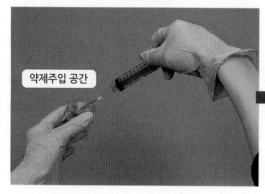

약제주입 공간

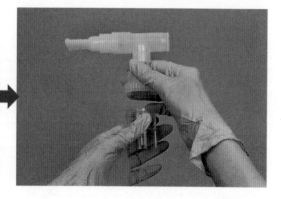

환자의 준비

● 환자에게 가서 흡입한다는 것을 설명하고 승낙을 얻는다.

지시의 확인

● 지시실시표에서 지시를 확인한다(환자명, 방법, 약물 용량, 시간).

순서 6 컴프레서의 설치

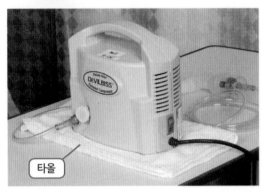

타올

● 상두대 등의 안정된 대에 컴프레서를 놓고 접속튜브를 연결한다.

> **요령!**
> ● 진동이나 소리의 발생을 방지하기 위해 컴프레서의 밑에는 타올 등을 깔면 좋다.

순서 7 앉은 자세에서 흡입 준비

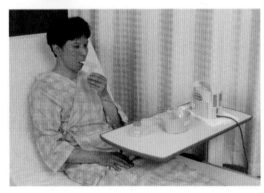

● 환자에게 앉은 자세에서 관의 흡입 부분을 가볍게 입으로 물고 있으라고 한다.

> **주의!**
> ● 소리가 울리기 때문에 같은 병실의 환자에게는 사전에 설명을 해 놓는다.

순서 8 분무의 확인·흡입의 개시

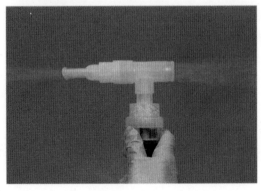

● 전원을 넣고 분무가 나오는 것을 확인하면 흡입을 개시한다.

● 환자에게 천천히 심호흡을 하면서 약제를 들이마시게 한다.
● 분무가 없어지면 종료이다(흡입시간은 약제량에 따라 다르지만, 5~10분 정도이다).

순서 9 양치질의 실시

● 시행 후에 양치질을 한다.

왜하는가?
● 구강에 잔존한 약제에 의해 구강칸디다증 등을 일으킬 우려가 있으므로, 예방을 위해서 양치질을 한다.

정량분무식흡입기(MDI)

● 정량분무식흡입기(MDI : metered-dose inhaler)에 의해 흡입요법을 하는 경우는 흡입보조기를 이용하는 것이 중요하다.
● 흡입보조기 없이 MDI흡입을 하면 분무약제의 80% 이상이 구강에 침착해 버려 충분한 약제효과를 얻을 수 없는 데다, 흡입스테로이드 등으로는 쉰 목소리나 구강칸디다증 등의 부작용의 출현 빈도도 높아진다.

순서 1 필요한 물품 준비

● MDI
● 흡입보조기(스페이서, 리저버)
● 흡입약
● 휴지
● 농반
● 물그릇
● 처방전 등

Check 흡입보조기의 확인
● 흡입보조기가 정확하게 조립되어 있는지, 깨끗하고 이물질이 들어가 있지 않은지, 파손이 없는가를 확인한다.

순서 2 처방내용의 확인

● 처방전에서 처방내용을 확인한다(환자명, 방법, 흡입약의 양, 시간).

순서 3 물품의 준비 : MDI를 흡입보조구로 연결

● MDI의 캡을 벗기고 흡입보조기의 접속부에 꽂는다.

> **주의!**
> ● 잘 흔들고 나서 사용하는 MDI도 있으므로 확인한다.

● 흡입보조기의 마우스피스를 물게 한다. 마스크 타입인 경우는 코와 입을 덮게끔 얼굴에 밀착시킨다.

순서 4 약물의 흡입보조기 내에 분무

● 의사에게 지시받은 1회 복용량을 MDI를 눌러 흡입보조기내에 분무한다.

순서 5 흡입의 시작

● 자세를 바르게 하고 가볍게 숨을 토해낸 후 천천히 깊게 흡입하게 한다.

> **간호포인트**
> ● 마우스피스 타입은 숨을 들이마신 상태에서 5-10초 동안 숨을 멈춘 후 마우스피스를 입에서 떼고 숨을 토하게 한다 (흡입이 빠르고 잘 흡입되지 않은 경우에 피리가 울리는 타입도 있다).

> **왜하는가?**
> ● 마우스피스 타입으로 숨을 들이마신 상태에서 숨을 멈추게 하는 것은 흡입약을 기관지에 정착시키기 위해서이다. 바로 숨을 토해내면 흡입약도 함께 나온다. 숨을 토할 때는 기구를 청결하게 유지하기 위해 흡입보조기 안에 토하지 않도록 환자에게 지도한다.

● 의사의 지시에 기초하여 흡입을 필요한 만큼 반복한다.

순서 6 실시 후

● 흡입 후, 양치질을 한다.

> **왜하는가?**
> ● 구강에 잔존하는 약제로 인해 구강칸디다증 등에 걸리지 않기 위해서이다.

● 흡입보조구를 취급설명서에 따라 세척한다.

건조분말 흡입기(DPI)

● 건조분말(DPI : dry power inhaler)은 프로펠러의 회전에 의해 약제의 가는(微)분말을 흡입 하는 것이며 스페이서도 필요 없다.
● DPI에는 디스크헬라, 터뷰헬러, 디스커스와 핸디헬러가 있다. 어느 것이나 흡입기의 휴대 성, 내구성, 약제의 세트 방법, 조작성, 씻기 간편함 등이 연구되어져 있다.

DPI의 종류

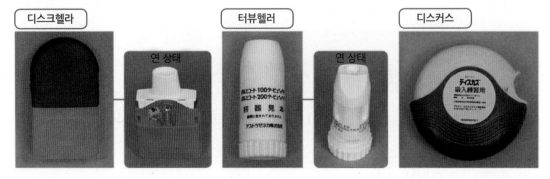

1 필요한 물품 준비

● 건조분말 흡입기(DPI)
● 흡입약
● 휴지

● 농반
● 물그릇
● 처방전 등

순서 2 처방내용의 확인

● 처방전으로 처방내용을 확인 한다(환자 명, 방법, 흡입약의 양, 시간).

흡입의 시작

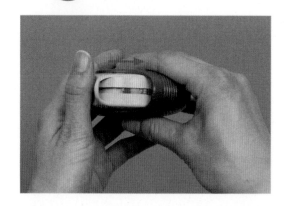

● 커버를 열고 엄지손가락으로 레버가 멈출 때까지 오른쪽으로 돌린다.

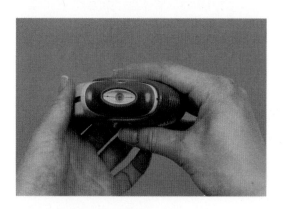

● 가볍게 숨을 토해낸 후, 마우스피스를 가볍게 물고, 재빨리 깊게 숨을 들이 마신다.

주의!

● 숨을 토할 때 건조분말 흡입기에 대고 하면 불결해지므로, 피해서 숨을 토하도록 지도한다.

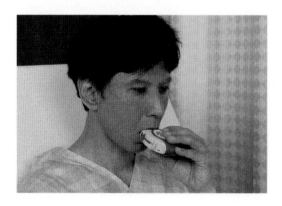

● 숨을 들이 마신 상태에서 무리가 없는 한 5초 정도 숨을 멈추고 나서 토해내도록 한다.

이럴 때 어떻게 하지?

● 흡입한 느낌이 없어도 바로 레버를 당기지 말고, 다시 한 번 흡입하도록 한다.

순서 4 실시 후

● 천천히 숨을 고르도록 환자에게 전달한다.
● 드라이파우더 흡입기의 커버를 닫는다.
● 양치질을 한다.

왜하는가?
● 양치질을 하는 것은 구강칸디다증을 예방하기 위해서이다.

(井上啓子)

문헌

1. 靑野ルミ : 18 산소흡입. 坂本すが, 山元友子, 井出尾千代美 감수: 결정판 비주얼 임상간호기술. 제2판. 照林社, 도쿄, 2011: 235-242.
2. 일본호흡케어·리하비리테이션 학회 호흡리하비리테이션 위원회, 일본호흡기학회 가이드라인 시행관리 위원회, 일본리하비리테이션 의학회 진료 가이드라인 위원회·호흡리하비리테이션 가이드라인 책정위원회 외 편집:5. 약물요법. 호흡리하비리테이션 매뉴얼 -환자교육의 사고방식과 실천-. 照林社, 도쿄; 2007:68-80
3. 3학회합동 호흡요법인정사 인정 위원회: 제12회3학회 합동호흡요법 인정사 인정강습회 텍스트. 2007: 164-170.

column

MDI의 흡입보조구

MDI의 흡입보조구(스페이서, 리저버)는「소아 기관지천식치료·관리 가이드라인 2008」(일본 소아알레르기학회)에서 에어로챔버·플러스, 옵티헬라, 보어텍스가 권장된다. 이들은 범용성이 있으며, 공기역학적 및 임상적 검토가 이미 이루어져 있다.

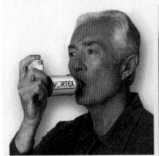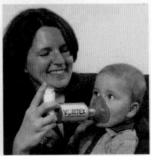

보어텍스(좌 : 어른용 마우스피스 접속, 우 : 소아용 마스크 접속, 파리·재팬주식회사)

기관흡인

> 기관흡인의 목적은 기도에 부착된 가래 등의 기도 분비물을 제거하여 기도폐색을 예방하며, 환기를 유지하는 것입니다. 기관흡인의 적응은 스스로 효과적인 객출이 불가능한 환자와 기관절개, 기관삽관 등의 인공기도를 이용하고 있는 환자입니다. 기관흡인에는 개방식흡인과 폐쇄식흡인이 있습니다.

흡인카테터 삽입의 지식

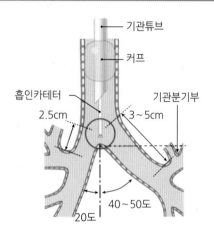

기관튜브
커프
흡인카테터
기관분기부
2.5cm
3~5cm
40~50도
20도

● 기관흡인에서는 흡인카테터를 어느 정도 삽입해야 좋은지를 대강 확인해 두는 것이 중요하다.

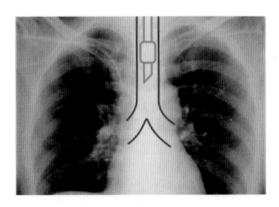

● 인공기도를 가지고 있는 경우는 X선 사진에 의해 인공기도(기관튜브)의 끝부분이 기도의 어느 위치에 있는가를 확인할 수 있다.

기억해두자!

● 삽입 길이의 기준은 기관분기점의 바로 앞(약 3-5cm)까지, 기관절개 시에는 약 12-15cm로 한다.

개방식 흡인의 경우

순서 1 필요한 물품 준비

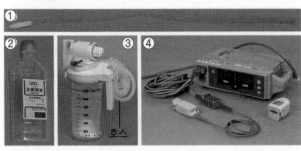

① 흡인카테터
② 멸균증류수(주사용수)
③ 흡인레귤레이터·흡인기접속용
　호스(이하, 호스)·흡입병
④ 펄스옥시미터
● 기타 : 마스크, 멸균장갑, 알코올솜, 소독
　용 바르는 알코올 제제, 청진기 등

순서 2 사정

● 「인공기도의 유무에 상관없이 기도의 개방성을 유지하는 보조방법」과 「인공기도를 가진 경우의 기도의 개방성을 유지하는 보조방법」의 그림을 참고로 흡인의 시간을 고려한다.
● 인공기도의 유무를 고려하여 기도 개방성의 유지를 위한 보조방법을 검토한다.

인공기도의 유무에 상관없이 기도의 개방성 유지를 위한 보조방법

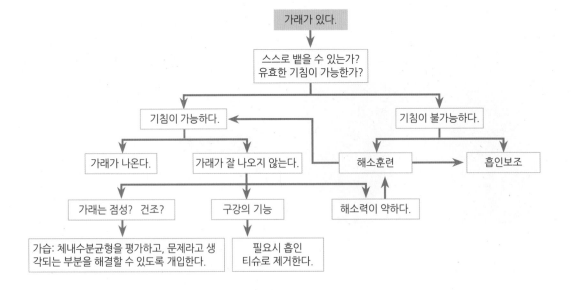

인공기도를 가진 경우의 기도개방성을 유지하는 보조방법

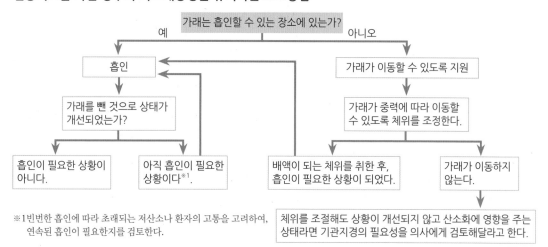

가래는 흡인할 수 있는 장소에 있는가?

예 → 흡인
아니오 → 가래가 이동할 수 있도록 지원

흡인 → 가래를 뺀 것으로 상태가 개선되었는가?
- 흡인이 필요한 상황이 아니다.
- 아직 흡인이 필요한 상황이다※1.

가래가 이동할 수 있도록 지원 → 가래가 중력에 따라 이동할 수 있도록 체위를 조정한다.
- 배액이 되는 체위를 취한 후, 흡인이 필요한 상황이 되었다.
- 가래가 이동하지 않는다.

※1 빈번한 흡인에 따라 초래되는 저산소나 환자의 고통을 고려하여, 연속된 흡인이 필요한지를 검토한다.

체위를 조절해도 상황이 개선되지 않고 산소화에 영향을 주는 상태라면 기관지경의 필요성을 의사에게 검토해달라고 한다.

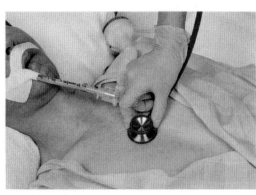

● 기관흡인의 필요성을 사정하기 위해 호흡음을 청취하여 가래가 고여있는 부위를 확인한다(「호흡음(청진)[p.94] 참조」).

● 흡인을 하기 전에 환자 자신이 해소할 수 있는지 아닌지를 확인한다.

 순서 **3** ## 환자·시행자의 준비

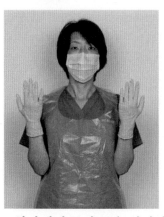

● 흡인이 필요하다고 판단된 경우, 표준감염 예방지침(스탠다드 프리커션)을 실시한다.

● 환자에게 목적 등을 설명하고 승낙, 협력을 얻는다.

순서 4 흡인카테터사이즈의 결정

● 기관튜브의 내경 사이즈를 확인하고 흡인카테터의 사이즈를 정한다.
　· 흡인카테터의 외경은 기관튜브내경의 1/2 정도이다.

> **주의!**
> ● 흡인카테터에 관해서는 큰 것이 작은 것을 겸할 수 없다. 적절한 사이즈를 선택하지 않으면 환자의 상태에 영향을 주는 경우가 있다.
> ● 흡인카테터 10Fr의 외경이 3.3mm, 12Fr의 외경이 4.0mm이다.

 ## 순서 5 SpO₂의 평가

● 저산소혈증을 예방하기 위해 흡인 전에 펄스옥시미터를 이용하여 SpO_2로 평가한다(흡인 후에도 한다).
● 흡인이 필요한 병태를 가진 환자에게는 SpO_2를 평가한다. 환자에 있어서 안정된 상태의 수치는 어느 정도인가를 파악해 둔다.

> **간호포인트**
> ● SpO_2는 환자의 안정호흡 시의 수치(95~98%)를 기준으로 한다.

 ## 순서 6 흡인압의 확인

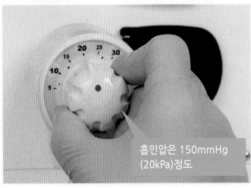

흡인압은 150mmHg (20kPa)정도

● 호스를 막은 후 흡인압이 걸리는지를 확인한다.
● 이따금 배액회수 백이 외부에 똑바로 장착되어 있지 않고 흡인압이 걸리지 않는 경우가 있으므로, 흡인기 일체가 정확하게 구비되어 있는지 확인한다.
● 흡인압은 150mmHg(20kPa)정도로 한다.

> **주의!**
> ● 과도한 흡인압은 흡인카테터의 끝부분에 걸리는 압에 의해 기도점막손상이나 흡인되는 가스량에 따라 폐포허탈을 일으킬 가능성이 있으므로 주의한다.

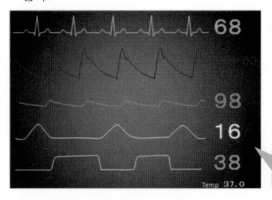
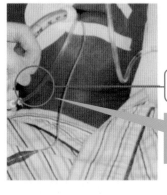

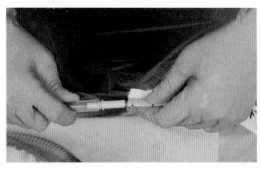

순서 7 환자에게 말걸기

● 환자에게 말을 걸어 심호흡이나 객담배출이 가능하도록 격려한다. SpO$_2$, 자각증상을 확인한다.

바이탈사인에 변화가 없는가를
수기(手技) 전·중·후에 관찰한다.

● 환자에게 흡인카테터를 삽입한다는 것을 전달하고, 자극에 의한 해소나 통증, 불쾌감이 생기는 것을 설명한다.

순서 8 구강과 커프 상부의 분비물을 흡인

● 인공기도내의 흡인을 우선적으로 해야 하는 상태인 경우에는 그 후에 실시한다.
● 구강내를 흡인한 흡인카테터는 버린다.

커프 상부의 분비물
을 흡인

기관의 흡인중에
처지는 것을 방지
한다.

순서 9 흡인카테터와 호스의 접속

● 접속부 이외의 흡인카테터 부분은 청결하게 유지한다.

흡인카테터 삽입 시의 주의사항
- 흡인시간은 가능한 한 짧게 하고 10초 이내로 한다
- 흡인카테터는 기관분기점에 닿지 않는 정도로 삽입한다.
- 흡인카테터에 눈금이 붙어 있는 경우 사전에 흉부X선 사진으로 확인한 기관튜브의 끝부분에서 삽입하는 길이를 측정한다.

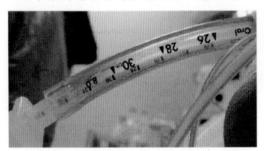

- 기관튜브의 눈금의 수치와 흡인카테터의 눈금의 수치가 일치할 때, 흡인카테터 끝은 기관튜브의 끝과 같은 위치에 있다. 따라서 기관튜브의 끝부분 위치가 기관분기점에서 어느 정도의 거리에 있는가에 따라 흡인카테터의 삽입길이를 정한다. 흡인카테터에 눈금이 없는 경우는 흡인카테터의 전 길이로 삽입 길이의 기준을 정해 놓는다.

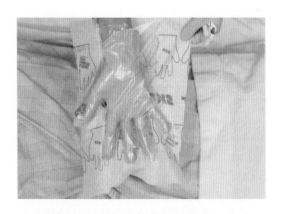

- 삽입 시에 흡인카테터를 유지하는 손에는 청결성이 높은 장갑을 표준감염예방지침과 더불어 사용한다.

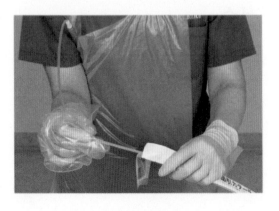

- 새 흡인 카테터를 호스에 접속하고 흡인카테터는 청결하게 꺼낸다.

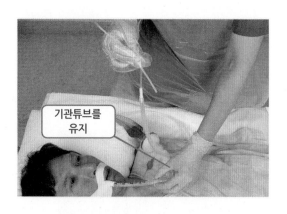

●흡인카테터가 불결해지지 않도록 유지하고 이제 한쪽 손으로 기관튜브를 유지한다.

기관튜브를
유지

●이 흡인카테터를 삽입한다.

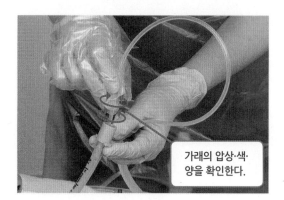

●흡인카테터를 돌리면서 뽑는다.
●가래의 양상·색·양을 확인한다.

가래의 압상·색·
양을 확인한다.

순서 11 환자 상태의 평가

●환자의 상태(자각증상, 흡인이 필요하다고 생각한 원인이 개선되었는지 아닌지)를 평가하고, 1~2회의 심호흡이 가능하면 격려한다. 괜찮은지를 확인하고 종료한다는 것을 알린다.

순서 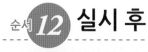 12 실시 후

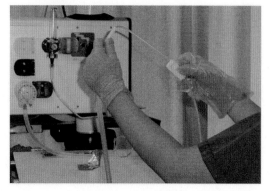

●흡인카테터는 청결하게 관리한다.
●다시 흡인이 필요하지 않으면 흡인카테터의 주변을 알코올솜 등으로 닦아내고, 흡인카테터와 호스 안을 물을 통과시킨다.

● 호스에서 빼고 흡인카테터를 둥글게 하여 멸균장갑으로 감싼 후 버린다.

주의!

● 흡인카테터는 일회용이다(다만, 재택의료에서는 미해결된 문제가 있다). 기본적으로 일련의 흡인이 종료되면 흡인카테터는 버린다.

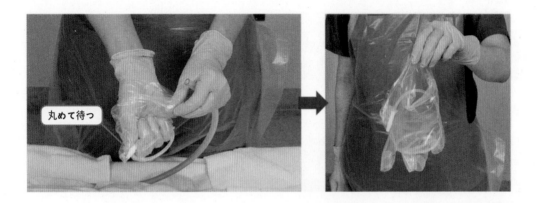

폐쇄식 흡인의 경우

 1 **필요한 물품 준비**

● 폐쇄식흡인회로
● 생리식염액(부속품)
● 알코올솜
● 일회용장갑
● 흡인레귤레이터·호스·흡인병 등

폐쇄식흡인회로

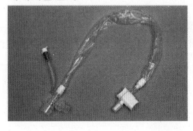

 2 **사정** (「개방식 흡인의 경우」 참조)

 3 **환자·시행자의 준비** (「개방식 흡인의 경우」 참조)

순서 4 **흡인압의 확인** (「개방식 흡인의 경우」 참조)

 순서 5 **환자에게 말걸기** (「개방식 흡인의 경우」 참조)

 순서 6 **구강과 커프 상부의 분비물을 흡인** (「개방식 흡인의 경우」 참조)

 순서 7 **폐쇄식흡인회로와 호스의 접속**

● 폐쇄식흡인회로를 흡인호스에 접속한다.
● 조절밸브를 돌려 잠금장치를 해제했을 때에 흡인압이 걸리는지를 확인한다.

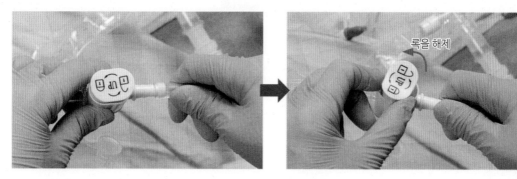

록을 해제

● 인공호흡기의 흡인기능을 이용하여 SpO_2를 확인한다.

> **기억해 두자!**
> ● 흡인기능은 인공호흡기에 갖춰진 기능으로 일시적(흡인 수기 전·중·후)으로 100%산소를 공급(送氣)할 수 있는 기능이다.

 순서 8 **흡인의 실시**

● 기관튜브에 폐쇄식흡인회로의 슬리브 내의 흡인카테터를 삽입한다.
● 삽입 시의 주의사항은 「개방식 흡인의 경우」 순서 10을 참조.
● 잡는 법은 시술자가 하기 쉬운 방법으로 해도 된다.

● 왼쪽 그림의 잡는 법으로는 흡인압을 걸면서 삽입할 수 없지만, 오른쪽 그림의 잡는 법에서는 흡인압을 걸면서 삽입할 수 있다.

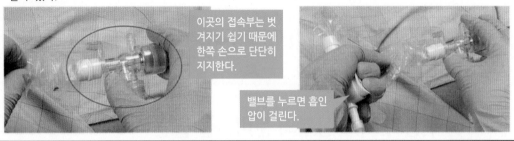

이곳의 접속부는 벗겨지기 쉽기 때문에 한쪽 손으로 단단히 지지한다.

밸브를 누르면 흡인압이 걸린다.

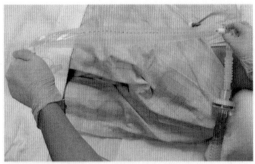

● 흡인압을 걸면서 흡인카테터를 뽑는다.
● 기관튜브가 뽑히지 않도록 유지하면서 정확하게 뽑는다.
● 흡인된 가래의 양상을 확인한다.

주의!

● 흡인카테터가 꺾이면 흡인력에 영향을 주므로 주의한다.

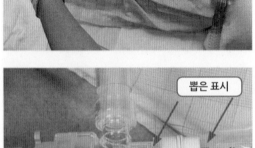

뽑은 표시

● 뽑아야 하는 표시까지 카테터를 뽑았는지 확인한다.

순서 *9* 실시 후 : 흡인 카테터 내의 물의 통과

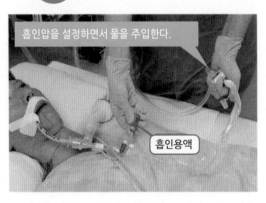

흡인압을 설정하면서 물을 주입한다.

흡인용액

● 세정포트에 흡인용액을 접속하고, 흡인카테터 안을 물로 통과한다.

주의!

● 지정된 표시까지 뽑아놓지 않으면 흡인용액(생리식염액)이 기도에 유입될 우려가 있으므로, 충분한 주의를 기울인다.

순서 10 환자 상태의 평가

- 인공호흡기의 흡인기능을 이용한 경우에는 SpO_2의 회복이 확인되면 흡인기능을 도중에 정지한다. 또는 종료되어 있는지 확인한다.
- 고농도산소의 공급은 필요한 최저수준으로 한다.

순서 11 실시 후·흡인카테터의 재확인

- 흡인카테터는 청결하게 관리한다.
- 뽑는 표시까지 흡인카테터가 뽑혀 있는지 재차 확인한다.

Check | **흡인카테터의 청결한 관리**

- 각 폐쇄식 흡인카테터에는 반드시 「표시까지 카테터를 뽑아 주세요」라는 표시가 있다.
- 이 표시 이상으로 뽑으면 카테터를 보관해 두는 비닐의 슬리브 내에 인공호흡회로내의 가스가 들어가, 슬리브 내는 습윤 환경으로 되고 건조한 상태에서 카테터를 유지할 수 없게 된다.
- 만에 하나 슬리브 내가 습윤된 경우는 제품의 사용기한 내였다고 할지라도 새것으로 교환한다.
- 흡인카테터가 기관튜브내에 남아 있으면 기도저항의 상승이나 환기곤란이 되는 경우가 있다.

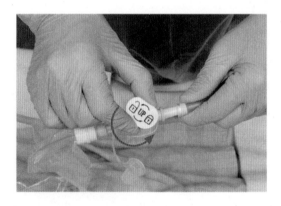

- 회로의 조절밸브를 잠근다.
- 흡인호스를 벗기고 조절밸브의 호스접속부에 캡을 씌운다. 세정포트의 캡도 씌운다.

간호포인트

- 시설의 규칙으로써 방법을 정해 놓는다. 중요한 것은 조절밸브가 잘못 눌려 흡인압이 걸린 상태가 되는 것을 피하는 일이다.

(戒初代)

문헌

1. 일본호흡요법 의학회: 기간흡인의 가이드라인. 일본호흡요법 의학회 Web site. http://square.umin.ac.jp/jrcm/contents/guide/
2. Branson RD. Secretion management in the mechanically ventilated patient. Respir Care. 2007; 52: 1328-1347.
3. 道又元裕 편저: 근거로 배우는 인공호흡 베스트·프랙티스. 照林社, 도쿄; 2008.
4. 道又元裕, 岡元和文 특집편저: 중증 환자에게 필요한 인공호흡과 호흡케어-사례로 배우는 병태생리와 실천요령-. 급성·중증환자 케어 2012; 1(1):76.

인공기도 삽입

인공기도를 이용하는 목적은 의식소실에 따른 혀가 처짐에 따라 기도폐색이 의심되는 환자의 기도를 확보하는 것입니다. 또 혀가 처지는 것을 예방하기 위해 이용하는 경우도 있습니다. 환자의 의식이 있는 경우에 경구용 인공기도를 이용하면 인두반사를 유발하고, 구토할 위험이 있으므로 경비용 인공기도를 이용합니다. 삽입의 판단은 간호사 단독으로 하는 것이 아니고 의사의 지시에 기초합니다. 의사 또는 의사의 지시를 받은 전문 의료종사자만이 인공기도를 사용하도록 권장하고 있습니다. 또 올바르게 사용하지 않으면 상기도폐색의 위험이 있습니다. 삽입 후에 반드시 환자의 호흡상태를 관찰합니다.

순서 1 필요한 물품 준비(경구·경비공통)

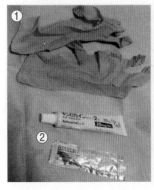

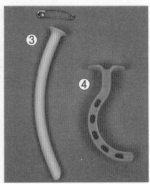

① 장갑
② 윤활제
● 인공기도(경비용 (③) 또는 경구용 (④))
* 경비용 인공기도에는 탈락예방의 안전핀
  이 포함되어 있다.

Check 표준예방책의 준비

● 장갑, 마스크, 비닐앞치마를 착용할 준비도 한다.

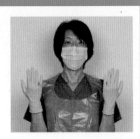

Check 적절한 규격의 사용

●규격의 선택
 ·경구용 인공기도 : 입술끝에서 턱아래까지의 길이만한 것을 선택한다. 너무 짧으면 혀가 밀고 들어가
  상기도폐색을 조장하고, 너무 길어도 후두개의 압박으로 상기도폐색을 일으키기 쉽다.
 ·경비용 인공기도 : 코끝에서 귓불까지의 길이만한 것을 선택한다. 너무 길면 식도로 잘못 들어가거나,
  상기도 폐색을 일으킬 위험성이 있다. 또 너무 가는 것은 기도 안으로 들어갈 위험이 있다. 남성은 7mm,
  여성은 6mm가 기준이다.

경구용 인공기도의 규격

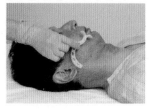 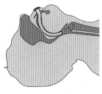

경비용 인공기도의 규격

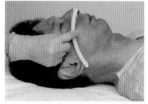 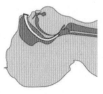

■ 경구용 인공기도의 경우

순서 2 물품의 세팅

●인공기도를 세정, 본체를 물로 씻는다.

순서 3 환자·시행자의 준비

●표준감염예방지침을 실시한다.
●환자의 체위를 앙와위로 하고 환자의 머리 쪽에 선다.

순서 4 구강에 삽입

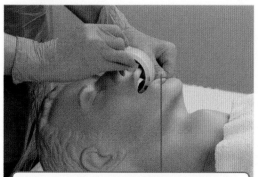

개구는 크로스핑거(180도의 방향으로 엄지와 검지를
벌린다)로 손가락의 지문부분을 이용하여 한다.

●인공기도의 끝부분을 벌어진 입안으로 삽
 입한다.

순서 5 혀뿌리를 향해 삽입

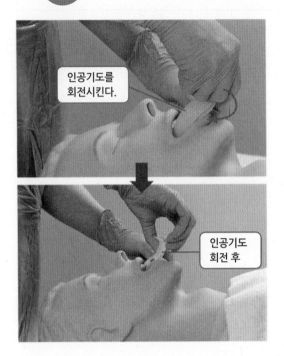

인공기도를
회전시킨다.

인공기도
회전 후

● 반 정도 삽입하여 연구개에 도달하면 혀를 밀어넣지 않도록 주의하면서, 인공기도를 180도 회전시켜 혀를 들어올리도록 하면서 인공기도 끝부분이 혀뿌리를 향해 삽입한다.

순서 6 인공기도의 위치의 안정화

● 인공기도의 날개 부분을 손가락으로 누르면서 아래턱을 올리고, 위치를 안정시킨다.

주의!

● 이때 환자가 숨을 쉬는 것을 확인한다.

옆에서 본 인공기도의 위치

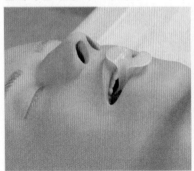

정면에서 본 인공기도의 위치

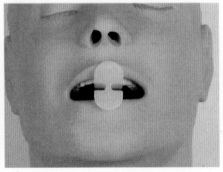

순서 1 환자·시행자의 준비

● 표준감염예방지침을 실시한다.
● 환자의 체위를 앙와위로 하고 환자의 머리 쪽에 선다.
● 분비물을 흡인하여 제거한다.

순서 2 인공기도에 윤활제를 도포

● 인공기도의 끝부분에 윤활제(젤리)를 바른다.

주의!

● 윤활제를 많이 바르면 내강에 막이 생기거나 막히기 때문에 얇게 바른다.

순서 3 콧구멍에의 삽입

● 인공기도를 똑바로 세우고 오른쪽 콧구멍에 삽입한다.

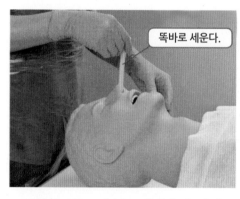

똑바로 세운다.

주의! 잘못된 삽입각도

● 인공기도는 누이지 말고 똑바로 세워서 잡는다.

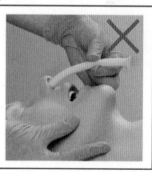

● 저항이 있는 경우는 반대측의 비강으로 변경한다. 그럴 경우 180도 인공기도를 회전시켜 도중에 방향을 바꾸면서 삽입한다.

● 삽입하면 체외부분에 안전핀을 꽂아 인공기도가 비강내로 들어가는 것을 예방한다.

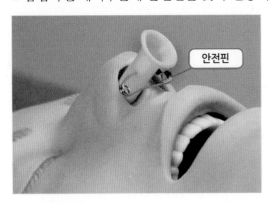

간호포인트

● 안전핀을 코옆의 피부에 테이프로 고정하는 방법도 있다.

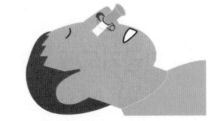

5 흡인에 의한 분비물의 제거

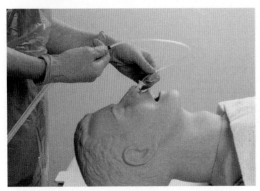

● 흡인으로 저류되어 있는 분비물을 제거한다.

주의!

● 분비물에 의해 내강이 막히기도 하기 때문에 호흡 상태에 주의한다.

6 환자 상태의 확인(경구·경비 공통)

● 환자의 자발호흡이 유지되고 있는지 관찰한다.

(荒井知子)

문헌

1. 데브라·J·린·맥컬리·위건, 캐런·K·칼슨 편집: AACN(미국 크리티컬 케어 간호사협회) 크리티컬 케어 간호메뉴얼 원저 제5판. 卯野木健 감역. 엘제비어 재팬, 도쿄; 2007:38-39.
2. 太田宗夫 편: 기타 구급기술. 재해의료 구급의·구급간호사·구급구명사를 위한 재해메뉴얼. 이머전시 케어 242; 2007:181-184.

기관삽관

> 기관삽관의 목적은 확실한 기도확보입니다. 기관삽관의 적응은 ① 기도의 확보가 불충분한 경우, ② 의식장해, 혼수, 심폐정지로 기도의 확보가 필요한 경우, ③ 장기간의 인공호흡이 필요한 경우 등입니다. 심폐소생 시에는 반드시 삽관을 해야 하는 것은 아니고, 마스크 환기로 충분한 환기가 가능하면 바로 삽관할 필요는 없습니다. 삽관을 하는 것은 의사이고 간호사는 적당한 때에 지원을 합니다.

삽관개조

순서 *1* 필요한 물품 준비

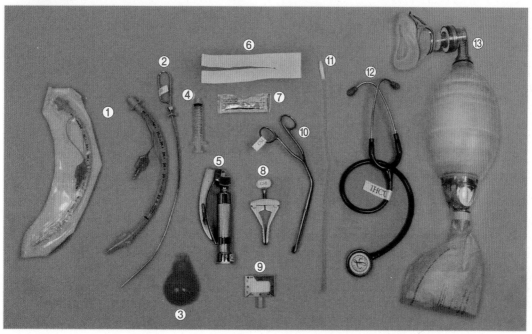

① 기관튜브(남성 : 8.0mm, 여성 : 7.0mm, 미개봉·개봉)　② 스타일렛　③ 식도삽관검지기(EDD)
④ 커프용 주사기　⑤ 후두경(블레이드는 No3, No4)　⑥ 고정용 테이프　⑦ 윤활제(젤리)
⑧ 개구기　⑨ ETCO$_2$모니터(이지캡)　⑩ 마길겸자　⑪ 흡인카테터　⑫ 청진기　⑬ 백밸브 마스크
● 기타 : 깨뭄방지용 블록, 경구용에어웨이, 구강용 흡인카테터, 혀겸자, 비닐에이프런, 마스크, 장갑 등

● 장갑, 마스크, 비닐앞치마를 착용할 준비도 한다.

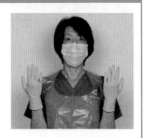

순서 **2** **후두경의 준비**

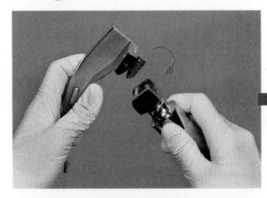 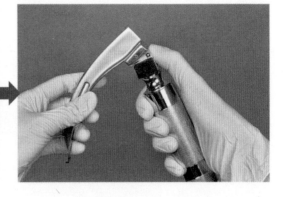

● 후두경이 불이 들어오는지 확인한다.

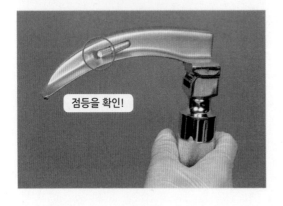

점등을 확인!

순서 **3** **기관튜브의 사이즈 확인**

● 기관튜브의 규격을 의사에게 확인한다.

순서 4 커프의 확인

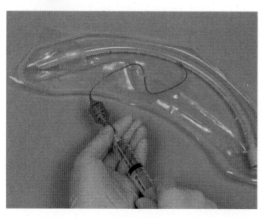

- 커프의 파손이 없는가를 확인한다.
- 기관튜브를 꺼내어 커프의 주입구에 커프용 주사기를 장착한다.
- 커프와 파일럿벌룬이 팽창되는 것을 확인한다.
- 종료 후에는 커프의 공기를 뺀다.

> **왜하는가?**
> - 커프를 최대로 팽창시킨다. 빵빵하게 함으로써 핀홀 정도의 파손도 발견할 수 있다.

Check ▶ 커프의 공기를 뺄 때의 주의

- 공기를 뺄 때는 삽관 속에 걸리는 원인이 되기 때문에 저항을 느낄 때까지 납작해지도록 뺀다.

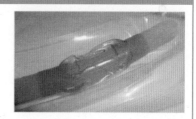

순서 5 스타일렛의 삽입과 고정

- 스타일렛을 기관튜브에 삽입하고, 기관튜브의 끝부분으로 나오지 않는 위치에서 나사로 고정한다.

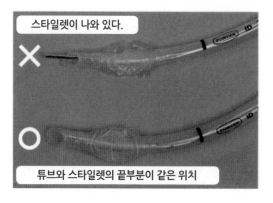

스타일렛이 나와 있다.

튜브와 스타일렛의 끝부분이 같은 위치

> **주의!**
> - 기도점막에 상처를 줄 위험이 있기 때문에, 튜브의 끝으로 스타일렛이 나오지 않게 한다.
> - 튜브의 끝부분보다 스타일렛의 끝이 너무 들어가 있어도 안 되기 때문에 정확하게 같은 위치가 되도록 주의한다.

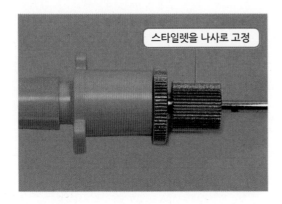

스타일렛을 나사로 고정

순서 6 윤활제의 도포

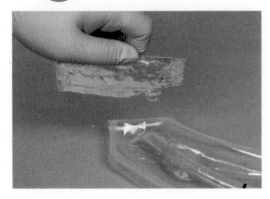

● 기관튜브를 회전시켜 기관튜브의 끝부분
둘레에 윤활제를 도포한다.

순서 7 의사에게 연락

● (기관삽관의) 준비가 다 되었습니다」라고 의사에게 전달한다.

순서 8 환자의 준비

● 진정약의 사용을 확인하고 준비를 한다.
● 인공호흡기를 준비하고 인공호흡기설정을 확인, 작동시켜 놓는다.
● 환자를 삽관을 위한 자세(suniffing position)로 취한다.

기관삽관 자세(suniffing position)

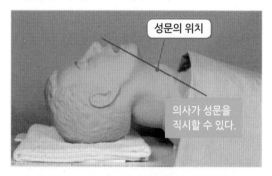

성문의 위치

의사가 성문을
직시할 수 있다.

간호포인트

● 머리 밑에 타올이나 5cm 정도의 베개를 놓고, 경부를 신전시켜 냄새를 맡을 때처럼 코를 내민 체위로 한다. 구강과 기관의 방향이 일치하여 후두로 삽입하기가 쉽다.

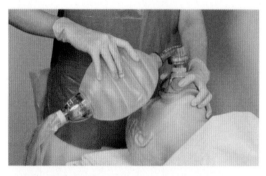

● 백밸브마스크로 충분히 산소화한다.
● 기관삽관 3~5분 전부터 산소화의 개선을 한다.

왜하는가?

● 후두로 삽입하기까지 시간이 걸리는 경우가 있으므로 저산소혈증에 빠지지 않도록 하기 위해서이다.

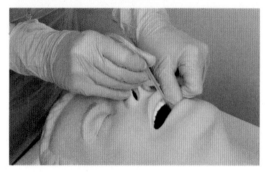

● 구내분비물의 흡인, 틀니의 확인을 한다.

 순서 **9** ## 삽관개조의 개시

● 진정수준을 확인한다.

Check **진정수준의 확인방법**

● 환자에게 말을 걸고, 어깨를 두드려 깨어나지 않으면 된다.

순서 10 후두경을 건넨다

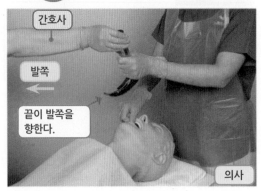

간호사

발쪽

끝이 발쪽을
향한다.

의사

● 블레이드는 끝이 발쪽(삽입방향)을 향하도록 하여 건넨다.

순서 11 기관튜브를 건넨다

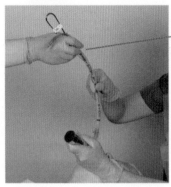

커프튜브를
기관튜브와
함께 잡는다.
기관튜브는
청결하게 위쪽을
잡는다.

● 커프튜브를 기관튜브와 함께 잡아 시행자의 시야를 방해하지 않도록 주의한다.
● 기관튜브는 청결하게 위쪽을 잡는다.

간호포인트

● 기관삽관 중에는 경피적 동맥혈 산소포화도(SpO_2)를 말로써 전달한다.
● SpO_2가 저하된 경우, 또는 기관삽관에 30초 이상을 요하는 경우에는, 한번 백밸브마스크 환기로 되돌아가 충분히 환기를 하고 나서 다시 한 번 기관삽관을 시도한다.

순서 12 스타일렛을 뺀다

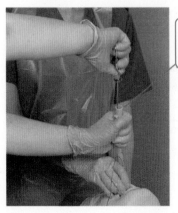

스타일렛을 빼는
사람은 기관튜브
도 잡는다.

● 스타일렛을 빼는 사람이 기관튜브를 잡으며 양손을 사용하여 뺀다.

주의!

● 기관튜브를 제거하지 않도록 주의한다.

순서 13 커프에 공기를 넣는다

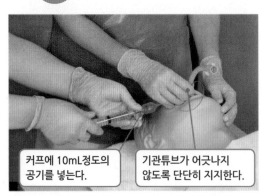

커프에 10mL정도의
공기를 넣는다.

기관튜브가 어긋나지
않도록 단단히 지지한다.

- 커프에 10mL 정도의 공기를 넣는다.
- 커프압은 안정된 후에 측정한다.
- 기관튜브가 어긋나지 않도록 단단히 지지한다.

순서 14 백밸브마스크에 의한 환기

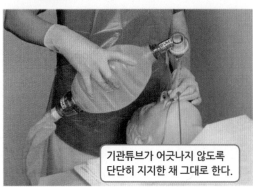

기관튜브가 어긋나지 않도록
단단히 지지한 채 그대로 한다.

- 백밸브마스크를 접속하여 환기를 한다.
- 기관튜브가 어긋나지 않도록 단단히 지지한 채 그대로 한다.

순서 15 기관삽관의 확인

- 기관에 삽관된 것을 확인한다(식도삽관되어 있지 않은지 확인한다).
- 의사가 확인하지만, 간호사도 확인한다.

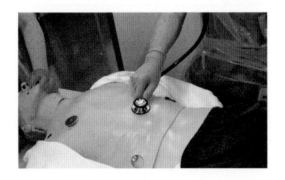

■ 확인의 순서

① 심장아래부분의 청진으로 위내의 공기(送氣)음 (위에서 콸콸하는 소리)이 없는지를 확인한다.

· 백밸브마스크로 환기하면서 청진한다.

· 위의 콸콸하는 소리가 청취되면 식도삽관 이므로 즉시 발관(拔管)한다.

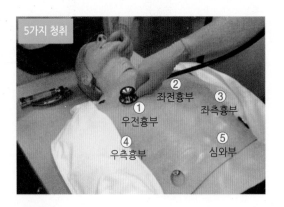

② 흉부의 움직임에 좌우차가 없는지 확인한다.

③ 좌우전흉부·측흉부의 청진으로 좌우차이가 없는지, 재차 심장아래의 청진으로 위내의 공기음이 없는지를 확인한다.

· 식도삽관사정을 위해 5가지 청취를 반드시 행하고 흉곽의 거상도 함께 확인한다.

· ②와 ③은 동시에 행한다.

● 심폐소생 중인 기관삽관 시에는 여기에서 흉골압박(심장마사지)을 다시 시작한다.

● 여기부터는 환기와 흉골압박은 동시에 하지 않는다.

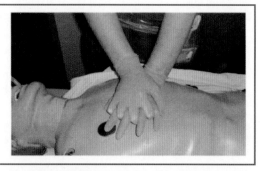

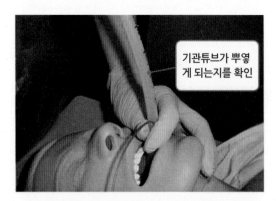

기관튜브가 뿌옇게 되는지를 확인

④ 기관튜브 안이 호기(呼氣)로 인해 뿌옇게 되는지를 확인한다.

왜하는가?

● 기관튜브 안이 뿌옇게 되는 것은 호기의 수증기이며, 기관에 들어가 있다는 표시이다.

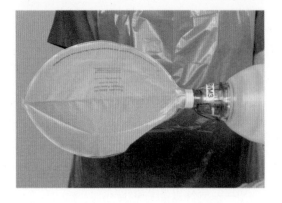

⑤ 리저버가 부풀어 올라 100% 산소가 연결되어 있는지 확인한다.

주의!

● 산소튜브가 유량계에 접속되어 있는지도 확인한다.

⑥ EDD(esophageal detection device)나 ETCO₂(end-tidal carbon dioxide)모니터(또는 양쪽)를 사용하여 2차확인을 한다.

> **기억해 두자!**
> ● EDD는 손으로 움푹 들어가게 해서 기관튜브에 접속하며, 부풀어 오르는 여부로 기관을 지나가는지 조사하는 기구이다.
> ● ETCO₂ 모니터는 기관튜브에 접속하며, 이산화탄소에 닿아 보라색에서 노란색으로 변화하는지 아닌지를 조사하는 기구이다.

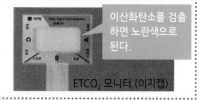

이산화탄소를 검출하면 노란색으로 된다.

ETCO₂ 모니터 (이지캡)

EDD를 사용한 확인

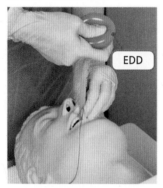

EDD

ETCO₂ 모니터를 사용한 확인

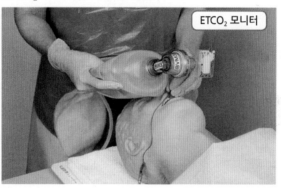

ETCO₂ 모니터

순서 16 확인 후의 대처

● 순서 15의 ①③에서 위내의 공기음이 확인되면 식도삽관이므로, 바로 발관하고 마스크 환기로 돌린다.
● 순서 15의 ①-③에서 환기자는 청진자의 움직임을 잘 보고 청진기를 댄 타이밍에 맞춰 흉곽이 약간 거상할 정도의 환기량으로 백을 누른다.
· 한쪽 폐삽관일 때는 흉곽의 움직임, 청진에 좌우차이가 있기 때문에 그때는 좌우차이가 소실되는 위치까지 기관튜브를 빼어 위치를 조절한다.
● 삽관후의 심폐소생(CPR : cardiopulmonary resuscitation)은, 심장마사지를 연속적으로 100회/분 이상, 인공호흡을 6-8회/분으로 실시한다.

순서 17 기관튜브의 고정

● 기관튜브의 입술끝의 위치를 확인한다.
● 기관튜브를 고정한다.
● 테이프의 기저면은 길쭉하게 테이프의 끝은 상향으로 한다.
● 「간호 포인트」(p.54)참조.

순서 18 환자 상태의 확인

● 환자의 호흡상태 등을 확인한다.

Check 기관삽관에 따른 합병증

● 기관삽관을 할 때는 후두경이나 기관튜브로 구강이나 기관에 상처를 낼 수도 있다. 또 백밸브마스크로의 환기를 재개하기까지 일시적으로 산소화가 이루어지지 않는 시간이 생긴다.
● 삽관중과 삽관후에 저산소혈증의 징후 같은 합병증이 있는지를 관찰할 필요가 있다.

기관삽관의 합병증

삽관 중		삽관후
● 치아손상	● 인두경련	● 식도삽관
● 구강, 구순손상	● 기관지경련	● 한쪽폐삽관
● 혀손상	● (기도)흡인	● 성문에 위치한 커프에 의해 성대 손상
● 인두, 후두손상	● 저산소혈증, 고이산화탄소혈증	● 기관지경련
● 후두부종	● 고혈압, 부정맥, 서맥	
● 기관, 기도천공		

순서 19 인공호흡기의 장착

●「인공호흡기 장착환자의 기도간호」(p.52)참조.

순서 20 흉부X선촬영

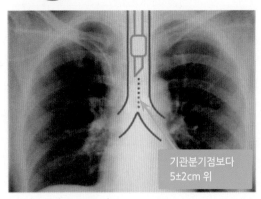

기관분기점보다
5±2cm 위

● 흉부X선 사진에서 기관튜브 끝부분의 위치, 폐야의 확인을 한다.

간호포인트

● 기관튜브의 위치는 기관분기점보다 5±2cm 위로 하면 된다.

(露木菜緖)

기관절개의 관리

기관절개는 경부표면과 기관의 사이에 인공적인 기도를 형성하는 술기(手技)입니다. 환자는 그 인공적인 기도를 통해 환기를 합니다. 기관절개의 술기에는 두 가지가 있는데 하나는 외과적으로 절개하는 방법, 또 하나는 경피적으로 삽입하는 방법입니다. 대기적인 기관절개로는 경피적 기관절개를 권장하여 보급하고 있습니다만, 빈도로는 외과적 기관절개가 많습니다. 기관절개의 주요 목적은 확실한 기도확보, 기도청결, 기도저항의 저하 등입니다.

기관절개와 기관삽관의 비교

● 기관절개는 「기관절개의 적응」 표(p.46)에 나타낸 증례에 대해서 시행되는 술기이지만, 원질환의 치료가 곤란하고 장기적인 인공호흡기관리를 요하는 환자에 대해 시행되는 비율이 높다.
● 기관절개의 시기에 관해서는 명확하지 않지만 대개 3주간이라고 알려져 있다.
● 기관절개는 환자 안락의 확보와 합병증을 최소한으로 억제하고 재활을 유리하게 진행시켜 간다는 것이 대전제이다.

기관절개와 장기(長期)기관삽관의 비교

	기관절개	장기기관삽관
술기	외과적 술기 경피적 술기(PDT[1])	마취과의(医)에게는 용이 삽관곤란증례(DAM[2])에 주의
사고발관의 재삽입	조기는 곤란(1주간 이내)	급성후두부종에 주의 재삽관곤란 증례 있음
튜브폐색	적다.	있음
감염	절개부위에 많다.	인공호흡기관련폐렴([3])의 위험이 높아진다.
튜브이동	적다. 끈 등으로 확실한 고정이 필요	많다. 경부의 위치 등에 따라 변화
안락도(度)	편안함	고통을 수반한다(적절한 진정, 진통이 필요).
관리	일반병동에서 가능	중환자실
합병증(장기(長期))	적다	많다.
사강(死腔)	적다	약간 많다.
호흡일량	적다	많다.

[1] PDT : percutaneous dilational tracheostomy, [2] DAM : difficult airway management, [3] VAP : ventilator associated pneumonia
內野哲哉, 野口隆之: 기관절개의 적응과 방법. 인공호흡 2009; 26(2): 50-61.을 참고로 작성

기간절개의 적응

① 확실한 기도 확보

- 후두기능장해 : 반회신경마비
- 구인두의 술후 : 술후의 출혈·부종
- 인두후두종양
- 두경부외상
- 열상 : 기도열상, 안면열상
- 후두이물 : 음식물, 장난감
- 감염 : 급성후두개염, 편도주위염, 편도주위농양, 크룹
- 선천성이상 : 성문하강협착, 성대마비, 후두연화증, 기형
- 설근침하 : 천연성 의식장해

② 기도분비물의 제거

- 고령자, 신경근 질환 환자, 중증폐렴 환자 등에 의해 자기 객담이 곤란한 환자

③ 장기인공호흡관리

- 장기인공호흡이 필요한 환자 : 신경근 질환, 만성호흡부전 등
- 인공호흡기에서 이탈 곤란 증례 : 고령자, COPD환자 등

④ 기타

- 기도삽관에 의한 고통의 경감
- 경구·경비삽관이 불가능 혹은 곤란한 경우

內野哲哉, 野口隆之: 기관절개의 적응과 방법. 인공호흡 2009; 26(2): 50-61.을 참고로 작성

기관절개의 목적

1) 확실한 기도 확보
2) 기도청결
3) 기도저항의 저하
4) 압박궤양의 예방
5) 진통·진정약의 감량 및 중단
6) 구강간호 등의 손쉬운 간호 개입
7) 고통의 경감
8) 장기인공호흡관리
9) 식사섭취
10) 대화

기관절개튜브(기관캐뉼라)의 선택과 고정방법

■ 기관캐뉼라의 선택

- 기관캐뉼라는 단관에 커프·흡인포트가 붙은 일반적인 기관캐뉼라와 스피치타입 캐뉼라의 2종류로 크게 나뉜다.

일반적인 기관캐뉼라

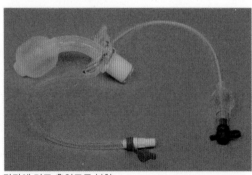
단관에 커프·흡인포트 부착

- 기관절개 초기에는 단관에 커프·흡인포트가 부착된 것이 일반적으로 사용되었다.

- 장기(長期)기관절개가 필요해진 경우에 스피치타입 캐뉼라의 사용도 고려한다.
  - 스피치타입 캐뉼라는 들숨과 날숨의 흐름과 측공이 붙은 기관절개캐뉼라에 발성용 밸브

를 조합한 것으로, 호기(呼氣) 시에 공기가 성대를 통과하므로 기관절개 되어있는 환자라도 발성을 가능하게 한다. 다만 구조상, 환자가 자발호흡이 가능하여 후두의 기능이 양호하지 않으면 발성은 불가능하다.

스피치타입 캐뉼라

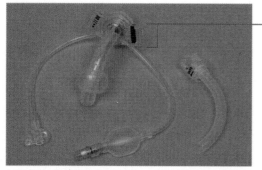
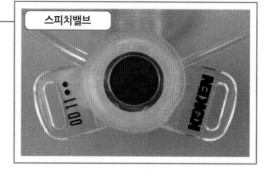

스피치캐뉼라 본체에 측공이 있고 스피치 밸브가 붙어 있다.

스피치타입 캐뉼라의 발성메커니즘

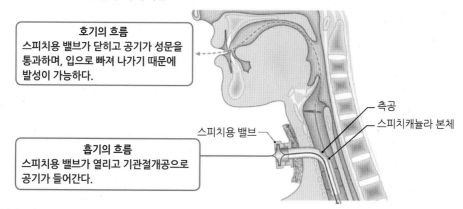

호기의 흐름
스피치용 밸브가 닫히고 공기가 성문을 통과하며, 입으로 빠져 나가기 때문에 발성이 가능하다.

흡기의 흐름
스피치용 밸브가 열리고 기관절개공으로 공기가 들어간다.

스피치용 밸브
측공
스피치캐뉼라 본체

스피치캐뉼라. 高研 Web site http://www.kokenmpc.co.jp/products/medical_plastics/tracheal_tube/speech_cannula/index.html을 참고로 작성

기관캐뉼라의 고정방법

캐뉼라 밴드

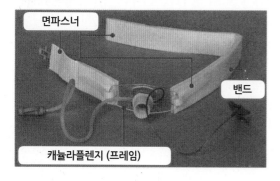

면파스너

밴드

캐뉼라플렌지 (프레임)

● 기관캐뉼라를 목에 고정할 때 사용하는 천으로 된 끈은 고정할 때는 튼튼하지만 뗄 때는 어렵고, 신축성이 없기 때문에 세게 묶으면 목에 파고들고 느슨하게 하면 기관절개튜브가 풀어지기 쉽다는 결점이 있다. 그 결점을 보충하기 위한 대용으로써 캐뉼라 밴드가 사용된다.

● **캐뉼라 밴드의 장점 :**
· 환자 개개의 목의 굵기에 따라 밴드의 길

캐뉼라 밴드의 장착방법

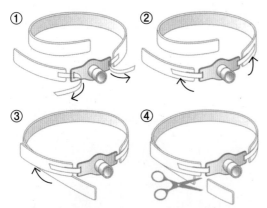

기관절개캐뉼라 홀더 만능 타입. 村中의료기 Web site http://www. muranaka.co.jp/product/detail/0301 4601-001/을 참고로 작성

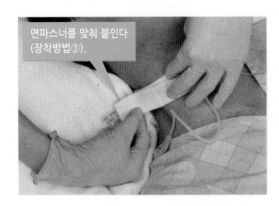

면파스너를 맞춰 붙인다 (장착방법③).

이를 간단하게 조정할 수 있다.

· 면파스너로 간단하게 고정할 수 있으며, 잡아당겨도 쉽게 벗겨지지 않는다.

· 일부 신축성 밴드를 사용하기 때문에 환자의 상태에 맞춰 적절하게 고정할 수 있으며, 단일사이즈로써 거의 모든 환자에게 대응할 수 있다.

● **캐뉼라 밴드의 주의점 :**

· 고정 면파스너는 가로방향의 힘에는 강하지만, 세로방향의 힘에는 약하다. 그러므로 보조적 수법으로써 기관캐뉼라를 면파스너로 고정한 후에 의료용 테이프로 보강할 필요가 있다.

● **캐뉼라 밴드의 장착방법 :**

① 캐뉼라플렌지(프레임)의 구멍에 밴드의 단에 붙은 면파스너를 통과시킨다 (그림 ①).

② 면파스너를 꺾어 밴드에 붙여서 고정한다(그림 ②).

③ 밴드의 양단의 면파스너를 압박감을 조정하면서 마주 붙인다(그림 ③).

④ 밴드의 남은 부분은 가위로 자른다(그림 ④).

⑤ 마지막으로 면파스너를 의료용 테이프로 고정하여 보강한다.

기관절개의 합병증

● 기관절개에는 시술중·조기·만기에 표에 나타낸 것과 같은 합병증이 있다.

● 특히 시술중의 기관튜브 연소에 따른 기도열상예방에 대해서는, ① 기관벽을 자를 때는 전기메스를 사용하지 않는다, ② 기관벽절개 이후는 전기메스는 사용하지 않는다, ③ 기관절개중에는 가능한 한 흡입산소 농도를 내린다, ④ 환기를 배려하여 고농도의 산소가 조작부위에 축적되지 않도록 하는 등 주의환기가 필요하다는 것이 보고되어 있다.

● 기관절개후 2주간은 기관벽과 피부 사이의 조직에 확실한 통로가 생기지 않기 때문에, 비계획적인 발관이 되었을 때 억지로 밀어 넣으면 피하조직에 잘못 들어갈 가능성이 있다. 환기부전·저산소혈증의 원인이 되므로 주의가 필요하다.

기관절개의 합병증

술중	조기
출혈 기관튜브에 의한 기도열상 (기도)흡인성폐렴, 패혈증 피하기종, 종벽기종 무기폐 기관후벽의 손상 반회신경마비 가이드와이어의 오삽입이나 소실 기관외로의 오삽입 기관튜브의 제거 기관절개튜브의 삽입불가 환기불능, 저산소혈증 (기도)흡인 호흡순환동태로의 영향	**출혈** 기관절개부위의 감염 기흉 종격염 기관절개튜브의 삽입곤란, 오삽입, 폐색

內野哲哉, 野口隆之: 기관절개의 적응과 방법. 인공호흡 2009; 26(2): 50-61.을 참고로 작성

기관절개의 관리 : 절개부위의 처치

■ 소독방법

● 기관절개튜브 삽입부위는 점액의 생산이나 인공호흡기의 사용에 의해 항상 가습되어 있으므로, 습윤 상태가 된다. 습윤 상태는 세균의 부착이나 생산에 최적의 상태이며, 녹농균이나 MRSA(methicillin-resistant Staphylococcus aureus : 메티실린 내성황색 포도구균), 코아글라제음성포도구균(CNS : coagulate-negative staphylococci) 등이 검출되기 때문에 적절한 감염대책이 필요하다.

● 기관절개부의 감염예방에는 일반적으로 10% 포비든요오드액이나 0.02-0.025% 염화벤잘코늄액이 이용되지만, 장기간 사용하는 것은 아니고 기관절개 며칠 후에 감염징후가 보이지 않으면 닦아내거나 생리식염수로 세정하는 것을 권장한다.

■ 소독의 순서

 1 필요한 물품 준비

● 장갑
● Y가제 또는 하이드로콜로이드 드레싱
● 포비든요오드 또는 생리식염수를 적신 면봉

Y가제를 뺀다

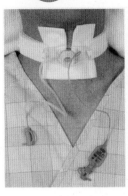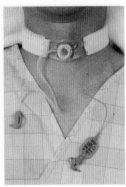

● 기관캐뉼라와 피부의 접촉부에 삽입되어 있던 Y가제(또는 하이드로콜로이드 드레싱)를 뺀다.

순서 3 포비든요오드를 적신 면봉으로 소독(생리식염수를 적신 면봉으로 닦기)

● 기관절개공의 주위를 포비든요오드를 적신 면봉으로 소독, 또는 생리식염수를 적신 면봉으로 닦는다.
● 포비든요오드는 기관절개 직후에만 사용하고 그 후에는 생리식염수로 바꾼다.

포비든요오드를 적신 면봉으로 소독

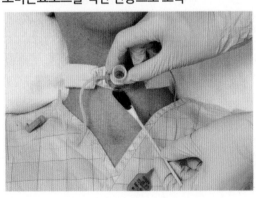

생리식염수를 적신 면봉으로 닦기

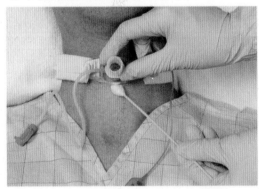

피부보호제의 사용

하이드로콜로이드 드레싱을 사용한 피부보호

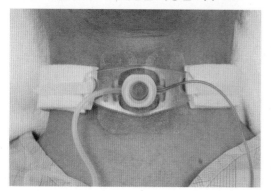

● 출혈·삼출액·분비물 등의 흡수나 기관캐뉼라의 피부접촉에 의한 궤양을 예방하기 위해 Y가제를 사용한다. 그러나 기관캐뉼라 삽입부주변이 상피를 형성하기 시작했을 때 Y가제를 사용하면 관찰을 충분히 할 수 없거나, Y가제에 부착된 세균이 번식하여 감염원이 될 가능성도 있다. 따라서 사진처럼 하이드로콜로이드 드레싱을 사용하는 것으로 주위의 피부를 보호하고, 감염징후를 관찰하여 이상의 조기발견에 노력할 수 있다.

● 궤양형성예방에 관해서는 보호오일이나 피부피막제의 사용도 고려할 필요가 있다.

(塚原大輔)

문헌

1. Terragni PP, Antonelli M, Fumagalli R, et al. Early vs late tracheotomy for prevention of pneumonia in mechanically ventilated adult ICU patients:A randomized controlled trial. JAMA. 2010; 303: 1483-1489.
2. 內野哲哉, 野口隆之: 기관절개의 적응과 방법. 인공호흡 2009; 26(2): 50-61.
3. 野口隆之, 後藤孝治: 기관삽관과 기관절개. 구급의학 2006; 30: 835-839.
4. 丸川征四郎: 기관절개의 적응과 금기. 丸川征四郎 편집. 집중치료 의학강좌 13 기관절개-외과적 기도확보의 모든 것-.의학도서출판, 도쿄; 2002:7-12.
5. Quintel M, Bräuer A. Timing of tracheostomy. Minerva Anestesiol. 2009; 75:375-383.
6. 長谷川剛:사례: 기관절개 중의 삽관튜브 연소사례. 간호안전 추진저널 2008; 22:13.
7. 塚田真弓: 기관캐뉼라 삽입부위의 감염방지. 널싱 투데이 2008; 23(14): 33-36.

column

기관절개튜브의 교환

● 기관절개튜브를 교환할 때의 준비로써 기관절개튜브는 현재의 사이즈와 한 사이즈 작은 것, 2종류를 준비한다.
● 기관절개튜브는 최대한으로 부풀려 파손의 유무를 확인한 후에는 공기를 전부 빼고 커프 부분에 윤활제를 도포해 놓는다.
● 간호사는 기관흡인이 가능하도록 준비를 해둔다.
● 의사가 기관절개튜브를 제거하고 새 튜브로 바꾼 후에는 흉곽의 거상, 호흡음, SpO_2 등으로 기관에 튜브가 들어가 있는지 확인하고, 활력징후, 가래의 양상을 확인한다.

(露木茱緒)

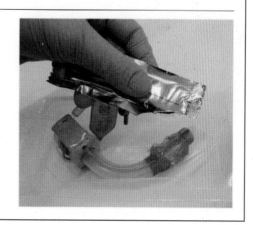

인공호흡기 장착환자의 기도간호

여기에서는 ① 기관튜브 고정, ② 기관튜브의 커프압 관리, ③ 인공호흡기 장착환자의 구강간호에 관해서 설명하겠습니다.

① 기관튜브 고정 : 기관튜브는 비계획적 발관이 되면 생명의 위기로 직결되기 때문에, 「확실한 고정」이 최대의 목적입니다. 그러나 인공호흡을 받는 환자는 피부의 방어기능이 저하해 있는 경우가 많아서, 동일한 장소의 고정을 반복하면 발적·진무름·궤양 등 피부장해를 일으킵니다. 기관튜브의 고정방법에 정해놓은 수기는 없으며, 「확실한 고정」을 대전제로 「피부장해예방」을 배려하여 환자 개개인에 맞는 고정방법을 선택합니다.

② 기관튜브의 커프압 관리 : 커프의 목적은 기관벽과 기관튜브 사이의 누출방지입니다. 인공호흡 중에는 공기누출을 예방하는 것으로 환기량의 유지를 도모합니다. 타액이나 분비물의 유입예방에 관해서는 완전히 예방할 수는 없습니다. 커프압은 기관벽의 고압외상예방을 위해 30cmH$_2$O 이하, VAP(인공호흡기 관련폐렴)예방을 위해 20cmH$_2$O 이상으로 항상 유지할 것을 권장하고 있습니다.

③ 인공호흡기 장착환자의 구강간호 : 주된 목적은 섭식이나 대화라는 구강기능이 부전에 가까운 상태가 되는 것에 의한 섭식·연하기능의 폐용증후군예방과 구강의 자정작용의 저하에 따른 (기도)흡인성폐렴 예방입니다.

기관튜브의 고정

순서 1 필요한 물품 준비

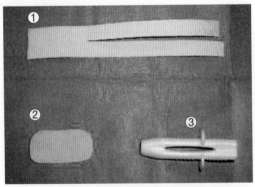

① 고정용 테이프(엘러스토포어 등)
② 피부보호제(듀오액티브ET 등, 필요시)
③ 깨묾방지용 블록(필요시).
● 기타 : 박리제, 장갑 등

순서 **2** **구강의 흡인**

● 입안을 확인하고 분비물이 있으면 흡인한다.

 순서 **3** **면도(남자인 경우)**

● 튜브의 고정장치를 빼지 않더라도 깎을 수 있는 부분의 수염을 먼저 깎는다.

> **왜하는가?**
> ● 수염이 있으면 테이프가 들뜨기 쉽고, 고정력도 약해지기 때문에 반드시 깎는다.

순서 **4** **테이프를 떼어 낸다**

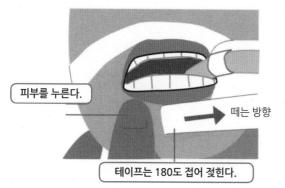

피부를 누른다.

떼는 방향

테이프는 180도 접어 젖힌다.

● 반드시 2명 이상의 인원으로 시행하고 한 사람은 기관튜브가 이동하지 않도록 철저하게 지지한다(가능하면 의사와 함께 하는 것이 바람직하다.

● 튜브고정테이프를 떼어낼 때는 180도로 테이프를 접어 젖히고, 피부를 누르면서 천천히 떼어낸다.

> **요령!**
> ● 기관튜브 삽입중인 환자는 피부가 약해진 경우가 많아, 피부에 자극이 들어가지 않게 떼어내는 법, 또는 박리제, 박리자극 예방으로써 사용하는 피막제 등을 사용하여 떼어 냄으로써 피부장해를 예방할 수 있다.

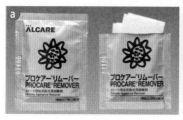
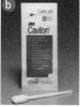

a: 프로케어 리무버(알케어 주식회사). 테이프를 떼어낼 때 박리제로 피부와 테이프의 사이를 적시면서 떼어 낸다.

b: 3M™카빌론™ 비알코올성피막(쓰리엠 헬쓰케어 주식회사). 테이프를 붙이기 전에 피부에 피막제를 도포하고 완전히 건조한 후 테이프를 붙이면, 피막이 생기기 때문에 테이프를 떼어 낼 때 박리자극을 예방할 수 있다.

● 입술끝의 고정위치를 확인한다.

● 한 사람은 기관튜브의 입술끝의 고정위치가 벗어나지 않도록 지지하며, 다른 한 사람은 테이프 부착부위의 수염을 깎는다.

테이프를 붙인다

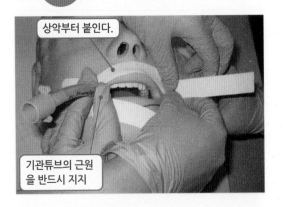

상악부터 붙인다.

기관튜브의 근원을 반드시 지지

● 고정테이프의 가위집을 낸 끝이 기관튜브와 밀착하도록 붙이고, 움직임이 적은 상악부터 상부의 테이프를 붙인다.

> **요령!**
>
> ● 한 사람이 고정테이프를 붙일 때 나머지 한 사람은 얼굴과 기관튜브의 끝을 반드시 지지한다.

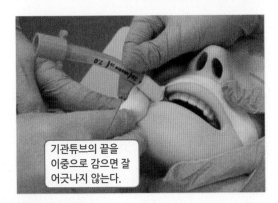

기관튜브의 끝을 이중으로 감으면 잘 어긋나지 않는다.

● 기관튜브의 끝을 이중으로 감고, 테이프의 끝은 위쪽에 부착한다.

간호포인트

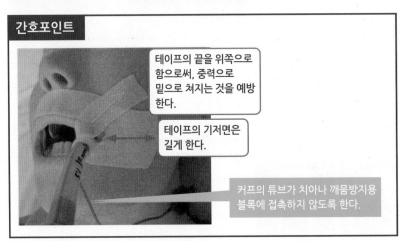

테이프의 끝을 위쪽으로 함으로써, 중력으로 밑으로 쳐지는 것을 예방한다.

테이프의 기저면은 길게 한다.

커프의 튜브가 치아나 깨묾방지용 블록에 접촉하지 않도록 한다.

- 피부에 처짐이나 주름이 있을 때는 피부의 울퉁불퉁한 부분에 맞춰 붙인다. 그때 커프의 튜브에 주의한다.
- 치아나 깨뭄방지용 블록에 접촉하면 손상되어 그리로 커프누출을 일으키는 경우가 있기 때문에, 접촉하지 않는 위치에서 기관튜브와 함께 감아도 된다.

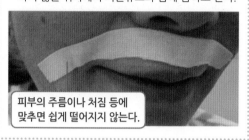

피부의 주름이나 처짐 등에 맞추면 쉽게 떨어지지 않는다.

- 진정이 약해 기관튜브의 제거 위험이 높은 환자에게는 고정력이 가장 강한 4면 고정을 한다. 2면 고정법을 상악과 마찬가지로 하악에도 실시한다.

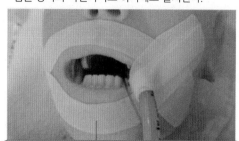

상악에서 멈춘 테이프의 위에서 가위집을 구각에 맞춰 붙이고, 아랫입술에 맞추면서 끝은 상악에 마무리 짓는다.

순서 6 깨뭄방지용 블록을 삽입(필요시)

- 환자가 기관튜브를 물어버렸을 때는 깨뭄방지용 블록을 삽입한다. 깨뭄방지용 블록은 기관튜브의 폐쇄를 방지하는 목적이며, 튜브와 함께 감는다.
- 부분적으로 이가 없고 진정이 깊어서 자극해도 기관튜브를 물지 않을 때는, 깨뭄방지용 블록은 가능한 한 사용하지 않는 게 좋다.

기관튜브의 커프압 관리

- 기관벽의 외상이나 VAP(인공호흡기 관련 폐렴)의 예방 등을 위해 적절한 커프압을 평소에 유지할 필요가 있다. 커프압계를 이용하여 압력의 수치를 보면서 조정을 한다.

순서 1 필요한 물품 준비

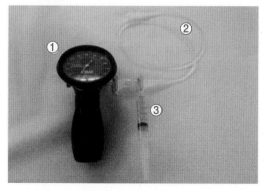

① 커프압력계
② 연장튜브
③ 5~10mL의 주사기
- 기타 : 장갑

물품의 확인

- **커프압력계** : 커프압력계의 압이 올라가는지 제로로 돌아오는지를 확인한다.
- **3-way 부착 연장튜브** : 연장튜브나 3-way에 느슨함이 없는지 확인한다.
- **주사기** : 사전에 실린지에 공기를 넣어 둔다.

 ## 환자의 준비

- 커프압 조정 전에 분비물을 최소한으로 하기 위해 구강과 커프상부의 흡인을 한다.

4 3-way의 측면연결관

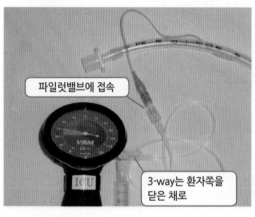

파일럿밸브에 접속

3-way는 환자쪽을 닫은 채로

- 커프압계에 3-way·연장튜브를 접속하고, 주사기에 공기를 넣어 3-way의 측면연결관에 접속한다.
- 3-way는 환자 쪽을 닫은 채 파일럿밸브와 커프압계를 접속한다.

5 커프압력계의 내압을 올리고, 3-way를 전방향으로 연다

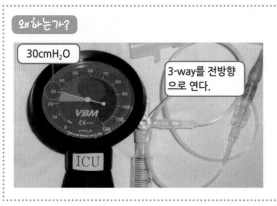

왜하는가?

30cmH₂O

3-way를 전방향
으로 연다.

ICU

- 커프는 커프압력계를 연결하거나 뺄 때 공기가 빠져
나간다. 이유는 커프압계가 대기압인 것에 대해서 커
프압은 20~30cmH₂O의 압이 있기 때문에, 접속 시
에 압이 평형이 되려고 한다. 따라서 커프의 공기가
커프압력계에 이동하기 때문이다.
- 그러므로 커프압력계의 내압을 30cmH₂O정도로 올
리고 나서 3-way를 전방향으로 열어야 접속 시의 공
기가 제거되는 것을 막을 수 있다.

순서 6 커프압력계의 내압을 30cmH₂O로 맞춘다

- 커프압력계의 눈금을 보면서 30cmH₂O정도가 될 때까지 다시 실린지로 공기를 넣는다.

순서 7 3-way의 환자 쪽을 닫고 파일럿밸브를 뗀다

- 다시 3-way의 환자측을 닫고 파일럿밸브를 뗀다.

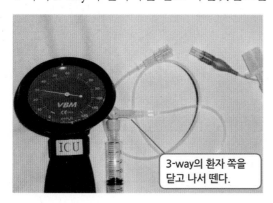

VBM

ICU

3-way의 환자 쪽을
닫고 나서 뗀다.

주의!

- 커프압은 경시적으로 탈기해 가기 때문에 4-8시간
이내에는 커프압조정을 할 필요가 있다.
- 구강간호 전 등, 저류가 예측되는 간호 전에는 커프
압 조정을 한다.

인공호흡기 장착환자의 구강간호

순서 1 필요한 물품 준비

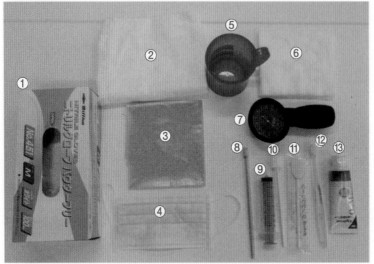

① 장갑 ② 타올 ③ 비닐앞치마 ④ 마스크 ⑤ 컵 (물 200mL정도)
⑥ 가제 ⑦ 커프압계 ⑧ 배타관 ⑨ 세정용실린지 ⑩ 스폰지 브러시
⑪ 혀브러시 ⑫ 칫솔 ⑬ 보습제

순서 2 구강의 관찰

■ 관찰항목
● 구강주위의 상태(궤양·구순의 열창·건조)
● 혀의 상태와 움직임(설태·건조·위축·오염)
● 잇몸의 상태(출혈·색)
● 점막의 상태(뺨·구개·구강전정·구저)
● 이의 상태(충치·흔들리는 이)

● 입이 벌어지는 정도
● 타액의 분비
● 구취의 유무
● 연하장해

순서 3 구강의 보습

● 입안을 관찰하여 구내건조가 있으면 먼저 보습하여 오염물을 불려 놓는다.

순서 **4** # 구강의 부동상태예방

- 옆얼굴의 회전 운동(표정근육의 마사지)
- 뺨이나 혀의 마사지
- 타액선 마사지
  - 이하선 마사지 : 이하선부터 뺨에 걸쳐 원을 그리듯이 마사지한다.
  - 악하선 마사지 : 손가락을 턱뼈 안쪽의 부드러운 부분에 대고 귀밑에서 턱 아래에 걸쳐 누른다.
  - 설하선 마사지 : 턱의 맨 밑에서 혀를 밀어 올리듯이 천천히 꾹 누른다(스스로 하는 경우는 양손의 엄지를 나란히 하여 누른다).
- 따뜻한 타올로 얼굴을 따뜻하게 한다.

옆얼굴 회전 운동

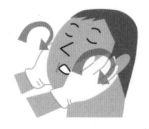

이하선 마사지

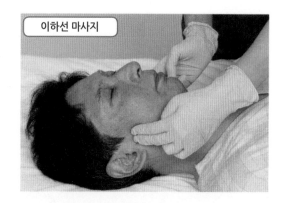

악하선 마사지

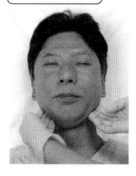

설하선 마사지

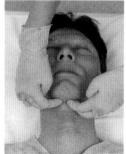

설하선 마사지(스스로 하는 경우)

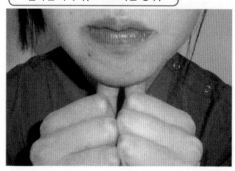

순서 5 체위의 조정

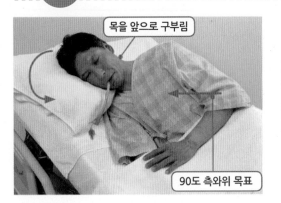

목을 앞으로 구부림

90도 측와위 목표

● 얼굴은 옆을 향하고 목부분을 앞으로 구부리듯이 해서 90도 측와위를 목표로 한다.

간호포인트

● 사레 들리지 않고 저류를 예방하기 위해서는 체위가 중요하다.

순서 6 커프압의 조절

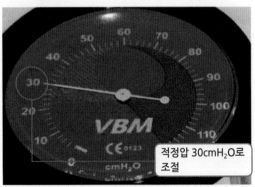

적정압 30cmH₂O로 조절

● 커프압은 적정압으로 조정한다. 커프압을 높게 조절할 필요는 없다.

간호포인트

● 적정압 30cmH$_2$O로 조절한다.

순서 7 칫솔질

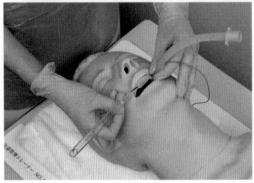

● 이와 이 사이·이와 잇몸의 경계, 이 위의 홈 부분 등, 치구가 남기 쉬운 부분은 신경 써서 브러싱 한다.
● 치구는 칫솔을 사용하여 브러싱하지 않으면 떨어지지 않는다.

순서 8 구강점막·치태의 케어

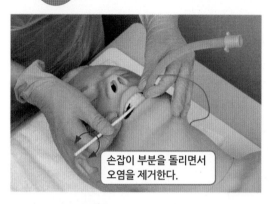

손잡이 부분을 돌리면서 오염을 제거한다.

- 구내점막은 전부 스폰지 브러시로 닦아낸다.
- 스폰지 브러시는 손잡이 부분을 돌리면서 스폰지에 오염을 묻혀내어 사용한다.
- 스폰지 브러시로 구개·잇몸·뺨의 안쪽·기관 튜브 주위도 닦아낸다.

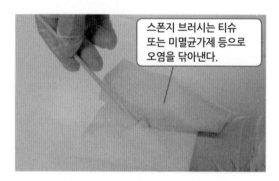

스폰지 브러시는 티슈 또는 미멸균가제 등으로 오염을 닦아낸다.

- 혀는 안쪽에서 밖으로 브러시를 움직인다 (치태가 있을 때는 혀브러시가 유효하다).
- 스폰지 브러시에 묻은 점막이나 오염은 티슈 또는 가제 등으로 닦아내고, 스폰지 브러시를 그때마다 깨끗하게 하면서 사용한다.

순서 9 구강의 세정

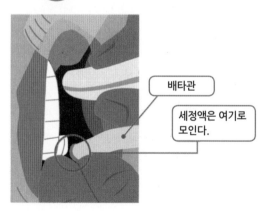

배타관

세정액은 여기로 모인다.

- 얼굴을 옆을 향하여 분비물이 고이지 않도록 한다.
- 세정용실린지로 물을 구강에 주입한다.
- 뺨부분에 배타관을 넣어 흡인하면서 세정한다.

주의!

- 체위를 취할 수 없고 연하장해가 있는 등 (기도)흡인의 위험이 높은 환자는 세정은 생략한다.

순서 10 구강·구순보습

마스크의 착용

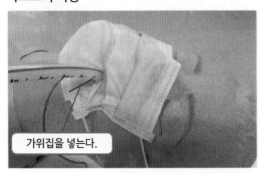

가위집을 넣는다.

- 보습제로 구강을 보습한다.
- 입술도 바셀린이나 립크림 등으로 보습한다.
- 입이 벌어져 있어 구강이 건조할 때는, 마스크의 착용도 도움이 된다.

(露木菜緒)

문헌

1. Seegobin RD, Van Hasselt GL. Endotracheal cuff pressure and tracheal mucosal blood flow: endoscopic study of effects of four large volume cuffs. Br Med J. 1984; 288:965-968.
2. American Thoracic Society; Infectious Diseases Society of America. Guildelines for the management of adults with hospital-acquired, ventilator-associated, and healthcare-associated pneumonia. Am J Respir Crit Care Med. 2005; 171: 388-416.
3. 露木菜緒: 기관튜브의 커프압은 조정수기에 의해 저하된다. 일본 크리티컬케어 학회지 2010; 6(1): 50-57.
4. 인공호흡관련 폐렴예방 번들 2010개정판. 일본집중치료의학회 Web site http://www.jsicm.org/pdf/2010VAP.pdf
5. 露木菜緒: 오럴 케어. 크리티컬 케어 간호기술의 실천과 근거. 道又元裕 편, 中山서점, 도쿄, 2011: 140-150.

---

column

인공호흡 케어번들

인공호흡기 관련폐렴(VAP: ventilator associated pneumonia)은 병원 내에서 인공호흡기를 장착한 것에 의해 새로 발생한 폐렴이며, 혈류감염, 요로감염과 나란히 원내감염의 하나로서 중요하다.

VAP의 예방책으로써 여러 가지 간호가 개발되어 있지만, 연계된 간호를 세트로 함으로써 필요한 과정을 잘 알고 균일하게 제공할 수 있게 하기 위해, 인공호흡 케어번들이 주장되고 있다. 번들이란 「다발」이라는 의미이며, 「다발처럼」한데 모아 하는 것으로 보다 효과적이다.

가장 유명한 인공호흡 케어번들은 미국의 의료개선연구소(IHI : Institute of Healthcare Improvement)가 제창하고 있는 것이지만, 일본에서는 일본집중치료의학회가 제창하고 있는 다음과 같은 번들이 있다.

① 손위생을 확실하게 실시한다.
② 인공호흡기 회로를 빈번하게 교환하지 않는다.
③ 적절한 진정·진통을 도모한다.
④ 인공호흡기에서 이탈이 있는지 아닌지 매일 평가한다.
⑤ 인공호흡 중인 환자를 앙와위로 관리하지 않는다.

VAP예방은 이 번들만 실시하면 되는 것은 아니고, 「구강간호」나 「커프상부흡인」 등 일상의 간호를 정성스럽게 해나가는 것도 중요하다.

NPPV

NPPV(비침습적 양압환기 : non invasive positive pressure ventilation)는 호흡부전을 나타낸 환자에 대해서 급성기부터 만성기까지 사용할 수 있는 인공호흡기이며, 기본적으로 마스크를 통한 양압환기를 합니다. NPPV의 목적은 주로 산소화의 개선과 환기의 보조(호흡일량의 경감)입니다. 삽관하는 일이 없기 때문에 환자에게 침습이 적어 일반병동에도 보급되고 있습니다. 도입할 때는 의료팀의 긴밀한 연대가 꼭 필요하며, 환자의 쾌유로 나아가는 열쇠가 됩니다.

NPPV의 근거의 수준과 권고등급

● NPPV의 근거수준과 권고등급을 표로 나타냈다.

급성호흡부전

질환	에비던스 레벨※[1]	권장도※[2]
COPD급성증악	I	A
심원성폐수종	I	A
면역부전을 동반한 급성호흡부전	II	A
인공호흡이탈 시의 지원방법	II	B
중증폐렴(COPD합병)	II	B
천식	II	C
흉곽손상	III	B
폐결핵후유증의 급성 증악	IV	A
ARDS/ALI	IV	C
중증폐렴(만성질환없음)	IV	C
간질성 폐렴	V	C

ARDS/ALI: 급성호흡부전증/급성폐손상

만성호흡부전

질환	에비던스 레벨※[1]	권장도※[2]
비만저환기증후군	I	A
만성심부전에 있어서 체인 스토크스호흡	II	B
신경근질환	II	B
COPD(만성기)	II	C
소아	III	B
구속성환기장해	V	C

※[1] 근거수준
  I : 시스테머틱 리뷰(systematic review), 메타 아날리시스(metaanalysis), II : 한 개 이상의 랜덤화 비교시험, III : 비랜덤화 비교시험에 의한다, IV : 분석역학적연구, V : 기술 연구, VI : 전문위원회나 전문가 개인의 의견
※[2] 권고강도
  A: 시행할 것을 적극 권장한다, B: 시행할 것을 권정한다, C: 권장할 근거가 확실하지 않다.

일본호흡기학회 NPPV 가이드라인 작성위원회 편집: NPPV (비침습적양압환기요법)가이드라인. 南江堂, 도쿄, 2006.에서 인용

NPPV도입의 검토

■ NPPV적응과 금기의 검토

● NPPV가 적응이 가능한지에 대해 의료팀의 충분한 검토가 필요하며, 도입할 때에는 금기 사항을 파악해 두는 것이 필요하다.

● **질환 이외의 일반적인 적응으로서 문헌상으로 볼 수 있는 것 :**
- 의식상태가 아주 협력적이다.
- 혈역학 상태가 안정되어 있다.
- 기관삽관의 필요가 없다 : 기도확보가 가능하며, 객담의 배출이 가능하다.
- 안면의 외상이 없다.
- 마스크를 쓰는 것이 가능하다.
- 소화관의 기능이 정상적인 상태이다(폐색 등이 없다).

● **일반적으로 적응주의 또는 금기로 하여 문헌상에 볼 수 있는 것 :**
- 비협력적이고 난폭한 경우
- 기도확보가 불가능한 경우
- 호흡정지, 수면, 의식상태가 나쁜 경우
- 혈역학 상태가 불안정한 경우
- 자발호흡이 없는 상태에서의 환기가 필요한 경우
- 최근의 복부, 식도수술인 경우
- 안면의 외상, 열상, 수술이나 해부학적 이상으로 마스크가 맞지 않는 경우
- 2개 이상의 장기부전이 있는 경우
- 심근경색이 일어나고 있는 경우, 불안정협심증인 경우
- 기침반사가 없거나 약하다.
- 제거되지 않은 기흉이 있는 경우
- 구토나 장관의 폐색, 심한 소화관 출혈이 있는 경우
- 대량의 기도분비물이 있다, 또는 객담배출이 불가능한 경우

NPPV도입의 순서

 ## 순서 1 필요한 물품 준비

① NPPV마스크(종류의 선택은 후술)
② 피부보호제 등
● 기타 : NPPV기기 등

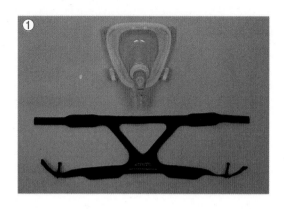

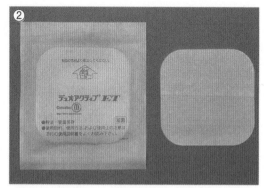

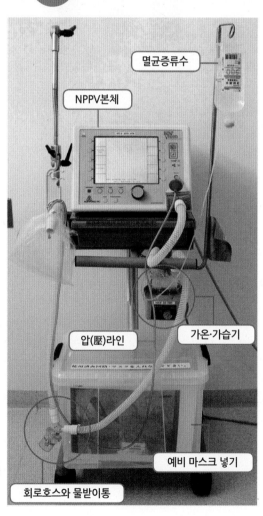

순서 **2** ## NPPV기기의 회로의 세팅

● NPPV기기는 사전에 회로의 세팅을 마치고 준비해 놓으면 원활한 도입이 가능해 진다.
● 회로에는 주요접속 장소가 4군데 있다(아래의 그림).
● 회로의 느슨함, 벗겨짐이나 균열, 물받이통의 불완전한 접속은 공기누출의 원인이 되므로, 주의하여 확인한다.

멸균증류수

NPPV본체

압(壓)라인

가온·가습기

예비 마스크 넣기

회로호스와 물받이통

주요접속장소

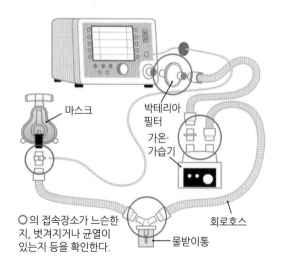

마스크

박테리아 필터

가온· 가습기

회로호스

물받이통

○의 접속장소가 느슨한지, 벗겨지거나 균열이 있는지 등을 확인한다.

순서 3 주전원과 산소공급원의 확보

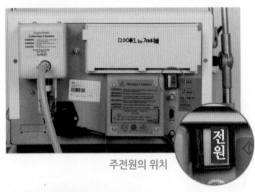

주전원의 위치

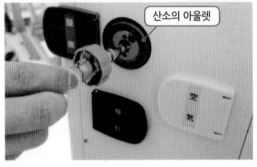

산소의 아울렛

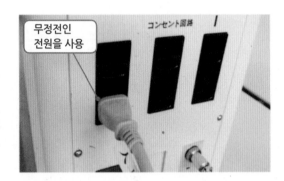

무정전인 전원을 사용

- 주전원의 위치는 기종에 따라 다르기 때문에 사용하는 기기의 주전원의 위치를 파악해 둔다.
- 산소공급이 필요하므로 산소공급이 가능한 방에서 사용한다.
- 산소아울렛은 녹색으로 수직방향으로 두 구멍이다. 전원은 무정전인 검은색(갈색)을 사용한다.

순서 4 NPPV의 설정

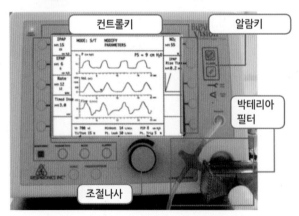

컨트롤키   알람키

박테리아 필터

조절나사

- NPPV설정은 조절키와 조절나사에 의해 한다.
- 설정변경을 할 때에는 설정하고 싶은 부분의 화면 옆에 있는 조절키를 누르고, 조절나사를 돌리는 것으로 수치의 증감이 가능하다.

순서 **5** 사용 전 점검과 공기누출 점검

● 주전원을 넣으면 자동적으로 사용 전 점검이 개시된다.
● 점검완료 후에 공기누출 점검을 한다.
　· NPPV는「호기연결회로에서 공기누출 점검」이 필수이므로, 사전에 공기누출 점검을 하는 것으로 정확한 환기량과 누출량을 측정할 수 있다.
　· 공기누출 점검을 하지 않은 경우에는 공기누출량은「호기회로에서의 공기누출」+「마스크 착용 불량으로 마스크 옆으로 새는 공기누출」을 일으킬 수 있기 때문에 주의가 필요하다.
　· 공기누출의 양은 60mL 이내로 억제한다.

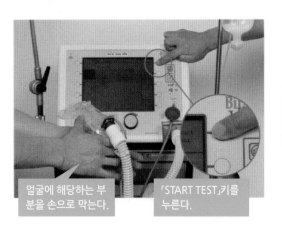

얼굴에 해당하는 부분을 손으로 막는다.

「START TEST」키를 누른다.

● 공기누출 점검은 마스크를 손바닥으로 누르고 화면 오른쪽 위의「START TEST」키를 눌러 테스트를 시작한다.

주의!
● 얼굴에 해당하는 부분이 차단되도록 손으로 막거나 단단한 장소에 바싹 댄다.

● 테스트가 정상으로 종료되면 화면상으로「TEST COMPLETE」라고 표시되기 때문에,「MONITARING」키를 누르고 작동을 개시한다.

순서 **6** 마스크피팅 : 사이즈의 측정

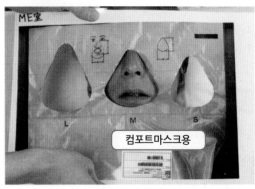

ME호

L　M　S

컴포트마스크용

● 전용 시트를 이용하여 사이즈를 측정한다.

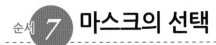

순서 7 마스크의 선택

● 적응에 해당하는 종류의 마스크로 사이즈를 선택한다.

마스크의 종류

종류	적응	특징
나잘 (코)마스크 코만 덮는다.	● 장기사용 환자 ● 코(鼻)호흡이 가능한 환자	● 경량으로 시야가 넓다. ● 누출이 많고 사강량이 적다. ● 장착한 그대로 먹는 것이 가능 ● 흡인이 쉽다. ● 유효한 환기를 위해서는 입을 다물고 있어야 한다. ● 코 주위에 압이 걸린다.
안면 마스크 코와 입을 덮는다.	● 코 마스크를 적용하지 못하는 환자 ● 입호흡·코호흡에 대응 ● 긴급시, 급성호흡부전의 환자 등	● 대화를 하기가 어렵다. ● 압력이 걸려서 장착부위에 피부 손상이 생기기 쉽다. ● 입을 벌려도 산소화의 유지 가능 ● 질식의 위험성이 높다. ● 흡인 시에 떼어놓아야 한다.
전안면 마스크 얼굴 전체를 덮는다.	● 다른 마스크로는 리스크가 많은 환자 ● 이전에 피부손상을 일으켰던 환자 ● 긴급시, 급성호흡부전의 환자 등	● 누출이 적고 사강량이 많다. ● 대화를 하기가 어렵다. ● 점막이 건조해지기 쉽다. ● 장착부위의 피부손상이 적다. ● 사이즈가 하나밖에 없어서 얼굴이 작은 환자는 사용할 수 없다. ● 흡인 시에 떼어놓아야 한다.

순서 8 환자에게 말걸기

● 환자에게 마스크를 장착한다는 것을 설명한다.

간호포인트

● 바로 장착하지 말고 환자의 상지나 흉부 등에 마스크를 가까이 놓아 환자가 압력을 체감하도록 한다.

순서 9 마스크의 장착

● 고정밴드를 후두부에 깔고 마스크를 얼굴에 맞추어 공기누출량을 관찰하면서 고정시킨다.

코 마스크의 고정

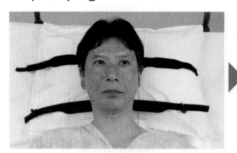

고정밴드를 후두부측에 미리 깔아 놓는다.

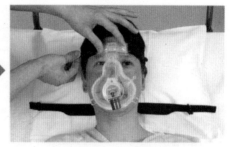

한손으로 마스크를 누르면서 상부부터 고정한다.

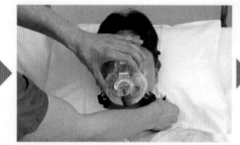

다음에 하부를 공기누출량을 관찰하면서 고정한다.

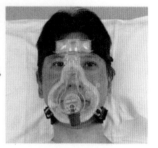

마지막으로 고정이 너무 센 것이
아닌지 환자에게 확인한다.

안면 마스크의 고정

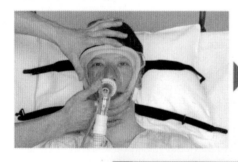

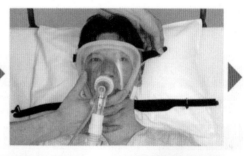

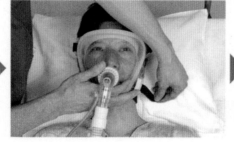

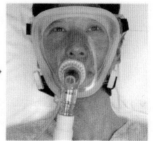

전안면 마스크의 고정

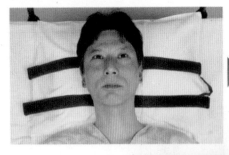 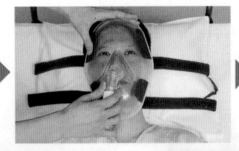

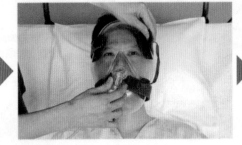 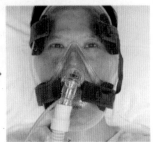

※ 안면 마스크, 전안면 마스크의 고정 순서는 코 마스크와 마찬가지임.

간호포인트

● 마스크의 장착은 둘이서 하면 효율이 좋다.
● 한 명이 마스크를 얼굴에 맞추고, 다른 한 명은 공기누출량을
  관찰하면서 고정한다.

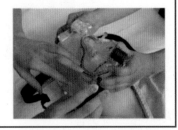

마스크의 장착에 의한 압박궤양예방

피부보호제를 바르는 방법

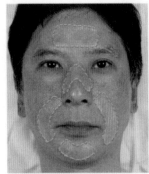

압박궤양호발부위인 코 주위와 콧등
을 피부보호제로 보호한다.

● 마스크 장착에 의한 압박궤양의 호발부위는 코 주위와 콧등이다.
● 마스크에는 에어쿠션이 있어서 마스크를 너무 세게 조이지 않
  아도 맞게끔 되어 있다. 만약 마스크를 떼었을 때 발적이 생겼
  다면 너무 세게 조인 것이고, 그런 경우는 고정을 느슨하게 하
  거나 미리 압박궤양호발부위에 피부보호제(듀오액티브나 하
  이드로사이트 등)를 발라 둘 필요성이 있다.

요령!

● 경비카테터를 삽입 중일 때는 마스크와 카테터의
  접촉부위에 공기누출을 일으키기 때문에, 얼굴의
  움푹한 곳을 따라 카테터를 고정하면 좋다.

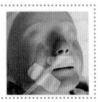

환기설정

■ 설정방법 : 초기설정

● IPAP(inspiratory positive airway pressure : 흡기기도양압)는 우선 환자의 쾌적함, 다음으로 PaO_2나 1회 환기량, 호흡회수를 참고로 10→12→16→20cmH$_2$O로 설정을 변경한다. 대부분의 경우는 12cmH$_2$O정도로 관리가 가능하다.

● EPAP(expiratory positive airway pressure : 호기기도양압)는 CO_2의 재호흡을 피하기 위해 4cmH$_2$O 이하로는 하지 않는다.

● 환기모드의 특징을 표로 나타냈다.

초기설정

	급성기	만성기
환기모드	S/T	S/T
산소농도(유량)	SpO_2가 92% 이상이 되도록	SpO_2가 92% 이상이 되도록
IPAP압	10cmH$_2$O	8cmH$_2$O
EPAP압	4cmH$_2$O	4cmH$_2$O
호흡회수	15BPM	8BPM
환기시간	1.0~1.5초	(1.0~1.5초)

환기모드와 특징

모드	특징	상의 인공호흡에서 해당하는 모드
S(spontaneous)	IPAP와 EPAP로 보조환기를 한다 . 자발호흡이 있는 경우만 사용가능	PSV(pressure support ventilation : 압지지환기)
T(time)	설정한 호흡회수로 조절환기를 한다. IPAP, EPAP, 호흡수, 흡기시간을 설정한다. 자발호흡이 없거나, 매우 약한 경우에 사용한다.	PCV(pressure control ventilation : 압조절환기)
S/T(spontaneous/time)	자발호흡에 대해서 S모드와 같은 환기보조를 한다. 설정된 시간 안에 자발호흡이 없는 경우, T모드로 바뀌어 백업된다.	PCV에 의한 백업 부착 PSV
CPAP(continuous positive airway pressure : 지속적기도양압)	마스크를 이용하여 지속적으로 일정한 양압을 기도 내에 건다.	CPAP

알람설정과 대응

● 알람이 울리는 대부분의 원인은 공기누출이다.
● 공기누출인 경우 필요로 하는 압의 산소를 환자에게 공급할 수 없기 때문에 NPPV의 효과를 충분히 발휘할 수 없게 되므로 마스크 착용은 NPPV 성공의 열쇠이다.

알람설정과 대처 예(BiPAP Vision)

표시	알람내용	원인	대처·확인사항
Apnea	무호흡	환자가 호흡을 하지 않는다.	환자상태의 확인
		흡기를 촉발시킬 수 없다.	회로에 대량 누출이 있는가, 자발호흡이 너무 작지 않은가
		부적절한 알람설정	무호흡 간격이 짧지 않은가, 설정호흡 회수가 많지 않은가
Disconnect	회로접속불량	회로의 미접속, 대량의 누출	호흡회로 및 마스크로부터 새는지 확인
Exh.Port	호기포트	호기포트의 막힘	가래의 부착 등으로 호기포트가 막혀 있는 것은 아닌가
		마스크에의 산소추가	마스크의 포트에 산소를 추가하고 있지 않은가
Hi P	기도내압 상한	부적절한 알람설정	HiP설정이 IPAP설정 이하로 되어 있지 않은가
		흡기 시에 환자가 기침을 했다.	HiP설정이 IPAP설정에 가까운 설정으로 되어 있지 않은가
Hi Rate	호흡회수 상한	환자의 호흡회수가 상승	환자의 호흡회수를 확인
		부적절한 알람설정	Hi Rate설정 재확인
Lo Min Vent	분시환기량 하한	회로의 미접속, 대량의 누출	호흡회로 및 마스크에서 새는지 확인
		호흡회수 또는 1회 환기량의 저하	실측치 Min Vent(분시환기량) 및 VT의 확인
		부적절한 알람 설정	Lo Min Vent설정의 재확인
Lo P	기도내압 하한	회로의 미접속, 대량의 누출	호흡회로 및 마스크에서 새는지 확인
		공급공기유속의 저하	호흡회로폐색의 확인, 흡기필터는 막히지 않았는지
		부적절한 저압딜레이 설정	Lo P Delay설정이 짧지 않은지
		부적절한 알람설정	Lo P설정이 IPAP설정보다 높지 않은지
Lo Rate	호흡회수 하한	환자의 호흡회수가 감소	환자의 호흡회수의 확인
		흡기를 트리거할 수 없다.	호흡회로 및 마스크에서 새는지 확인
		부적절한 알람설정	Lo Rate설정이 있지 않은지
O₂ Flow	산소공급압 저하	산소공급압이 50psig이하가 되었다.	산소배관의 접속확인 산소모듈필터의 체크
P Regulation	설정과 실측의 차압 발생	대량 누출	흡회로 및 마스크에서 새는지 확인
		환자 회로의 폐색	호흡회로폐색의 확인, 흡기필터는 막히지 않았는지
		시스템 에러	서비스센터로 연락 등
ProxLine Disc	proxymal라인 접속불량	proxymal라인이 벗겨지거나 폐색	proxymal라인튜브 또는 필터가 벗겨짐, 폐색의 확인
(렌치 아이콘)	작동정지	전원공급불량	전원 케이블의 접속 확인
		작동불능	서비스센터에 연락 등
(경고 아이콘)	작동체크	시스템 에러	①「Options」키를 누른다. ②「Error Message」키를 누른다. ③ 알람표시된 3자리 또는 4자릿수의 영숫자를 적는다. ④ 서비스 센터에 연락 등

BiP AP Visin 간이취급 설명서(필립스·레스피로닉스 합동회사)에서 인용

체크리스트

● 2002년에 일본후생노동성은 「생명유지장치인 인공호흡기에 관한 사고방지대책에 대해서」라는 통지를 내보냈다. 그 중에서 인공호흡기를 사용할 때의 체크리스트 사용을 의무화하였고, NPPV도 인공호흡기이므로 체크리스트가 필요하다.

(塚原大輔)

체크리스트의 예

BiPAP vision 체크리스트

환자성명　　　　　　　　님　　　　　　　　　　　　　　　　　　　　NO.

관찰의 타이밍		날짜							
		시간							
각근 무대 및 인공 호흡기 설정 변경시	인공호흡기의 설정	이하의 모드를 지시실시표를 보고 확인했다.							
		① 모드							
		② 산소농도							
		③ IPAP							
		④ EPAP							
		⑤ PEEP							
		⑥ PS							
		⑦ Timed Insp (흡기시간)							
		⑧ 호흡회수 (Rate)							
	설정 알림	① 기도내압 상한/하한 (Hi P/Lo P)							
		② 분시환기량 상한/하한 (Lo Min Vent)							
		③ 호흡회수 상한/하한 (Hi Rate/ Lo Rate)							
순회마다	실측지	이하의 항목을 간호기록에 남긴다.							
		① 최고기도내압치 (IPAP)							
		② 최저기도내압치 (EPAP)							
		③ 1회 환기량 (VT)							
		④ 분시환기량 (Min Vent)							
		⑤ 호흡회수 (Rate)							
		⑥ SpO_2							
		⑦ Tot Leak (L/min)							
	회로	① 마스크의 파손이 없다							
		② 호기포트의 막힘이나 가래의 부착이 없다.							
		③ 물받이통에 물이 고여 있지 않다.							
		④ 회로가 당겨져 있지 않다.							
각근무마다	가온 가습	① 선의 위치까지 물이 들어가 있다.							
		② 가습기의 전원이 들어가 있다.							
		③ 습도설정 다이얼							
	전원	콘센트가 UPS전원 (검정·갈색) 또는 비상전원(빨강)에 접속해 있다.							
	환경	① 백밸브마스크 또는 잭슨리스가 준비되어 있다							
		② 예비마스크							
싸인									

문헌

1. 일본호흡기학회 NPPV가이드라인 작성위원회 편집: NPPV(비침습적양압환기요법)가이드라인. 南江堂, 도쿄, 2006.
2. 丸川征四郎 감수, 竹田晋浩 편집: 급성기 NPPV실천 매뉴얼. 메디컬레뷰사, 도쿄, 2006.
3. 厚生노동성의약국: 생명유지장치인 인공호흡기에 관한 사고방지대책에 대해서. 厚生노동성 Web site http://www.bakubaku.org/h130327kourou-tuuchi-kokyuuki-jikobousi.pdf
4. 近藤康博, 谷口博之 감수: BiP AP Vision 실천매뉴얼. 후지 알씨.
5. BiP AP Vision간이취급 설명서 (필립스 레스피로닉스 합동회사)

흉강배액 관리

흉강배액은 예방·치료를 목적으로 하여 흉강 내에 삽입됩니다. 흉강배액은 공기, 흉수, 농 등이 고여 있어 흉강내압이 높아지는 것을 막기 위해 이를 배출하는 것입니다. 흉강배액을 흉강 내에 배액관을 삽입하고 흉강배액관과 흉강배액용 장치(흉강드레인백)를 연결하여 흡인압을 걸고 합니다. 여기에서는 흉강배액관 삽입 중의 관찰사항에 관해서 설명하겠습니다.

흉강배액병의 구조

● 흉강배액병의 주요 흡인 원리는 ① 밀봉식흡인장치, ② 저압지속흡인장치, ③ 3-bottle system으로 나뉜다. 여기에서는 3-bottle system을 들어 해설하겠다.

■ 3-bottle system의 구조(흉강배액장치)

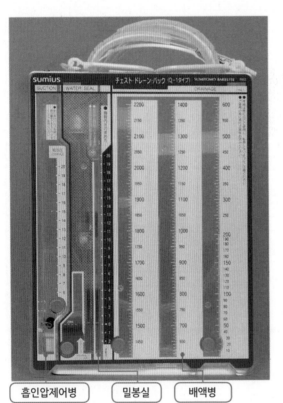

흡인압제어병　　밀봉실　　배액병

체스트드레인백[Q1타입]住友ベークライト주식회사

● **흡인압조절병** : 멸균증류수를 넣는 것으로 흡인압을 조정한다.
● **밀봉실(water seal)** : 멸균증류수(25mL)를 넣는 것으로 흉강 내와 외계를 차단한다. 상부에 있는 양압도망판으로 과잉 양압을 방지하고, 중앙부의 역류방지판으로 과잉 음압을 방지한다.
● **배액병** : 흉강에서 나온 배액을 모은다.

Check 흉강배액병의 작동원리

● 흉강배액병은 3-bottle system을 하나의 상자로 연결한 것이며, 흡인조절병의 수면 높이의 음압을 흉강 내에 걸 수 있다. 흡인기에서 설정 이상의 압력으로 흡인압을 걸어도, 외기에서 공기를 받아 기포로써 끌어들이기 때문에, 물높이 이상의 압이 흉강 내에 걸리는 일은 없다.

● 흡인압조절병에서의 기포는 흡인튜브가 연결되어 있을 때는 항상 작은 기포가 연속해서 나오는 상태가 좋다.

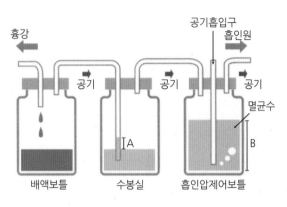

A (밀봉실세관의 수위) — 2cmH$_2$O	+	B 흡인압조절병의 수위 — 10cmH$_2$O	=	흉강내압 — 12cmH$_2$O **(실제의 흉강내압)**

column

흉강배액병의 종류

● 흉강배액병에는 Q-1타입과 Q-2타입의 2종류가 있다.

● Q-1타입은 공기배출·배액 중 한쪽을 시행할 목적으로 트로카카테터를 흉강 내에 삽입했을 때 사용한다.

● Q-2타입은 공기배출·배액의 양쪽을 동시에 할 필요가 있을 때 사용한다.

● Q-2타입을 사용하고 있을 때는 나중에 설명할 「삽입부 주변의 관찰」「배액의 관찰·처치」를 하나씩 한다.

Q-1타입

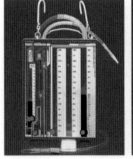

Q-2타입

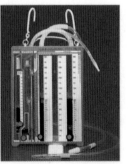

(住友베크라이트주식회사)

삽입부 주변의 관찰

삽입부의 나트(봉합부)가 빠지거나 염증소견의 유무·피하기종의 유무 관찰

삽입부 주변의 관찰

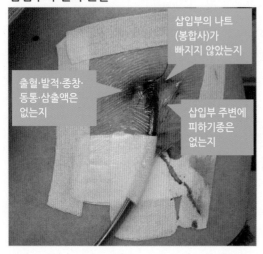

삽입부의 나트(봉합사)가 빠지지 않는지

출혈·발적·종창·동통·삼출액은 없는지

삽입부 주변에 피하기종은 없는지

- 트로카카테터 삽입부의 피부관찰이 쉽게 트로카카테터 삽입부는 투명한 필름으로 고정한다.
- 환자가 트로카카테터 삽입부를 보고 싶어하지 않는 경우는 가제로 보호해도 된다.
- 피하기종이 있으면 표시를 하고 피하기종의 범위를 관찰해 간다.

기억해 두자!

- 트로카카테터는 그림의 부위에 삽입되어 있다.

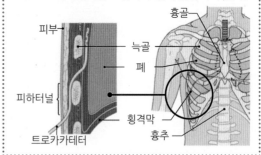

피부 / 흉골 / 늑골 / 폐 / 피하터널 / 횡격막 / 트로카카테터 / 흉추

Point 2 트로카카테터 고정이 빠짐·벗어남이 있는지 관찰

- 트로카카테터 삽입부 근처의 피부에 반드시 한 군데는 테이프(엘라스트포어)로 고정한다.
- 테이프 고정 방법(그림) :
① a-c 세 개의 길이로 테이프를 준비한다. c에는 한 가운데까지 가위집을 넣어 둔다.
② a를 트로카카테터 밑의 피부에 붙인다.
③ b를 트로카카테터 위에서 씌우듯이 붙인다. 이때 트로카카테터 밑에서 테이프끼리 붙여 줄기를 만든다. 나머지를 a위에 붙인다(a와 비슷한 면적이 된다).
④ c를 드레인백 쪽으로 끼워 넣는다.

왜하는가?

- 배액병 쪽의 배액관은 배액 조작 등에 의해 잘 움직이기 때문에, 테이프를 배액병 쪽에서 붙이는 것이 테이프가 잘 벗겨지지 않는다.

⑤ c의 가위집에 맞추어 b위에 붙인다.

트로카카테터의 고정

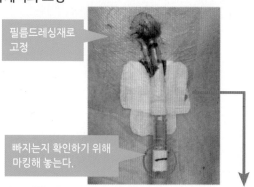

필름드레싱재로 고정

빠지는지 확인하기 위해 마킹해 놓는다.

테이프의 고정방법

① a
b
c 한 가운데까지 가위집을 넣어 둔다.

② 환자쪽 a

③ b a 기둥

④ c

⑤

● 트로카카테터와 흉강배액백의 배액튜브 연결부위는 타이건으로 드레인고정을 하는 경우도 있다.

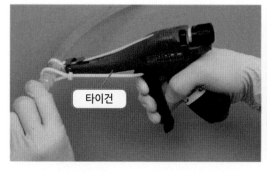

타이건

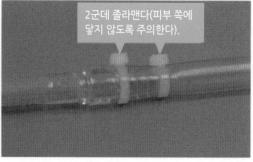

2군데 졸라맨다(피부 쪽에 닿지 않도록 주의한다).

배액 고정 시의 체크

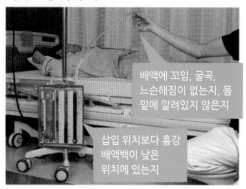

배액에 꼬임, 굴곡, 느슨해짐이 없는지, 몸 밑에 깔려있지 않은지

삽입 위치보다 흉강 배액백이 낮은 위치에 있는지

● 배액 고정의 체크포인트는 ① 드레인에 꼬임, 굴곡, 느슨함이 없는지, 드레인이 몸 밑에 깔려있지 않은지, ② 삽입 위치보다 흉강배액백이 낮은 위치에 있는 건 아닌가 등이다.

배액의 관찰·처치

순서 1 배액의 성상의 확인

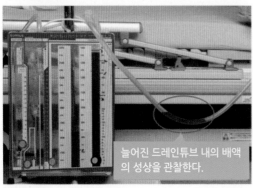

늘어진 드레인튜브 내의 배액의 성상을 관찰한다.

- 성상은 늘어진 드레인튜브 내의 배액을 관찰한다.
- 보통 시술 후의 배액은 「혈성→담혈성→아주 연한 혈성→장액성」으로 변화한다.

주의!

- 시술 후·흉수저류·유미흉·농흉 등 술후의 경과나 질환에 따라 배액의 성상은 다르기 때문에 그때마다 사정이 필요하다.
- 신선혈인 경우 등은 의사에게 보고한다.

순서 2 늘어진 배액관 내의 배액처리

- 배액을 배액병으로 흘려보낸다.

주의!

- 배액관 내로 흘러간 배액이 흉강 내로 돌아오지 않도록 주의한다.

- 늘어진 배액관 내에 배액이 있으면 흡인압이 흉강 내로 전달이 잘 되지 않기 때문에, 늘어진 배액관 내에 배액이 없는 것이 바람직하다.
- 일반병동에서는 흉강 내에서 배액되는 배액의 성상을 침상 곁에서 항상 확인할 수 없으므로, 늘어진 배액관 내의 배액으로 양상을 확인한다.

순서 3 배액량의 확인

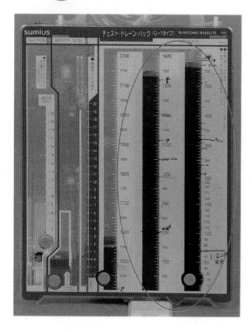

● 배액량은 하루 중에 일정한 시간에 확인하고 기록한다.

> **주의!**
>
> ● 시술 후 혈성배액량이 100mL/시 이상이 있는 경우에는 후출혈이 의심되기 때문에 활력징후에 주의하여 의사에게 보고할 필요가 있다.

순서 4 흡인압, 호흡성이동(fluctuation)의 확인

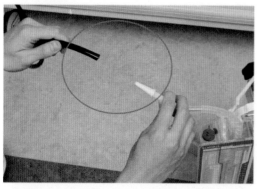

① 흡인 튜브를 뺀다.

> **왜하는가?**
>
> ● 정확한 흡인압, fluctuation을 확인·관찰하기 위해서이다.

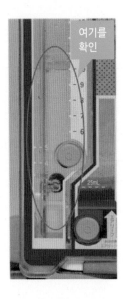

② 지시한 그대로의 흡인압 높이에 수위가 있는지 확인한다.

왜하는가?
● 흡인압 설정부의 물이 증발하지 않았는지 확인하기 위해서이다.

· 흡인압 설정부의 물의 높이가 부족할 때는, 지시한 그대로의 높이가 될 때까지 멸균증류수를 넣는다.

주의!

● 멸균증류수를 보충하는 경우는 흡인튜브를 빼고 나서 시행한다.

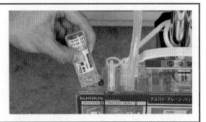

③ fluctuation을 확인한다.
· 폐의 확장상황을 확인, 흉강배액의 폐색 유무를 확인한다.

간호포인트

● 흡기 시에는 밀봉부의 수위가 올라가고, 호기 시에는 수위가 내려간다.
● 움직이지 않는 경우는 배액관의 폐색·협착, 클램프 해제를 잊어버린 경우를 생각할 수 있다. 또 트로카카테터의 끝이 흉막에 닿아 있을 때도 fluctuation은 없어진다.
● 흡기 시에는 흉강 내의 음압이 높아지기 때문에 밀봉부 옆의 수위(플럭추에이션을 관찰하는 곳)가 올라가고, 호기 시에는 거꾸로 수위가 내려간다.

간호포인트

● 저류물 등으로 인한 배액관의 폐색·협착이 염려되는 경우에는 의사에게 보고하고, 지시에 따라 밀킹을 시행한다.
① 한 손으로 삽입부에 가까운 곳을 잡고 발관되지 않도록 배액관을 세게 누른다.
② 다른 손에 든 밀킹롤러에 드레인튜브를 끼워 앞(흉강 드레인백 쪽)으로 잡아당긴다.
③ 잡아당겨 저류물을 이동시키면 드레인튜브를 누르고 있는 손의 힘을 느슨하게 한다.
④ ①~③을 반복한다.

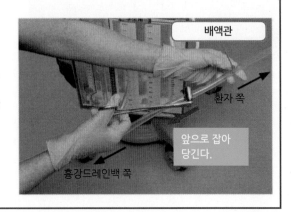

배액관

환자 쪽

앞으로 잡아 당긴다.

흉강드레인백 쪽

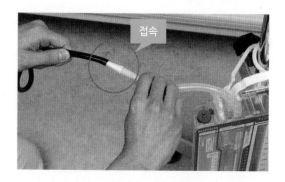

④ 다시 흉강 내에 음압을 걸기 위해 흡인튜브를 접속한다.

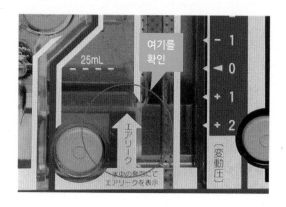

⑤ 공기누출의 유무를 공기방울의 유무로 확인한다.
· 폐 수술 후(남은 공기)에 따른 공기방울인지, 그 이외의 원인으로 인한 공기방울인지를 판단할 필요가 있다.
· 프리에어 이외의 공기방울이라고 판단된 경우, ① 폐실질로부터 공기가 새고, ② 트로카카테터 삽입부를 통한 공기의 흡입, ③ 배액관 또는 배액병의 파손 중, 어느 쪽의 원인인지를 사정할 필요가 있다.

이럴때 어떻게 하지?

보행 시에나 검사를 위한 휠체어 이송 시에
● 보행 시에나 검사를 위한 휠체어 이송 시에는 배액을 밀봉상태로 한다.
● 원칙적으로 흉강배액관은 클램프하지 않는다.
● 폐루가 있는 경우는 긴장성기흉 상태를 인위적으로 만들어 내게 된다.
● 흉강배액관 발관 전이나, 다량의 흉수가 있을 때는 클램프하는 경우도 있다.

흉강배액관이 잘못 발관되는 경우
● 흉강배액관이 잘못 발관되는 경우는 청결한 가제로 발관부위를 누르고 바로 의사에게 보고할 필요가 있다.

흉강배액병을 쓰러뜨린 경우
● 흉강배액병을 쓰러뜨린 경우, 배액병이나 배액관에 파손이 발견된 경우도 바로 의사에게 보고할 필요가 있다.

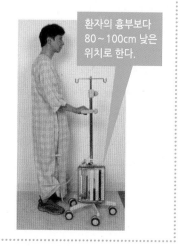

환자의 흉부보다 80~100cm 낮은 위치로 한다.

(坂田高之)

문헌
1. 田中健彦: 호흡기질환 널싱 제2판. 의학서원, 도쿄; 2004: 182-185.
2. 塩見一成: 흉강드레이너지. 高橋章子 책임편집. 익스퍼트 너스 MOOK17개정판 최신·기본수기 매뉴얼. 제2판. 照林社, 도쿄; 2002: 89-93.

흉부물리요법(호흡지지법)

흉부물리요법(호흡지지법)은 호흡장해의 예방과 치료를 위해 적응되는 방법입니다. 이완법·호흡훈련·호흡보조법·운동요법·배액법 등으로 구성됩니다. 이 항에서는 호흡지지법에 관해서 설명하겠습니다.

흉부물리요법(호흡지지법)의 효과·적응·금기

- 흉부물리요법은 호기시의 흉곽의 움직임에 대해서 손으로 지지를 가하는 술기이다.
- 타동적으로 호기를 보조하는 것으로 호기노력에 들인 에너지 소비를 절약한다.
- 호기의 보조를 해제했을 때의 탄력을 이용하는 것으로 호기를 편하게 할 수 있다.
- 호기보조(흉곽압박법)는 아직 근거가 명확한 것은 아니어서 어디까지나 보조술기로써 실시한다. 기대할 수 있는 효과를 얻지 못하는 경우에는 중지한다.
- 흉부물리요법(호흡지지법)의 기대할 수 있는 효과, 적응, 금기를 표로 나타냈다.

기대할 수 있는 효과, 적응, 금기

기대할 수 있는 효과	적응	금기
● 환기(량)의 개선 ● 기도분비물의 이동 ● 호흡일량의 감소 ● 호흡곤란의 감소	● 흉부·복부 수술 후의 환자 ● 폐포저환기가 있는 환자 ● 기도분비물의 이동을 꾀하는 경우 ● 호흡곤란의 개선, 이완을 재촉하는 경우 등	● 흉부의 광범위한 열상에 따른 피부이식술 후 ● 순환동태가 불안정한 환자 ● 늑골골절 ● 수술상처, 취약해진 피부, 골다공증의 존재 등

실시순서 : 상부흉곽개조

 순서 **1** 치료 가능한 위치에 선다

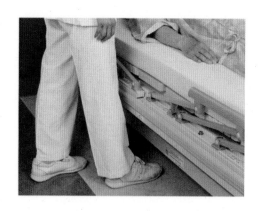

● 환자에게 될 수 있는 한 가까이 다가가 다리를 어깨넓이 정도로 앞뒤로 벌리고, 치료 가능한 위치에 선다.

순서 2 손바닥을 놓는다

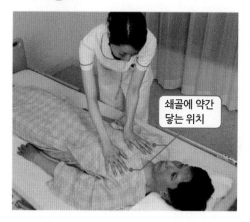

쇄골에 약간 닿는 위치

● 양쪽 손바닥은 환자의 쇄골하전흉부에 평행으로 밀착시킨다.
● 손바닥의 위치는 가운데손가락 끝이 쇄골에 약간 닿을 정도로 놓는다.
● 손가락 끝이 쇄골에 걸치지 않고, 엄지손가락, 작은손가락으로 세게 압박하지 않으며, 손바닥 전체를 부드럽게 밀착시킨다.

순서 3 환자의 호흡패턴, 흉곽의 움직임의 확인

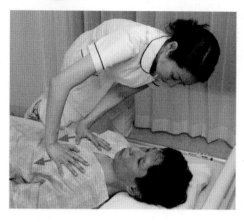

● 손을 놓은 채 환자의 호흡패턴, 흉곽의 움직임을 확인한다.

순서 *4* 호기 시 지지

● 환자의 호기에 맞추어, 호기의 흉곽운동방향, 비스듬한 하방을 향하여 상부흉곽을 내리누른다.

요령!

● 숨을 들이키세요」라고 환자에게 말하여 흉곽의 운동을 감지해내며, 「숨을 뱉어 주세요」라고 말하여 내리누르는 이미지로 시행한다.

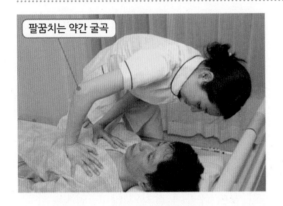

팔꿈치는 약간 굴곡

● 치료자는 중심을 환자에게 두지 말고 팔꿈치를 약간 굴곡시킨다.
● 보조를 하면서 중심은 호기 시에 앞쪽으로 서서히 이동해 간다. 환자의 얼굴에 다가가도록 앞쪽으로 이동한다.

순서 *5* 지지의 중단과 흡기 시의 흉곽확장 확인

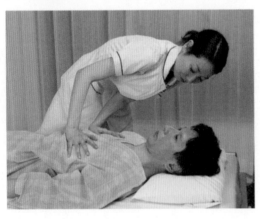

● 충분한 호기지지를 하여 흡기로 옮기기 직전에 빨리 지지를 해제한다. 손은 떼지 않는다.
● 중심은 지지를 해제하면 뒤쪽의 반대 다리로 옮긴다.
● 손바닥으로 흡기 시의 흉곽확장을 확인한다.
● 환자의 호흡에 맞추어 순서 1~5를 계속 반복한다.

요령!

● 몇 분간 시행하여 기대할 수 있는 효과가 없는 경우는 중단한다.

실시순서 : 측와위지지

순서 1 치료 가능한 위치에 선다

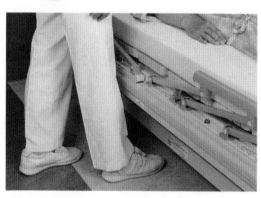

● 환자에게 될 수 있는 한 가까이 다가가 다리를 어깨넓이 정도로 앞뒤로 벌리고, 치료 가능한 위치에 선다.

순서 2 손바닥을 놓는다

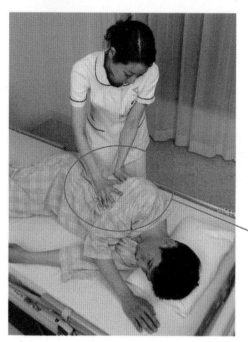

● 환자의 위쪽이 된 흉곽의 액와정중선상에 좌우의 엄지를 놓고, 전(前)흉부는 가운데손가락을 흉골검상돌기의 연장선상에 놓으며, 등쪽에는 견갑골의 아래쪽 가장자리에 검지를 따라가듯이 놓고, 위에서 흉곽을 끼워 넣듯이 밀착시킨다.

● 상방에서 하방으로 수근부로 강하게 압박하면 환자는 압박감이나 통증을 느낄 수 있으므로 주의한다.

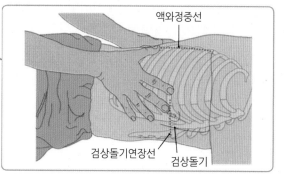

액와정중선

검상돌기연장선 검상돌기

순서 3 환자의 호흡패턴, 흉곽의 움직임의 확인

● 손을 놓은 채 환자의 호흡패턴, 흉곽의 움직임을 캐치한다.

순서 4 호기지지

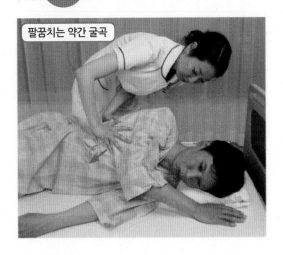

팔꿈치는 약간 굴곡

- 환자의 호기에 맞추어 호기의 흉곽운동 방향(위쪽의 흉곽이 골반강내로 미끄러지듯이), 비스듬한 하방으로 흉곽을 쓸어내린다.
- 치료자는 중심을 환자에게 두지 않고, 팔꿈치를 약간 굴곡 시킨다. 지지를 하면서 중심은 호기 시에 앞쪽으로 서서히 이동해 간다.

순서 5 지지의 해제와 흡기 시의 흉곽확장의 확인

- 충분한 호기지지를 하고 흡기로 옮기기 직전에 재빨리 지지를 해제한다. 손은 떼지 않는다.
- 중심은 지지를 해제하면 뒤쪽 반대 다리로 옮겨 간다. 손바닥으로 흡기 시의 흉곽의 확장을 확인한다.
- 환자의 호흡에 맞추어 순서 1~5를 계속 반복한다.

지지에 있어서의 기본적인 유의점

① 손바닥은 전면(全面)에 접촉시키고 압력은 될 수 있는 한 일정하게 한다.
② 환자의 흉곽의 움직임에 맞춘다.
③ 몸의 중심이동으로 지지의 방향·세기·시간을 조절한다.

(秋山陽子)

문헌

1. 千住秀明, 眞渕敏, 宮川哲夫 감수: 호흡이학요법 표준수기. 의학서원, 도쿄; 2008: 92-95.
2. 일본 호흡케어·리하비리테이션학회 호흡리하비리테이션 위원회 워킹그룹, 일본호흡기학회 호흡관리학술부회, 일본리하비리테이션의학회 호흡리하비리테이션 가이드라인 책정위원회, 외 편집: 호흡리하비리테이션 매뉴얼 -운동요법-제2판. 照林社, 도쿄; 2012.

체위 배액법

> 체위 배액이란 중력에 의해 객담의 이동을 꾀하는 배액법의 하나입니다. 체위변경을 이용하여 객담이 저류한 말초폐영역을 높은 위치에, 중추기도를 낮은 위치에 놓는 것을 기본으로 한 술기입니다.

체위 배액의 적응

● 체위 배액의 적응과 금기를 표로 나타냈다.

체위 배액의 적응과 금기

적응	금기
● 스스로 객담배출이 불가능한 경우 ● 기도분비물의 객출이 많은 경우 ● 무기폐를 일으킨 경우 ● 인공호흡기 장착환자로 기도분비물이 축적되어 있는 경우 등	● 혈역학이 불안정한 경우 ● 천식발작 ● 폐출혈 ● 폐경색 등

호흡음의 사정

● 체위 배액을 시행할 때는 기도분비물이 어느 위치에 고여 있는지를 사정하는 것이 중요하다.
● 청진기를 이용하여 폐잡음을 청취함으로써 기도분비물이 고여 있는 부위를 확인한다.
  · 폐의 부위는 우폐는 S1~S10의 10구역, 좌폐는 8구역으로 나타낸다.
  · 흉부X선 소견 등으로 흉부질환(폐렴·무기폐 등)의 부위를 사전에 확인해 두는 것도 중요하다.

간호포인트

● 저음성연속음(꼬르륵하는 소리), 거친 단속음(부글부글, 버석버석하는 소리)이 나지 않는지, 호흡음은 약해져 있지 않은지를 확인한다.

폐구역

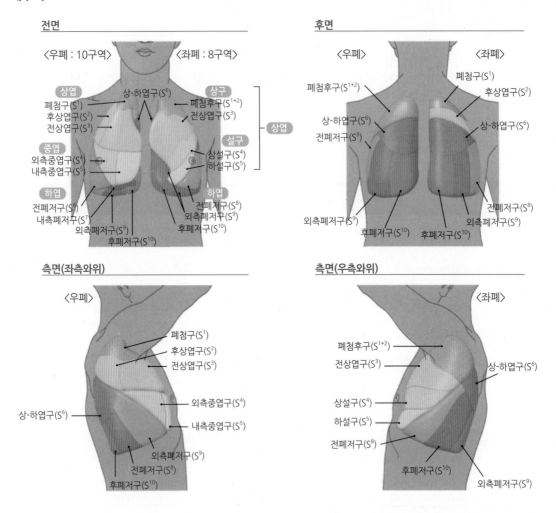

전면

〈우폐 : 10구역〉　〈좌폐 : 8구역〉

상엽
상-하엽구(S⁶)
폐첨구(S¹)
후상엽구(S²)
전상엽구(S³)
중엽
외측중엽구(S⁴)
내측중엽구(S⁵)
하엽
전폐저구(S⁸)
내측폐저구(S⁷)
외측폐저구(S⁹)
후폐저구(S¹⁰)

상구
폐첨후구(S¹⁺²)
전상엽구(S³)
설구
상설구(S⁴)
하설구(S⁵)
상엽
하엽
전폐저구(S⁸)
외측폐저구(S⁹)
후폐저구(S¹⁰)

후면

〈우폐〉　〈좌폐〉

폐첨후구(S¹⁺²)
상-하엽구(S⁶)
전폐저구(S⁸)
외측폐저구(S⁹)
후폐저구(S¹⁰)

폐첨구(S¹)
후상엽구(S²)
상-하엽구(S⁶)
전폐저구(S⁸)
외측폐저구(S⁹)
후폐저구(S¹⁰)

측면(좌측와위)

〈우폐〉

폐첨구(S¹)
후상엽구(S²)
전상엽구(S³)
외측중엽구(S⁴)
내측중엽구(S⁵)
상-하엽구(S⁶)
외측폐저구(S⁹)
전폐저구(S⁸)
후폐저구(S¹⁰)

측면(우측와위)

〈좌폐〉

폐첨후구(S¹⁺²)
전상엽구(S³)
상-하엽구(S⁶)
상설구(S⁴)
하설구(S⁵)
전폐저구(S⁸)
후폐저구(S¹⁰)
외측폐저구(S⁹)

*폐구역은 이미지이며, 개인·체위에 따라 다르다.

우폐(10구역)		
상엽	S¹	폐첨구
	S²	후상엽구
	S³	전상엽구
중엽	S⁴	외측중엽구
	S⁵	내측중엽구
하엽	S⁶	상-하엽구
	S⁷	내측폐저구
	S⁸	전폐저구
	S⁹	외측폐저구
	S¹⁰	후폐저구

좌폐(8구역)	
S¹⁺²	폐첨후구
S³	전상엽구
S⁴	상설구
S⁵	하설구
S⁶	상-하엽구
—	
S⁸	전폐저구
S⁹	외측폐저구
S¹⁰	후폐저구

체위 배액의 실시

순서 1 필요물품과 환자의 준비

- 필요한 물품을 준비한다.
  - · 청진기
  - · 안락베개(체위에 따라 베개의 크기와 필요개수를 정한다) 등
- 환자 및 가족에게 체위 배액의 필요성을 설명하고 양해를 구한다.
- 식후 2시간 이상 경과했는지를 환자에게 확인한다.

순서 2 기저부(肺野)의 객담 정체의 확인과 체위의 결정

- 폐야의 객담 정체부위를 청진으로 확인한다.

간호포인트

- 분비물이 폐저부에 정체해 있는 경우는 청취가 어려운 경우도 있으므로, 환자에게 심호흡을 하게 하여 충분히 호흡음을 청취하고 올바른 체위의 선택을 할 필요가 있다(청진방법은 「호흡음 (청진)」 [p.94]참조).

- 기도분비물이 정체하는 부위가 가장 높아지도록 체위를 결정한다.

간호포인트

- 베개, 작은 베개, 둥글게 만 타올 등을 사용하여 체위를 유지한다.

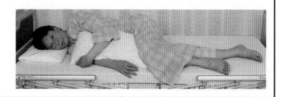

체위 배액시의 체위

우S¹   좌S¹⁺²

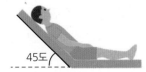

45도의 반좌위 자세

우좌S³

수평앙와위. 무릎 밑에 베개를 넣는다.

우S²

수평복와위에서 오른쪽으로 1/4회전 일으켜 베개로 지지.

좌S¹⁺²

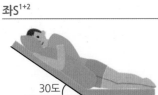

침대 머리쪽을 30도 거상하고, 복와위에서 왼쪽으로 1/4회전 일으켜서 침대로 지지.

우S⁴, S⁵(*)

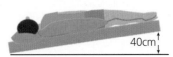

침대의 발쪽을 40cm거상하고, 앙와위에서 왼쪽으로 1/4회전일으켜서 베개로 지지.

우S⁴, S⁵(*)

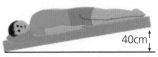

침대의 발쪽을 40cm거상하고, 앙와위에서 오른쪽으로 1/4회전 일으켜 베개로 지지.

우좌S⁸

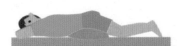

수평복와위. 복부 밑에 베개를 넣는다.

우좌S⁸(*)

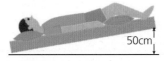

침대의 발쪽을 50cm거상한 앙와위. 무릎 밑에 베개를 넣는다.

좌S⁹(*)

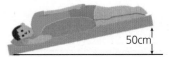

침대의 발쪽을 50cm거상한 우측와위.

우좌S¹⁰(*)

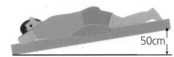

침대의 발쪽을 50cm거상한 복와위.

*표시가 붙은 머리가 아래로 가는 자세는 두개내압이 상승하고 호흡운동이 어려워 환자의 고통을 일으킬 수가 있기 때문에, 무리하게 시행하지 않는다.
  폐구역은 전항의 그림을 참조할 것.
  森田敏子: 해소객출곤란. 小田正枝 편저. 간호학생필수시리즈 증상별 어세스먼트·간호계획 가이드. 2008: 30, 그림7.을 참고로 작성

순서 **3** **체위조정**

- 체위를 환자에게 설명하고 체위조정에 협력하게 한다.

■ 앙와위→좌위의 경우

① 앙와위

② 침대를 45도로 올리고 좌위로 한다. 미끄러져 떨어지지 않도록 하지도 올려준다.

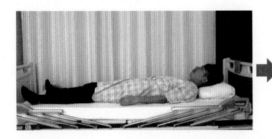

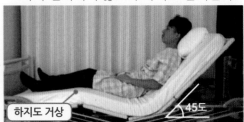

하지도 거상   45도

■ 앙와위→측와위의 경우

① 앙와위

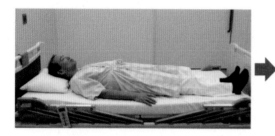

② 베개를 빼고 왼쪽 무릎을 굽혀 오른쪽을 향한다. 안락베개를 등에 넣는다.

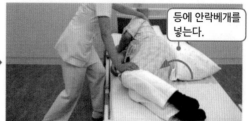

> 등에 안락베개를 넣는다.

■ 앙와위→복와위

① 앙와위. 베개를 빼고 환자를 침대왼쪽 끝으로 바싹 붙인다.

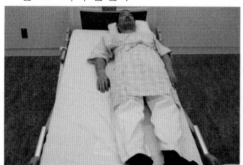

② 왼쪽 무릎을 굽혀 오른쪽을 향하고, 앙와 위로 한다.

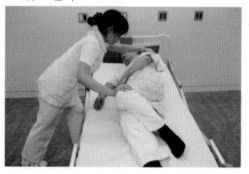

간호포인트

● 혼자서 하는 경우는 앞쪽으로 떨어지지 않도록 주의한다.

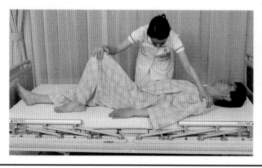

● 둘이서 하는 경우는 보조자는 환자의 몸을 끈다.

> 보조자

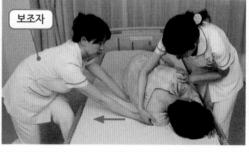

③ 복와위가 되면 허리와 어깨를 편안하게 정돈한다.
· 체위변경이 끝나면, 안락베개를 적절하게 사용하여 편안한 체위를 유지한다.

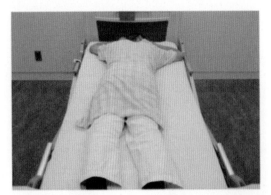

④ 체위의 유지는 하나의 체위 당 15분-60분의 범위에서 환자의 상태에 맞추어 실시한다.
  · 시간 설정은 환자의 활력징후, 일반 상태에 따라 체위유지 시간을 설정한다.
  · 욕창예방에 있어서의 체위변환과 시간을 조절하면서 한다.

체위 배액 실시 중·실시 후의 주의

● 체위 배액 중에는 관찰을 게을리 하지 않으며, 활력징후, 일반 상태 등을 계속적으로 기록한다.
● 인두 등에 가래의 배출이 확인된 경우에는 재빨리 가래를 배출시킨다. 스스로 배출하지 못하는 경우는 흡인하여 객담배출을 실시한다.

(內田麻耶)

문헌

1. 靑野루미: 17체위 드레이너지 (배담법). 坂本스가, 山元友子, 井手尾千代美 감수: 결정판 비주얼 임상간호기술. 제2판. 照林社, 도쿄; 2011:201-211.
2. 三上레츠, 小松万喜子 편집: 연습·실습에 유용한 기초간호기술 근거에 기초한 실천을 목표로. 제3판. 누벨 히로카와, 도쿄; 2008: 180-181.

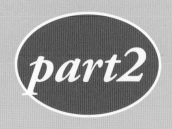

part2

사정과 핵심간호

호흡음(청진)

> 호흡음에는 생리적으로 일어나는 호흡음과 병적인 상태에 일어나는 부잡음이 있습니다.
> 여기에서는 기본적인 호흡음의 청취방법과 호흡음의 종류에 관해서 해설하겠습니다.

청진방법

■ 청진기

● 청진기에는 막면과 벨면이 있다.
● 막면 : 고음역의 소리에 대응하기 때문에, 폐음, 정상적인 심음 등의 청취에 사용한다. 사용 시에는 세게 누르며 댄다.
● 벨면 : 이상한 심음, 혈관음 등의 청취에 사용한다. 사용 시에는 가볍게 누르며 댄다.

청진기

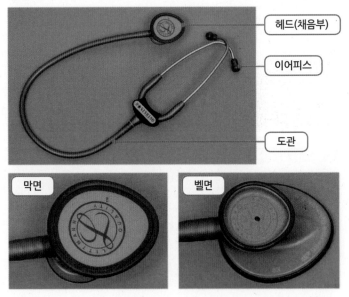

헤드(채음부)

이어피스

도관

막면

벨면

청진기 잡는 법

● 청진기 잡는 법을 그림으로 나타냈다.
● 마른 사람(늑골이 튀어나와 있는 사람)의 청취에서는 청진기를 덮듯이 잡는다.

청진기 잡는 법

좋은 예

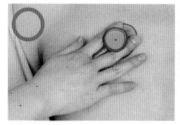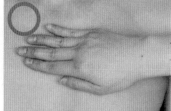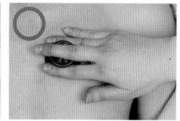

나쁜 예

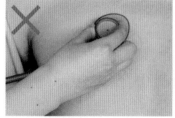

가볍게 집은 정도로는 밀착되지 않는다.   도관을 잡지 않는다.

청진방법

 순서 **1** **청진기를 환자의 피부에 댄다**

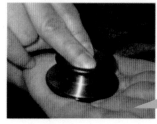

채음부를 손바닥으로
따뜻하게 한다.

● 청진기는 반드시 채음부(막면·벨면)를 손
바닥으로 따뜻하게 하고 나서 환자의 피부
에 댄다.

순서 **2** **청진부를 누른다**

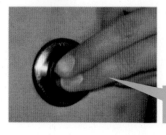

청진기의 자국이 남을
정도로 누른다.

● 피부에 가볍게 청진기의 자국이 남을 정도
의 세기로 누른다.
· 채음부를 일정한 압으로 밀착시킬
필요가 있다.

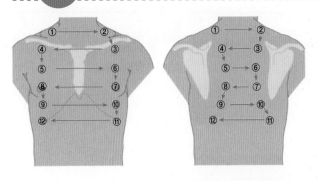

순서 3 호흡음의 청취

● 그림처럼 좌우 교대로 청취한다.
● 약간 깊은 호흡을 하게하고, 각 부위에서 적어도 1회의 호흡음을 듣는다.
● 부잡음을 청취한 경우는 호흡주기에서의 타이밍과 청취되는 부위에 주의한다.

호흡음의 종류

▇ 기관지음

● 흡기보다 호기 쪽이 높고 긴 소리가 난다(흡기 2 : 호기 3).
● 비교적 강하고 높은 소리.

기관지음

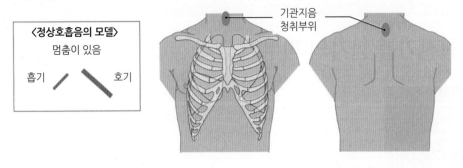

〈정상호흡음의 모델〉
멈춤이 있음

흡기 / ＼ 호기

기관지음
청취부위

▇ 기관지폐포음

● 호기, 흡기에서 소리의 높이와 길이가 거의 같음(흡기 1 : 호기 1).
● 기관지음과 폐포음의 중간 소리.

기관지폐포음

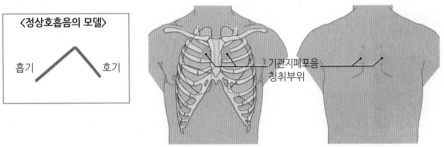

〈정상호흡음의 모델〉

흡기 /＼ 호기

기관지폐포음
청취부위

■ 폐포음

● 호흡 시는 초기에만 작게 청취된다(흡기 3 : 호기 1).
● 비교적 약하고 낮은 소리.

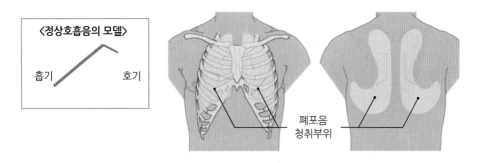

〈정상호흡음의 모델〉

흡기　　　호기

폐포음
청취부위

비정상음의 종류와 음의 특징

● 비정상음으로는 폐내에서 발생하는 「라음」과 폐외에서 발생하는 「기타 이상음 (흉막마찰음 등)」이 있다.

비정상음의 종류

분류		타이밍	특징	병태	주요질환·병태
단속성라음	염발음	흡기상후기	탁탁, 툭툭하는 가느다란 소리 고조성 짧다.	호기 시에 허탈한 말초기도의 흡기 시에 재개방	간질성 폐렴
	수포음	흡기상 초기부터 호기상 초기	부글부글하는 거친 소리 저조성 약간 길다.	기도 내에서의 분비 등 액체 저류	폐렴 기관지염 심부전
연속성라음	적음	호기상과 흡기상	피이하는 연속음 고조성	말초기관지의 협착	
	코고는 소리	호기상과 흡기상	그르렁그르렁하는 소리 저조성	비교적 넓은 기도의 협착	
	천명	흡기상	가래 끓는 소리 고조성	상기도 협착	

단속성라음

■ 염발음(fine crackles)

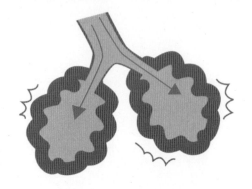

- 흡기 끝에 들리는 「탁탁·톡톡」하는 소리.
- 높고 작다.

■ 수포음(coarse crackles)

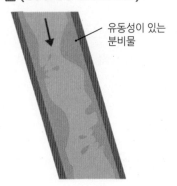

유동성이 있는 분비물

- 호기·흡기 모두 수포가 튀는 듯한 「부글부글」하는 소리.
- 소리의 크기는 발생한 기관지의 굵기에 따라 다르다.

간호포인트

- 가래가 정체되어 있는 경우 폐의 어느 곳을 청취하더라도 부잡음이 들린다.
- 가장 많이 들리는 곳에 가래가 정체되어 있으므로 그곳을 찾는다.

연속성라음

■ 천명(wheeze)

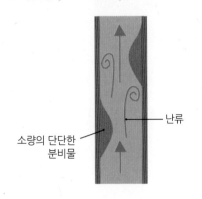

난류

소량의 단단한 분비물

- 호기 시에 잘 들리는 고조의 소리로, 「피이」하고 피리를 부는 듯·연속음.

■ 코고는 소리(rhonchi)

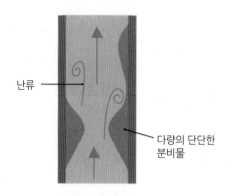

난류

다량의 단단한
분비물

● 호기 시에 잘 들리는 저조의 소리로, 「그르렁그르렁」하는 코를 고는 듯한 소리

■ 쌕쌕소리(stridor)

● 기도협착 때문에 들리는 가래 끓는 소리.
● 환자 혹은 진찰자가 청진기 없이 들을 수 있다.
● 협착된 부분을 통과하는 공기가 난류를 일으키거나, 기도내강의 점액·분비물 등이 진동을 일으킴으로써 생긴다고 한다.

(沼田千加子)

문헌

1. 山口哲生, 山田嘉仁편집 : 널싱케어(nursingcare)Q&A No.38 케어에 도움이 된다! 호흡기질환 널싱. 종합의학사, 도쿄 ; 2011: 40-41.
2. 藤崎郁 : 피지컬 어세스먼트 완전 가이드 제 2판. 학연메디컬 秀潤社, 도쿄 ;2012 :70-72.
3. 靑野루미 : 17체위 드레이너지 (배담법). 坂本스가(すが), 山元友子, 井手尾千代美 감수, 결정판 비주얼 임상간호기술. 제2판. 照林社, 도쿄 ; 2011 : 201-211.

호흡양식

호흡의 신체 사정에서는 호흡의 횟수, 깊이, 리듬을 관찰해 나갑니다. 일반적으로 정상적인 호흡이란 안정 시에 12-20회/분 정도, 일정한 깊이, 규칙적인 리듬으로, 노력성이 아닌 안정된 호흡을 가리킵니다. 이상한 호흡패턴과 그 특징·호흡의 형태를 파악하고, 출현시에 환자의 상태를 예측하는 것이 중요합니다.

호흡상태의 관찰 포인트와 호흡패턴의 이상

● 호흡상태의 관찰 포인트와 호흡패턴의 이상을 표로 나타냈다.

호흡상태의 관찰 포인트와 호흡패턴의 이상

종류		특징	호흡의 형태	증상출현 시의 상황·보이는 질환
정상		성인:14~20회/분, 1회 환기량 500mL 정도, 규칙적 소아:20~30회/분, 신생아:30~50회/분		—
호흡수와 깊이의 이상	빈호흡	호흡의 깊이는 변하지 않으나, 호흡수가 정상보다 증가한다. 25회/분 이상		발열, 폐렴, 동통, 대사성·호흡성 알칼로시스
	서호흡	호흡의 깊이는 변하지 않으나, 호흡수가 정상보다 감소한다. 12회/분 이하		두개내압항진 후의 속발, 마취·수면약 투여 시
	다호흡	호흡수나 호흡의 깊이가 모두 증가한다.		과환기증후군, 폐색전, 운동 시, 고열 시
	소호흡	호흡수나 호흡의 깊이가 모두 감소한다.		빈사기
	과호흡	호흡수는 변하지 않지만, 호흡의 깊이가 증가한다.		강한 긴장, 운동 시, 과환기증후군
	무호흡	안정호기위(位)에서 호흡의 일시 정지		수면시 무호흡 증후군
리듬의 이상	체인스톡스 호흡	무호흡에서 서서히 깊고 빠른 호흡으로 되었다 돌아오는 사이클을 주기적으로 반복한다.		뇌출혈, 수막염, 중독한 심질환, 알코올 중독
	비오호흡	호흡의 폭은 변화하지 않고, 같은 깊이의 호흡과 무호흡이 교차·불규칙적으로 출현한다.		뇌종양, 뇌외상, 수막염
	쿠스마울 호흡	이상하게 깊고 느린 호흡이 지속된다.		당뇨병성 혼수, 요독성 혼수
	헐떡이는 호흡	흡식·호식이 빠르며, 호식성정지기가 연장된다.		뇌간부 장해, 종말기의 혼수상태
노력호흡	하악호흡	하악을 하방으로 움직여 입을 열고 공기를 마시려고 한다.		중독한 호흡부전
	비익호흡	콧등이 호흡에 따라 실룩거리고 콧구멍을 넓혀 공기를 마시려고 한다.		빈사기
	함몰호흡	흉강내가 음압으로 되기 때문에, 흡기 시에 흉벽이 함몰된다.		특발성호흡궁박증후군(IRDS)※
	어깨호흡	어깨를 상하로 움직이며 호흡한다.		호흡부전

※IRDS : idiopathic respiratory distress syndrome

호흡법 : 흉식호흡

호흡에 의한 흉곽의 움직임

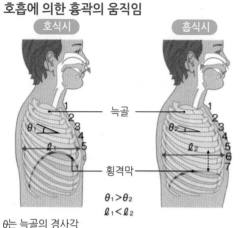

θ는 늑골의 경사각

호흡기질환환자의 간호, 의학서원, 도쿄 ; 2003 :28, 그림 9.를 참고로 작성

- 숨을 깊게 들이 마시면 흉곽이 전후좌우로 넓어지고 용적이 증가하며, 숨을 토해내면 원래대로 돌아가 용적이 줄어든다.
- 옆을 향하여 서보면 척추로 고정된 등 한 가운데에 비해 가슴의 늑골 쪽이 크게 들려 올라가고, 늑골의 주행은 수평에 가까워진다.
- 호흡 때마다 늑골의 거상과 흉곽의 확대가 반복되어 늑골호흡이라고도 한다.
- 주로 흉쇄유돌근이나 사각근, 늑간근 등의 호흡근군이 사용된다.

호흡법 : 복식호흡

- 흉부는 횡격막이라는 근육에 의해 복부와 구분된다.
- 흡기 시에 횡격막은 수축하고, 복강 내 장기의 압력에 저항하여 평평하게 끌어내리듯이 해서 폐를 확장한다.
- 호기 시에는 횡격막이 이완하기만 하고, 압이 높은 복강 내 장기에 눌려 횡격막이 원래의 위치까지 거상한다.
- 복식호흡은 횡격막호흡이라고도 하며, 안정 시 호흡의 약 70%를 담당하고 있다.

횡격막의 움직임

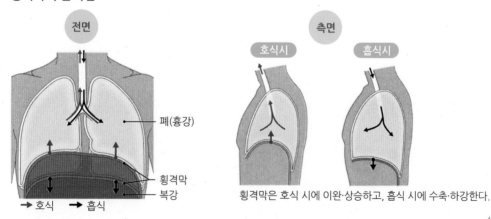

횡격막은 호식 시에 이완·상승하고, 흡식 시에 수축·하강한다.

(杉山光子)

문헌

1. 藤崎郁 : 피지컬 어세스먼트 완전가이드 제2판. 학연 메디컬 秀潤社, 도쿄 ;2012 :61-63
2. 山口哲生, 山田嘉仁편집 : 널싱케어(nursingcare)Q&A No.38 케어에 도움이 된다! 호흡기질환 널싱. 종합의학사, 도쿄 ; 2011: 24-25.

수술 후 상처관리

여기에서는 폐절제술 후의 간호 포인트, 수술 후의 상처관리에 관해서 설명하겠습니다. 수술 후 상처의 회복, 수술 후 합병증에 주의하여 관찰을 하고, 예방·간호를 하면서 조기 이상을 진행해 가는 것이 중요합니다. 또, 필요시에는 배변 조절을 합니다.

수술 후 상처의 회복

- 원발성폐암·전이성폐암에 대해 폐절제술이 시행되지만, 절제범위나 제거부위에 따라 수술 방법은 다르며, 그에 동반되는 수술상처의 크기도 많이 다르다.
- 현재는 통상의 개흉술 뿐만 아니라, 보다 저침습적인 소개흉술이나 흉강경하수술(VATS : video-assisted thoracic surgery)도 이루어지고 있다.
- 보통 봉합폐쇄된 수술부위는 적절하게 일차치유가 진행되면 술후 48시간에 상피가 다시 형성되기 때문에, 그때까지는 밀폐드레싱재료를 이용하여 수술절개부위의 멸균상태를 유지하는 것이 바람직하다고 알려져 있다. 따라서 밀폐드레싱재료를 했더라도 수술부위를 관찰할 수 있는 것을 사용한다.
- 수술 후 48시간 이후의 수술상처에 관해서는, 드레싱재료를 이용할 필요성이 반드시 있는 것은 아니므로, 수술부위에 이상이 없으면 기본적으로는 사용하지 않는다.
- 사용되는 드레싱재료 : 카라야헤시브, 투명 드레싱재(테가덤)등

간호포인트

- 드레싱은 수술부위 상처에 따라 적당한 것을 선택한다.
- 카라야헤시브는 삼출액이 많을 때 이용한다. 상처치유에 유용하다.
- 투명 드레싱은 상처를 정확히 관찰하고 싶을 때 이용한다.

사용되는 드레싱재료

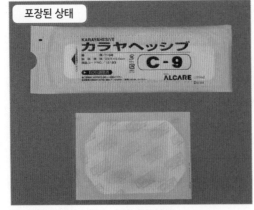

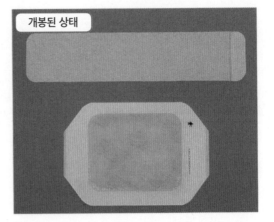

위 : 카라야헤시브, 아래 : 투명 드레싱재.

폐절제술 후의 간호

● 폐절제술을 받은 환자는 수술상처나 흉강배액관의 유치에 의해 조기이상이 방해를 받을 수 있다. 그러나 이상의 지연은 호흡기합병증의 위험이 높아지는 것뿐 아니라 혈전증을 일으키는 경우도 있다. 적극적으로 동통 조절을 꾀하고 호흡기 증상을 관찰하면서 이상을 진행시켜갈 필요가 있다. 일어날 수 있는 수술 후 합병증을 이해해 두는 것이 필요하다.

■ 주요 수술 후 합병증

Point 1 수술 후 출혈

● 수술 직후부터 흉강배액의 배액량과 양상에 주의하며, 100mL/시 이상의 혈성배액이 지속되는 경우는 수술 후 출혈을 의심한다.
● 필요에 따라서는 재수술도 할 수 있기 때문에, 배액량과 양상, 순환상태를 아울러 관찰하고 의사에게 보고한다.

Point 2 폐루

● 폐절제술 후에는 폐절제면으로 공기가 새는 경우가 있으며, 그것을 폐루(공기누출)라고 한다.
● 보통 수술 후 며칠 내에 폐쇄되는 경우가 많지만, 흉강배액의 공기누출을 관찰하고 적절하게 의사에게 보고한다.

Point 3 무기폐·폐렴

● 폐절제술을 받은 환자는 상처의 통증에 따라 심호흡이나 해소를 참는 경향이 있으며, 따라서 객담배출불량이나 폐의 재확장불량 등에 의해 무기폐를 일으키는 경우가 있다.
● 악화하면 폐렴을 일으키는 경우도 있으므로, 호흡기합병증을 예방하기 위해서도 적극적으로 통증조절을 하여, 객담이나 해소를 촉진하고 조기이상으로 노력해갈 필요가 있다.

Point 4 피하기종

● 피하기종이란 흉강내의 공기가 피하, 또는 흉벽으로 새는 상태를 말한다.
● 흉강배액관 삽입부나 창부주변을 관찰하여, 피하기종이 있는 경우는 그 범위를 경시적으로 관찰한다.
● 악설감이라고 표현되는 일이 많은데, 촉진으로 도톨도톨한 감촉이 있다.
● 피하기종이 보이는 경우는 부위를 표시하고, 진행성 피하기종인지 아닌지 주의하여 관찰하며 의사에게 보고한다.

Point 5 기관지루

- 기관지절제 봉합면(斷端)으로 공기가 새는 것을 기관지루라고 한다.
- 기관지 봉합면의 봉합부전에 의해 일어나지만, 호기시·흡기시 모두 공기누출을 확인한 경우, 급격한 거품이 섞인 물 같은 가래의 증가, 객담의 양상(흉수와 같은 양상 등), 발열양상, 호흡기 상태에 주의하고 의사에게 보고할 필요가 있다.
- 과거력에 당뇨병이 있는 환자, 수술 전 화학요법을 시행한 환자 등은 봉합부전을 쉽게 일으켜서 기관지루의 위험이 높다.
- 기관지루는 지발성이고 술후 10일부터 2주간 경에 발생하므로 주의한다.

Point 6 쉰 목소리(반회신경마비)

- 수술로 임파절제술 조작을 할 때 반회신경을 손상시키는 일이 있으며, 수술 후 쉰 목소리나 연하장해를 일으키는 경우가 있다.
- 쉰 목소리가 있는 경우 수술 후 식사개시 때는 음수테스트를 하여, 문제가 없는 것을 확인할 필요가 있다.

> **기억해 두자!**
>
> - 음수 테스트는 좌위에서 상온의 물 10mL를 마시고, 다 마실 때까지의 시간, 사레 들림, 마시는 법 등을 평가하는 것이다.

Point 7 부정맥

- 폐절제에 수반되는 폐혈관상면적의 감소나, 과잉수액에 의한 이뇨기의 제3의 공간에서의 수분이동 등에 의해, 우심부하가 원인인 일과성 부정맥을 일으키는 경우가 있다.
- 대부분이 심방세동(Af : atrial fibrillation)이지만, 빈맥을 동반하는 심방세동은 유효한 심방수축을 유지할 수 없기 때문에, 음수 배설량의 균형을 체크하고 순환동태를 관찰하여 의사에게 보고할 필요가 있다.

> **기억해 두자!**
>
> - 수술에 따른 세포의 손상이나 혈관벽의 파손에 의해 세포외로 흘러나간 체액이 고인 부분을 제3의 공간이라고 한다. 이 정체된 체액은 수술 며칠 후에는 림프계를 통해 혈관내로 돌아오(refilling)기 때문에, 이때의 순환혈액량은 과잉이 된다. 신장기능이 저하된 환자는 체액을 소변으로 배설하지 못하고, 호흡·순환상태가 악화하여 심부전을 일으킬 우려가 있다.

Point 8 유미흉

- 수술조작에 따른 흉관의 손상에 의해, 손상된 흉관에서 흉강내로 림프액이 유출되는 경우가 있다.
- 흉관을 지나는 림프액은 지방분을 많이 함유하고 있기 때문에 흰색의 탁한 배액이다.
- 손상부위에 따라 림프액의 유출이 많아지기 때문에 배액량·양상에 주의하고, 필요하면 지방제한식(食)을 공급하고 모습을 지켜본다.

Point 9 폐동맥색전증

- 수술중·수술 후의 압박이나 와상에 의해 하지심부정맥혈전이 형성되고, 초기 이상(離床) 때 혈전이 떨어져 폐동맥이 막히고 혈류가 차단된다. 따라서 산소화가 이루어지지 않아 저산소혈증을 일으킬 뿐만 아니라 폐경색에 이를 가능성도 있다.
- 예방으로써 탄력스타킹이나 플로트론(flow tron) 등의 장치를 사용한다.
  - 플로트론은 하퇴부 또는 대퇴·하퇴부에 커프를 장착하여 압력을 주는 것으로 정맥혈류속도를 높이는 비침습식 DVT예방기기(간헐적 공기압박법)이다.
- 초기 이상 시에는 활력징후 및 호흡기 증상에 주의한다.

탄력스타킹

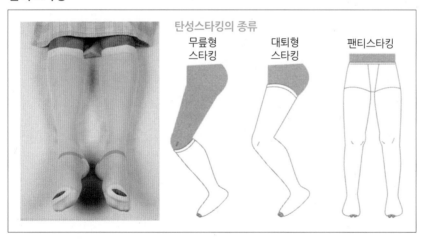

탄성스타킹의 종류
무릎형 스타킹　　대퇴형 스타킹　　팬티스타킹

플로트론(flow tron)

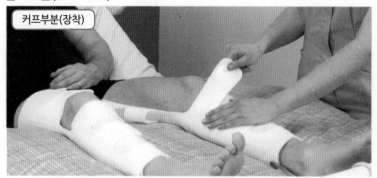

커프부분(장착)

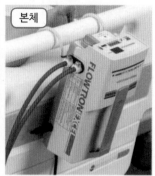

본체

플로트론 엑셀(비침습식DVT예방시스템, 村中의료기 주식회사)

배변 조절

- 수술 후 합병증의 주의와 동시에 적절한 배변 조절을 도모할 필요가 있다.
- 폐절제술을 받은 환자는 소화기의 수술 후와 달리 연하에 문제가 없으면 수술 다음날부터 식사가 시작된다.
- 전신마취 후인 경우 수술상처에 의해 힘주기가 불가능하므로 배변 조절이 불량해지는 경우가 있다.
- 배가스·배변의 정체는 횡격막을 거상하여 폐확장을 방해할 수 있기 때문에, 배변조절을 할 필요가 있다.
- 지원방법으로서 이상을 격려하고 의사의 상담 하에 변완화제 투여를 검토한다.

(田中淸美)

문헌

1. 加藤治文감수 : 널싱케어Q&A19 철저가이드 폐암케어Q&A. 종합의학사, 도쿄 ; 2008.
2. 出月康夫감수 : 간호사를 위한 술전·술후 매뉴얼, 照林社, 도쿄 ; 2008.
3. 中川健, 今井昭子편집 : Nursing Mook 37 폐암환자케어 가이드, 학연 메디컬 秀潤社, 도쿄 ; 2006.
4. 植木純, 宮脇美保子감수·편집 : 포켓판 간호에 활용하는 피지컬어세스먼트. 照林社, 도쿄 ; 2007.

호흡부전 시의 간호

호흡부전이란 호흡기능장해 때문에 실내공기 흡기 시 PaO_2가 60mmHg 이하로 된 상태를 말합니다. 호흡부전을 나타내는 질환은 여러 가지이며, 대부분의 경우 호흡곤란을 동반합니다. 호흡부전이 어떤 원인으로 생기는지를 이해하고, 호흡부전 시의 환자에게 특징적인 체위를 파악해 두고, 편안한 체위를 유지할 수 있도록 연구하는 것이 중요합니다.

호흡부전을 일으키는 대표적인 질환

● 호흡부전을 일으키는 대표적인 질환을 표로 나타내었다.

호흡부전을 일으키는 대표적인 질환

기도질환	천식, 만성폐색성폐질환(COPD), 무기폐, 기도이물
폐질환	폐렴, 폐출혈, 기도흡인, 기흉, 자극가스의 흡입, 급성 호흡심장증후군(ARDS)
심질환	울혈성심부전, 관동맥질환, 부정맥
혈액질환	혈관염, 폐색전
신경근질환	중증근무력증, 길랑-바레 증후군

호흡부전 시의 대응

● 호흡부전 시의 관찰 포인트(SpO_2모니터)를 그림으로 나타내었다.

호흡부전 시의 관찰 포인트

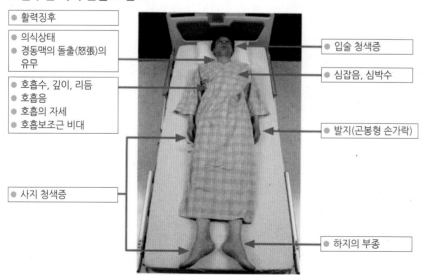

- 활력징후
- 의식상태
- 경동맥의 돌출(怒張)의 유무
- 호흡수, 깊이, 리듬
- 호흡음
- 호흡의 자세
- 호흡보조근 비대
- 사지 청색증
- 입술 청색증
- 심잡음, 심박수
- 발지(곤봉형 손가락)
- 하지의 부종

호흡법

● 호흡곤란인 환자는 조금이라도 편안한 호흡을 할 수 있는 체위를 취하려고 하기 때문에, 호흡곤란이 생기는 장치에 따라 특징적인 체위를 취한다.
● 간호사는 환자가 편안한 체위를 유지할 수 있도록 안락베개 등을 준비한다.

■ 기좌호흡

● 기좌호흡으로 생각할 수 있는 질환은 심부전, 기관지천식, COPD이다.
● 오버 테이블 등의 위에 안락베개를 놓고 그 위에 엎드리는 자세를 취한다(예 1).

> **왜하는가?**
> ● 기좌호흡을 하는 것은 다음의 이유 때문이다.
> · 좌위에서는 횡격막이 내려가 환기 공간을 확보하기 쉽다.
> · 심장으로 돌아오는 혈액량(정맥환류량)이 감소하기 때문에 폐울혈이 적다.
> · 상반신을 앞으로 웅크리면 호흡근군의 운동이 편안해 진다.

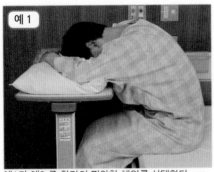
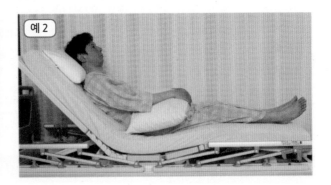

예1과 예2 중 환자의 편안한 체위를 선택한다.

■ 편측와위호흡

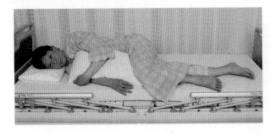

● 편측와위호흡으로 생각할 수 있는 질환은 무기폐, 흉수의 정체이다.
● 병변이 없는 폐를 위로 하고 안락베개를 껴안듯이 안고 측와위가 된다.

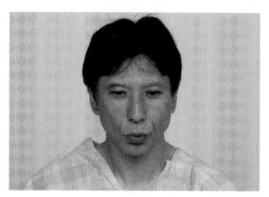

■ 입을 오므리는 호흡

● 입을 오므리는 호흡으로 생각할 수 있는 질환은 COPD이다.

● 휘파람을 부는 듯이 입술을 오므리고 천천히 숨을 내쉰다.

SpO_2모니터의 사용법

● SpO_2모니터에는 설치형, 휴대형, 일체형이 있다.

● 감지기구(probe)의 종류와 특징을 표로 나타내었다.

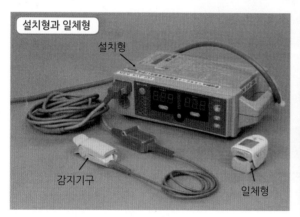

설치형과 일체형

설치형
감지기구
일체형

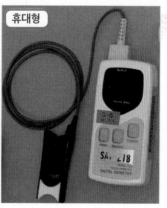

휴대형

감지기구(probe)의 종류와 특징

프로브의 종류(측정부위)	특징
클립타입(손가락·발가락) 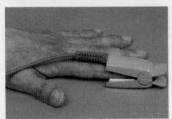	● 순간측정 등 단시간측정에 이용한다. ● 체중에 맞추어 2~3종류의 크기가 있다. ● 발은 손보다 반응이 늦다.
본체와 일체형(손가락) 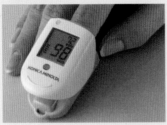 (PLUSOX-1, 코니카 미놀타헬스케어 주식회사)	● 순간측정에 이용한다. ● 손가락이 가는 사람, 맥박이 약한 고령자에게는 부적합
밀착타입(손가락·발가락) 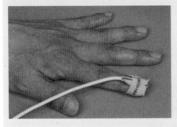 (전액) 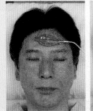 *오른쪽은 머리밴드 고정시	● 압박을 주지 않고 점착테이프로 밀착한다. ● 장시간 측정에 이용한다. ● 반사형 센서, 머리밴드로 고정한다. ● 반응이 빠르고 체동이나 저관류에 강하다.

산소요법

● 호흡부전 환자의 간호에서 아주 중요한 것이 산소요법이다.
● 「가정산소요법(HOT)」(p. 204)도 참조하여 확실한 산소요법을 실시하는 것이 중요하다.

(秋山陽子)

문헌

1. 일본호흡기학회 폐생리전문위원회, 일본호흡관리학회 산소요법 가이드라인 작성위원회 편집 : 펄스 옥시미터. 산소요법 가이드라인. 메디컬레뷰사, 도쿄 ; 2007 : 75.

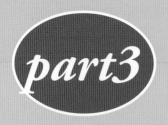

part3

호흡기질환에
관련된 검사

동맥혈액가스분석(ABG)

동맥혈액가스분석(ABG : arterial blood gas)에서는 동맥혈을 채취하여 혈액에 녹아있는 질소, 산소, 이산화탄소 가스를 측정합니다. 목적은 호흡부전, 호흡기 수술 후 등의 ① 폐에서의 산소화의 상태, ② 환기의 상태, ③ 산염기평형의 상태를 평가합니다.

측정항목

● 동맥혈액가스의 측정항목은 ① 직접 측정하는 항목, ② 그 항목을 이용하여 계산해서 구하는 항목, ③ 다른 임상 데이터를 더하여 계산해서 구하는 항목으로 나눌 수 있다.

1) 직접 측정하는 항목
● 동맥혈산소분압(PaO_2)
● 동맥혈이산화탄소분압($PaCO_2$)
● pH

2) 직접 측정하는 항목을 이용하여 계산해서 구하는 항목
● 동맥혈산소포화도(SaO_2)
● 중탄산이온농도(HCO_3^-)
● 과잉염기(BE : base excess)
● 폐포기-동맥혈산소분압교차($A\text{-}aDO_2$: alveolar-arterial oxygen difference)

Check / SaO_2와 SpO_2	
동맥혈산소포화도 (SaO_2 :arterial O_2 saturation)	● 동맥혈 안의 헤모글로빈 분자의 산소와 결합한 비율(%)을 채혈해서 동맥혈액가스분석으로 측정한 값 ● PaO_2가 60mmHg이하로 떨어지면 SaO_2는 급격하게 감소한다.
경피적동맥혈산소포화도 (SpO_2 : saturation of percutaneous oxygen)	● 동맥혈 안의 헤모글로빈 분자의 산소와 결합한 비율(%)을 맥박산소 감시기로 경피적으로 측정한 값

3) 직접 측정한 항목에 다른 임상 데이터를 더하여 계산해서 구하는 항목
● 생리학적 사강
● 음이온 차이
● 션트율

검사의 실시

■ 천자부위

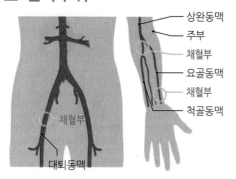

상완동맥
주부
채혈부
요골동맥
채혈부
척골동맥
채혈부
대퇴동맥

● 고관절의 대퇴동맥
● 팔목관절의 상완동맥
● 손목관절의 요골동맥

  순서 **1** **필요한 물품 준비**

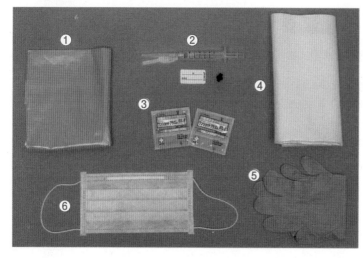

① 일회용 앞치마
② 혈액가스측정 키트
③ 소독 솜(알코올 솜으로 가능)
④ 방수시트
⑤ 장갑
⑥ 마스크
● 기타 : 헤파린 첨가 생리식염액,
팔 쿠션, 고정용반창고,
필름드레싱재 등

  순서 **2** **환자의 준비**

● 환자에게 충분한 처치의 설명을 한다.
● 설명 후, 채혈하기 쉽게 환자복, 체위를 준비한다.

> *Check* 환자의 준비에 있어서의 포인트
>
> ● 말을 걸어 불안을 느끼지 않도록 애쓴다.
> ● 팔꿈치, 손목에서의 채혈인 경우는 필요시 지지대를 사용하여 완전히 신전시킨다.
> ● 대퇴의 경우는 침대를 수평으로 한다.

순서 3 시행자의 준비

● 방수시트를 깔고 장갑, 일회용 에이프런,
  마스크를 장착한다(표준감염예방지침의
  실시).

주의!

● 긴급인 경우라도 자
  신을 감염으로부터
  보호하기 위해 표준
  감염예방지침을 반
  드시 한다.

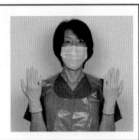

순서 4 의사에 의한 채혈

① 동맥의 위치를 확인한 후 알코올 솜으로 소독한다.
② 자주 쓰는 손으로 주사기를 연필을 잡듯이 준비하고, 반대의 검지와 중지로 동맥의 위치를
  확인하여 고정한다.
③ 두 개의 손가락 사이로 수직으로 바늘을 찌르고, 바늘 끝에 박동을 느끼면 바늘을 동맥 안
  으로 가볍게 찌른다.
④ 동맥 안으로 들어가면 자연스럽게 동맥혈이 올라온다.
⑤ 주사기를 빼면 동시에 반대 손가락으로 천자부위를 강하게 압박한다.

간호포인트

● 이때 간호사는 압박지혈을 한다.

■ 동맥라인에서 채혈을 하는 경우

● 동맥라인 내의 헤파린을 역류시켜 채혈포트를 소독하고 혈액을 채취한다. 헤파린첨가 생
  리식염액을 환자측의 라인 내에 플러시한다. 이때 카테터 내에 혈액이 남지 않도록 주의
  한다.

순서 5 지혈

● 의사로부터 간호사에게 압박지혈을 교대한다. 최저 5분은 누른다.

주의!

● 특히 대퇴의 경우는 지혈이 불충분하다면 내출혈을 일으키기 쉬우므로 충분히 주의한다.
● 출혈 경향이 있는 환자에게도 충분한 지혈이 필요하다.

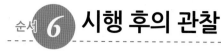

시행 후의 관찰

● 시행 후에는 혈종, 동맥혈전, 척골신경마비에 주의한다.

시행 후의 관찰 포인트

1) 천자부위 주변 말초의 손과 발의 색상에 좌우차가 있는가.
2) 천자부위 주변 말초에서 박동에 좌우차가 있는가.
3) 천자부위 주변 말초의 지각, 운동기능에 좌우차가 있는가.
4) 천자부위의 부종, 통증, 출혈, 색상변화가 있는가.
5) 호흡·순환상태에 변화는 없는가.

검체의 취급

● 채혈 후에는 주사통을 회전시켜 응고를 방지한다.
● 재빨리 검사실에 보내어 측정을 한다. 부득이 측정까지 시간이 걸리는 경우는 얼음이 들어간 용기에 넣어 검사실로 가지고 간다.

측정치 보는 법

● 검사항목의 기준치를 표1에 나타내었다.
● 공기를 흡입하여 폐포에서 혈관으로 산소를 받아들였을 때, 가스교환 할 수 없는 분이 생긴다. 이 폐포기와 동맥혈의 산소분압의 차가 폐포기-동맥혈산소분압교차 (A-aDO$_2$)이다. A-aDO$_2$의 정상치는 연령에 따라 다르다(표 2).
● 검사결과로 측정된 동맥혈액가스의 이상(異常)을 표 3에 나타내었다.

기억해 두자

● 산증 : 염기의 감소, 산의 과잉
 · 대사성 산증 : 염기의 감소
 · 호흡성 산증 : 이산화탄소의 과잉

● 염기성 : 염기의 과잉, 산의 감소
 · 대사성 염기성 : 염기의 과잉 (수소이온의 상실)
 · 호흡성 염기성 : 이산화탄소의 감소

표 1 검사항목의 기준치

검사항목		기준치
가스교환의 지표	PaO$_2$	80~100Torr
	PaCO$_2$	35~45Torr
	SaO$_2$	94% 이상
	A-aDO$_2$	표 2 참조
산염기평형의 지표	pH	7.35~7.45
	HCO$_3^-$	24~26mEq/L
	BE	-2~+2mEq/L

野中廣志편저 : 빨리 익히는 간호에 유용한 노트.
照林社, 도쿄;2008:47.에서 발췌, 인용

표 2 동맥혈액가스분압의 정상범위

연령(세)	PaO$_2$(Torr)	PaCO$_2$(Torr)	A-aDO$_2$(Torr)
20	84~95	33~47	4~17
30	81~92	34~47	7~21
40	78~90	34~47	10~24
50	75~87	34~47	14~27
60	72~84	34~47	17~31
70	70~81	34~47	21~34
80	67~79	34~47	25~38

Marino PL. ICU북 제3판. 稻田英一감역. 메디컬·사이언스·인터네셔널, 도쿄;
2008:322.에서 인용

표 3 산염기평형의이상과 질환

	PH	PCO$_2$	HCO$_3^-$	질환
호흡성산증	↓	↑	↑	만성폐색성폐질환(COPD)
호흡성염기성	↑	↓	↓	과환기증후군
대사성산증	↓	↓	↓	당뇨병, 신부전
대사성염기성	↑	↑	↑	구토, 저칼륨혈증

간호에 활용하는 수치와 지표 가이드북-숫자를 안다, 임상에서 유용하다(개정·증보2판). 의학예술사, 도쿄,2007:35.에서 인용

(渡部望美)

문헌

1. 靑島正大: 호흡진료록 step up 매뉴얼-현장의 지침과 포인트를 안다! 羊土社,도쿄;2007:16.
2. 의료정보화학연구소 편집: 병이 보인다 vol.4 제1판 호흡기. 메딕미디어, 도쿄;2007:35.
3. 宮城征四郎: 동맥혈가스분석(ABG). 橋本信也 감수. 간호사를 위한 최신·검사 메뉴얼. 照林社, 도쿄;2007:52-54.
4. Gammon RB, Jefferson LS. Interpretation of arterial oxygen tension. Up-To-Date On-line 2004;Nov.
5. 黑川淸: 산염기평형/Lesson3: 혈액가스의 읽는 법. 내과 1987;59:552.
6. Tisi HM ET al. Evaluation of arterial blood gases and acid-base homeostasis. Borrow RA, Ries AL, Morris TA eds. In :Manual of Clinical Problems in Pulmonary Medicine. 2nd ed. Little Brown, London; 1985:24.
7. Aubier M, Murciano D, Milic-Emili J, et al. Effects of the administration of O$_2$ on ventilation and blood gases in patients with chronic obstructive pulmonary disease during acute respiratory failure. Am Rev Respir Dis. 1980;22:747-754.
8. 岡安大仁 편: 널싱메뉴얼4 호흡기질환 간호메뉴얼. 학연메디컬秀潤社, 도쿄;1986:85.
9. June M, Thompson, 川上義和: 크리니컬 널싱2 호흡기질환 환자의 간호진단과 케어. 의학서원, 도쿄; 1990:168.
10. 吉沢靖之 편: 혈가스검사의 기본지식. 임상연수 일러스트레이티드6 호흡기계 매뉴얼 개정판. 羊土社, 도쿄;2011:154.
11. 木村謙太郎, 松尾미요코 감수: NURSING SELECTION1 호흡기질환. 학연 메디컬 秀潤社, 도쿄;2003:223.
12. 野中廣志 편저: 빨리 익히는 간호에 유용한 수치 노트. 照林社, 도쿄;2008:47.
13. Marino PL. ICU북 제3판. 稻田英一감역. 메디컬·사이언스·인터네셔널, 도쿄;2008:322.
14. 간호에 활용하는 수치와 지표 가이드북-숫자를 안다, 임상에서 유용하다(개정·증보2판). 의학예술사, 도쿄,2007:35.

흉부X선 촬영검사와 CT검사 (컴퓨터 단층법)

흉부(단순)X선 촬영검사란 일반촬영이라고도 하며, CT검사(컴퓨터 단층법)와 함께 기본이 되는 검사 중의 하나입니다. 환자의 상태에 따라 촬영체위유지를 지원함과 동시에, 전도·낙상의 방지, 루트류의 오류의 방지 등에 주의가 필요합니다.

흉부X선 촬영검사

- X선은 공기에 대해서 투과성이 높지만, 뼈 등 칼슘(Ca)이 많은 부분에 대해서 투과성이 낮다는 성질을 이용하고 있다.
- 투과성이 높은 부분(공기 등)은 「검정(밝다)」, 투과성이 낮은 부분(뼈 등)은 「하양(어둡다)」으로 묘출된다. 혈액이나 근육은 회색으로 된다.
- 촬영 시에는 부위·각도·방향·체위가 지정된다.

> **기억해 두자!**
>
> - 인접하는 조직의 투과성이 같은 경우 경계가 불명료해서 X선 사진에서는 구별할 수 없다. 이것을 「실루엣 사인 양성」이라고 한다.

■ 검사의 실시(X선 촬영실에서의 경우)

Point 1 촬영범위 내의 금속물의 제거

흉부X선 촬영기기

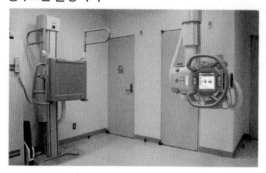

- 촬영범위 내에 있는 액세서리나 금속은 장해가 되기 때문에 떼어 놓는다.

떼어놓아야 할 액세서리나 금속류

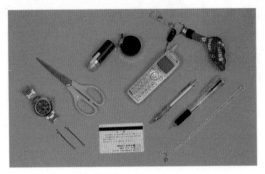

금속(열쇠)이 찍혀있는 X선 사진

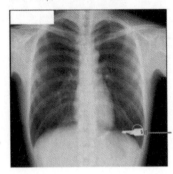

가슴 포켓 내의
열쇠

Point 2 촬영체위유지에 대한 지원

● 지시상 금기인 체위나 환자에 있어서 하기 힘든 체위를 기사에게 전달하고, 촬영의 조건과
환자의 안락을 조정하면서 촬영체위를 유지하도록 돕는다.

주의!

● 보통 서있는 상태(立位)로 배 쪽에 필름을 놓고 등쪽에서 X선을 조사하지(배복촬영 : PA촬영)만, 서는 것이 곤란한
환자는 앙와위로 등 쪽에 필름을 놓고 배 쪽으로 X선을 조사한다(복배촬영 : AP촬영).
● 촬영 시의 체위로 소견이 다른 경우가 있으므로, 주의한다.

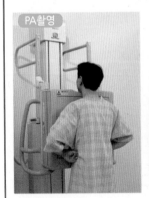

PA촬영

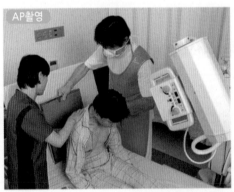

AP촬영

코드 류의 정리

코드 류가 촬영범위를 가로지르는 상태

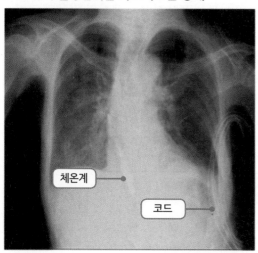

체온계

코드

● 촬영범위 내에 있는 심전도모니터의 단자·코드, 정맥주입경로의 주입관이나 드레인 등이 촬영범위를 가로지르지 않도록 정리한다.

코드 류가 촬영범위를 가로지르는 상태

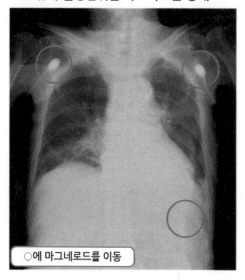

○에 마그네로드를 이동

● 촬영 중에도 모니터 관리가 필요한 경우에는, 임상 방사선 기사와 상담하여, 코드 류가 촬영범위에 영향을 미치지 않는 위치로 비켜 놓는다.

■ 검사의 실시(이동식 촬영인 경우)

이동식 촬영 장치

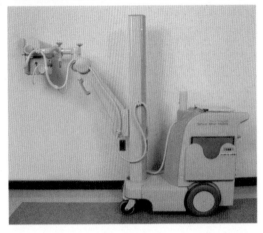

- 이동식 촬영이란 이동식 장치를 사용하여 병실에서 이루어지는 X선 촬영이다.
- 포인트는 X선 촬영실에서의 경우와 같다.
  ① 촬영범위 내의 금속물의 제거
  ② 촬영체위유지에 대한 보조
  ③ 코드 류, 점적라인 류의 정리
- 불안을 경감시키기 위해 촬영 중에 환자의 옆을 떠나는 경우는, 촬영 중에도 목소리가 들리는 범위에서 대기하고 있다는 것을 환자에게 설명한다.

> **주의!**
> - 환자의 옆을 떠나지 않고 바싹 붙어있는 경우는 방사선방호복을 착용한다.

방사선방호복 착용

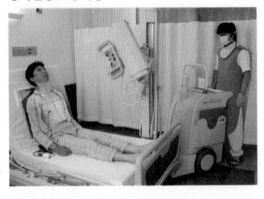

> **기억해 두자!**
> - X선관용기 및 환자에게서 2m 떨어진 위치에서의 방사선량은 1~2μSv 정도이며, 1년에 받는 자연으로부터의 방사선량 약 2μSv의 1/1000정도의 극소량이다. 따라서 환자의 이동식 촬영을 도울 때는, 반드시 퇴실하지 않더라도 2m 떨어지면 좋다.

CT검사(컴퓨터 단층법)

CT장치

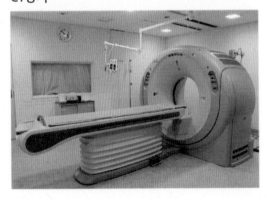

- 돔형의 간트리 안을 몸이 통과하는 과정에서, 몸 주변을 회전하면서 여러 방향에서 조사한 X선을 검출기로 파악하여, 조직의 X선 흡수율의 차이를 화상화한다.
- 데이터를 컴퓨터로 계산하고, 3차원적인 흡수분포화상을 얻을 수 있다. 조영제를 사용하지 않는 단순촬영과 조영제를 사용하는 촬영이 있다.

> **기억해 두자!**
> - X선의 투과도=밀도이며, 해부학적 정보와 형태학적 정보를 얻을 수 있다.

■ 촬영의 종류

① 단순촬영 : 조영제를 사용하지 않는 촬영. 출혈, 경색, 석회화, 결절 등이 관찰된다.
② 조영촬영 : 요오드 조영제를 주입하면서, 또는 주입한 후에 촬영한다.
　　· Dynamic CT : 종양의 감별 등
　　· 3DCTA : 동맥류·해리 등
　　＊ 종양의 묘출능 향상, 종양의 혈행상태, 혈관내병변이나 혈관침윤 등이 관찰된다.

■ 검사의 실시

 Point 1 ## 촬영범위 내의 금속물의 제거

● 촬영범위 내에 있는 액세서리나 금속류는 오류판독이 되므로 떼어 놓는다.
● 흉부의 촬영에서는 금속이 붙은 속옷, 지퍼, 라메사가 들어간 옷, 카이로, 코르셋, 자기치료기 등에 주의한다. 플라스틱 단추는 영향을 주지 않는다.

이럴때 어떻게 하지?

흉강배액 중인 경우
● 흉강배액백은 유치부위보다 아래에 놓는 것이 원칙이지만, 검사대가 움직여 간트리를 통과하는 구조상, 매달리는 것은 불가능하므로 환자의 양쪽 다리 사이에 놓고, 쓰러지지 않도록 벨트 등으로 고정한다.
● 고정하기 전에 역류감염증을 방지하기 위해 배액관에 고여 있는 용액을 반드시 흉강배액백으로 흘려보낸다.

흉강배액백의 놓는 위치와 고정 방법

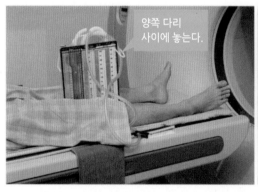
양쪽 다리 사이에 놓는다.

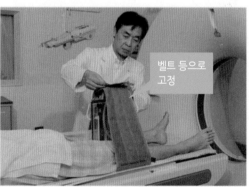
벨트 등으로 고정

Point 2 체위, 활동제한의 대응

● 촬영 중에 움직이면 화상이 흔들려 정확한 화상을 얻을 수 없다는 점에서, 환자는 폭이 좁은 검사대 위에서 활동제한을 해야만 한다.

촬영체위

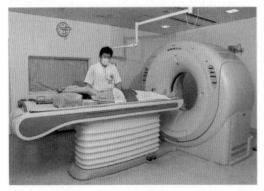

● 흉부의 촬영에서는 앙와위에 양팔을 몸통에서 떼기 위해 머리 위로 올리도록 하는 체위가 기본이지만, 숨쉬기 힘들거나 동통 때문에 환자가 앙와위를 취할 수 없는 경우, 양팔을 올리지 못하는 경우도 있다. 그 경우는 기사나 의사와 상담하면서 촬영의 조건과 환자의 안락을 조정하고 촬영체위 유지에 대한 지원을 한다.

Point 3 이상시의 낙상방지·루트류의 오류 방지

침상 이상시의 주의

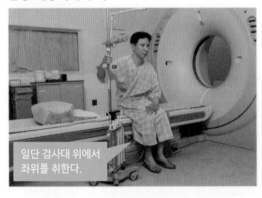

일단 검사대 위에서 좌위를 취한다.

● 의자에서 검사대로, 또는 그 반대의 경우에 낙상의 위험이 있다.
● 보행상태나 병상에 맞추도록 지원을 한다.
● 특히 검사 후에는 긴장이 풀리거나 갑자기 일어나서 기립성저혈압을 일으키는 경우도 있으므로 주의한다.
● 일단 검사대 위에서 좌위를 취하고 천천히 일어서게 한다.

Point 4 낙상방지

● 폭이 좁은 검사대가 바닥에서 1m 정도 상승한 위치에서 검사를 하기 때문에 검사대에서의 낙상방지는 중요하다.
● 용무가 있을 때의 신호를 정하고 혼자서 움직이지 않도록 환자에게 설명해 놓는다.
● 의식수준이나 인지가 나쁜 환자의 경우는 낙상방지 벨트를 사용하는 것뿐만이 아니라, 필요시에는 방사선방호복을 착용하고 낙상되지 않도록 지지를 하는 것도 검토한다.

Point 5 호흡의 시간

● 정확한 영상을 얻기 위해 호흡을 멈추고 촬영하는 데 대한 협력을 환자에게 의뢰한다.
● 호흡멈춤을 지속할 수 없는 경우는 얕고 작은 호흡을 하도록, 기사의 말에 따르게끔 환자에게 설명한다.

Point 6 조영제사용 시의 간호

조영제사용시(기기)

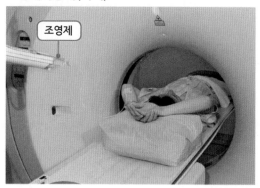

조영제

● 조영제에 의한 반응으로 구토하고 토물로 흡인하지 않도록, 검사 전 한 끼를 금식한다.
● 탈수상태에 있으면 과민반응이 나오기 쉬우므로 수분섭취는 제한하지 말고, 검사 종료 후에도 충분히 수분을 섭취하도록 설명한다.
● 조영제가 혈관내에 주입되면 발열감을 느끼므로, 사전에 설명해 놓는다.

기억해 두자!

● 신기능은 정상인 성인 : 6시간에 약 80%, 24시간에 거의 전량이 소변으로 배설된다.
● 고령자에서는 생리기능이 저하되어 있기 때문에 배설지연이 일어난다.

● 조영제에 의한 반응에는 표와 같은 것이 있기 때문에 주의한다.

조영제에 의한 반응

1) 조기반응	2) 장기반응
● 과민싱 반응 : 구역질·구토, 발적, 발진, ● 소양감, 저림, 하품, 기도폐색감, 호흡곤란, 복통, 혈압저하, 의식소실, 심정지, 호흡정지 ● 비과민성 반응 : 열감, 동통, 구역질·구토	● 피부염, 소양감, 부종, 권태감, 의식소실

(靑鹿由紀)

문헌

1. 笹川泰弘, 諸澄邦彦 편집: 의료피폭Q&A. 의료피폭 설명 매뉴얼 환자와 가족의 이해를 얻기 위해. 일본 방사선 기사회 출판사, 도쿄;2007:73-74.
2. 小塚隆弘, 稲邑清也 감수: 일반촬영법. 진료방사선기술 (상권). 개정 제12판. 南江堂, 도쿄;2009:105-153.
3. 小塚隆弘, 稲邑清也 감수: X선컴퓨터 단층촬영법 (X선CT). 진료 방사선 기술 (상권). 개정 제12판. 南江堂, 도쿄;2009:207-223.
4. 酒井文和 편저: 하드웨어. 흉부단순X선진단을 터득한다(화상진단 2007년 임시증간호). 학연메디컬 秀潤社, 도쿄;2007:10-17.
5. 平瀬繁男, 冷水育: 병동·외래간호사를 위한 방사선과 강좌. 화상진단의 구조와 케어 1)CT의 구조와 케어 포인트. 간호기술 2011;57:956-964.
6. 南部敏和, 山田千津子: CT와 간호. 방사선과 엑스퍼트 널싱 (개정 제2판). 宮坂和男, 道谷英子 편집. 南江堂, 도쿄;2005:63-69.
7. 小築規代, 滝沢正代: 간호 포인트. 간호사를 위한 최신·검사 매뉴얼. 橋本信也 감수. 照林社, 도쿄;2007:57-58.
8. 木村謙太郎, 松尾미요코 감수: Nursing Selection 1 호흡기질환. 학연메디컬 秀潤社, 도쿄;2003:244-246.

column

CT가이드하 생검

흉부CT검사가 보급되고, 검사기기의 성능이 향상된 것으로 극히 작은 이상음영이 발견되게 되었다. 이에 대한 확정 진단을 하기 위해 CT촬영을 반복하면서 위치를 정하고, 경피적으로 병소에 생검침을 자입하여 조직을 채취하는 검사를 CT가이드하 생검이라고 한다.

검사 중에는 환자가 움직이지 않을 것, 지시대로 숨을 참는 것이 중요하다. 주요 합병증으로서 공기색전이나 기흉을 들 수 있다.

검사 후에는 2~3시간의 안정와상이 필요하다.

기관지경검사

기관지경검사는 경구적 또는 경비적으로 기관 내에 기관지경을 삽입하고, 폐실질병변에서 조직을 채취하여 정확한 확정 진단을 하기 위해 시행합니다. 또 기관이나 기관지를 직접 관찰하고 중추병변의 부위와 범위를 확인하거나, 조직을 채취하기 위해서도 시행합니다. 주로 폐암, 간질성폐질환, 폐섬유증, 폐렴, 기관지확장증 등의 확정 진단을 하는 데 도움이 됩니다. 그 밖에 수술 후 환자의 객담 체류에 대해 직접 가래를 흡인하여, 무기폐, 폐렴 등의 치료를 위해서도 이용됩니다.

기관지경이란

● 기관지경에는 연성 기관지경과 경성 기관지경이 있다.
● 연성 기관지경은 국소마취 하에 사용된다. 기관지 섬유경·전자기관지경 등이 있다.

기관지경

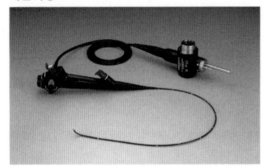

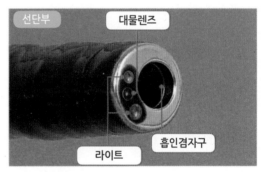

선단부 대물렌즈 흡인겸자구 라이트

(기관지 비디오스콥 시스템 EVIS LUICERA BF-260시리즈 올림포스메디컬 시스템즈 주식회사)

● 경성 기관지경은 전신마취 하에 스텐트 삽입, 이물 적출 등으로 사용이 한정되어 있다.

기관지경검사의 적응

● 기관지경검사의 적응은 혈담, 원인불명의 해소가 지속된다, 흉부X선 촬영검사나 흉부CT 검사에서 이상음영이 있다(폐암이나 감염증, 염증이 의심된다), 객담 검사에서 이상이 있다. 기타 폐·기관지에 이상이 의심되는 경우 등이다.

기관지경 사용에 따른 처치방법

● 기관지경 끝부분의 흡인겸자구를 사용하여 다음과 같은 처치를 한다.

① 생검 : 생검겸자를 사용하여 폐나 종양의 조직(검체)을 잘라내어 채취한다. 또는 큐렛이나 브러시를 사용하여 병변부를 긁어내어(찰과), 채취한다.

② 세정 : 생리식염수를 사용하여 기관지나 폐를 세정한다.

③ 흡인 : 흡인생검침을 사용하여 기관지 외벽을 관통시키고 폐조직에서 검체를 흡인·채취한다.

처치방법의 종류

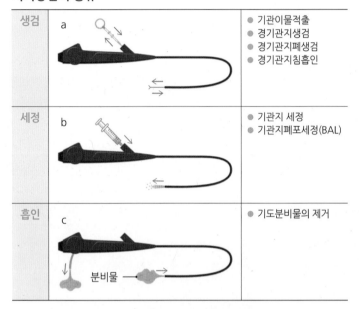

생검	a	● 기관이물적출 ● 경기관지생검 ● 경기관지폐생검 ● 경기관지침흡인
세정	b	● 기관지 세정 ● 기관지폐포세정(BAL)
흡인	c	● 기도분비물의 제거

분비물

기관지경검사의 내강소견의 사례

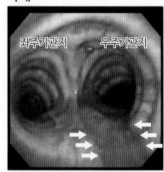

좌주기관지   우주기관지

객혈환자의 기관지 내강 소견(기관분기부). 기관막양부에서 오른쪽주기관지로 향하고, 혈액이 띠모양으로 퍼져 있으며(→부분), 오른쪽폐에서의 출혈에 의한 객혈이라고 진단할 수 있다.

(사진제공 : 長友禎子)

● TBB(transbronchial biopsy, 경기관지생검) : 기관지경 하에서 직접 병변을 보면서 조직을 채취한다.

● TBLB(transbronchial lung biopsy, 경기관지폐생검) : X선투시를 병용하여 말초폐에서 조직을 채취한다.

● EBUS(endobrochial ultrasonography, 초음파기관지경) : 기관지강 내에 초음파 프로브(probe)를 삽입하고, 기관지에 접한 폐문, 종격병변의 생검, 기관·기관지 종양의 심진도의 측정, 폐말초병변의 위치의 확인, 조직을 채취한다.

기관지경하생검

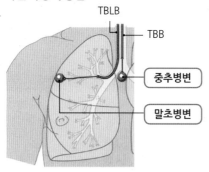

TBLB
TBB
중추병변
말초병변

TBLB

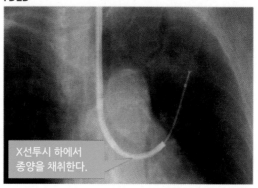

X선투시 하에서 종양을 채취한다.

기관지폐포세정(BAL)

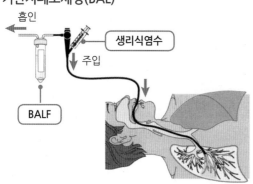

흡인
생리식염수
주입
BALF

● 기관지폐포세정(BAL : brochoalveolar lavage) : 폐의 한구역에 생리식염수를 주입·세정을 반복하고, 세포성분, 액성성분을 채취한다.

조직진과 세포진

병변부위	조직진(검체채취법)	세포진	
중추병변	TBB(생검겸자에 의한다)	경기관지침흡인세포진	
말초병변	TBLB(생검겸자에 의한다)	찰과세포진(브러시에 의한다) 예시세포진(큐렛에 의한다) 세정세포진(기관지폐포세정 : BAL)	생검겸자　큐렛 브러시　흡인생검침 (화상제공 : 올림포스 메디컬 시스템즈 주식회사)

검사의 실시

순서 1 필요한 물품 준비

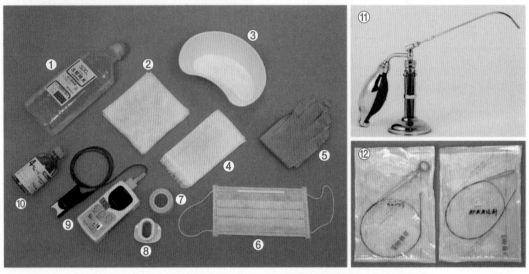

① 증류수 ② 가제 ③ 농반 ④ 눈가리개용 가제 ⑤ 장갑 ⑥ 마스크 ⑦ 테이프
⑧ 마우스피스 ⑨ 펄스옥시미터 ⑩ 키시로카인 스프레이(2~4%) ⑪ 분무기
⑫ 검체채취용 큐렛, 흡인생검침, 생검겸자 등
● 기관지경(기관지경검사에 이용하는 기관지경의 직경은 5~6mm)
● 기타 : 흡인기, 주사기, 포르말린, 멸균시험관, 고정용기, 국방에탄올, 슬라이드글라스, 긴급용 구급 카트 등

순서 2 검사 전의 확인 사항

● 검사 전에 다음 사항에 관해 환자에게 확인한다.
 · 현재의 병력
 · 과거 또는 치료중인 질환 : 기관지천식, 고혈압, 당뇨병, 심질환, 부정맥, 녹내장, 전립선비대, 갈색세포종
 · 항응고약, 혈소판 억제약의 복용 유무 : 복용이 있는 경우, 약제명·휴약개시일·헤파린의 경우는 투여중지 일시를 확인한다.
 · 약물, 조영제, 반창고 알레르기의 유무
 · 혈액투석의 유무 : 있는 경우, 최종투석일·션트 부위
 · 의치의 제거
 · 네임밴드 장치
● 검사의 목적, 순서, 위험성 등에 관해서 환자에게 설명하고 동의를 구한다.

순서 3 검사 전 : 환자의 준비

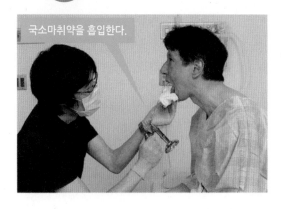
국소마취약을 흡입한다.

- 검사 5시간 전부터 금식한다. 양치 정도만 가능.
  - 상용약이 있는 경우는 주치의의 지시로 복약한다.
- 검사 중의 고통완화를 위해 근육주사 또는 점적의 정맥주사로 진정약을 투여한다.
- 기관지경이 삽입되는 인두의 위화감을 완화시키기 위해 국소마취약(2～4% 자이로카인(xylocaine))을 흡입시킨다.

> **요령!**
> - 이때 흡기에 맞춰 스프레이하면 기관 내에 쉽게 흡입된다.

- 환자는 검사대에서 앙와위를 취하게 하고, 활력징후의 확인을 한다.
- 약제가 눈에 들어가지 않도록 가제나 안대로 눈을 덮어 가려준다.
- 마우스피스를 가볍게 물게 한다.

> **주의!**
> - 마우스피스를 장착하면 말을 할 수 없으므로, 마우스피스 고정 전에 용무가 있으면 손을 들도록 전달한다.

- 지시에 따라 어깨의 힘을 빼고 천천히 심호흡을 하도록 재촉한다.

순서 4 검사개시 : 마취약의 주입

- 검사개시 후, 기관지에 직접 기관지경으로 마취약을 주입한다.

> **기억해 두자!**
> - 일시적으로 해소반사가 있지만 잠시 후에 마취의 효과에 따라 소실된다.

순서 5 환자의 상태의 관찰

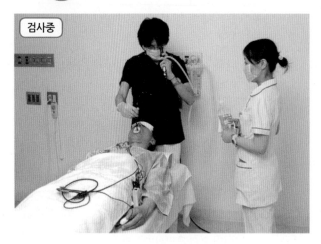

- 검사 중, 동통이나 구강의 타액 유무를 확인하면서 적절하게 대응한다.
- 검사 중에는 심전도·혈압·호흡상태를 관찰하면서 한다.
- 검사 시간은 20분 전후로 종료한다.

> **주의!**
> - 검사 중에는 저산소혈증에 의해 호흡곤란을 일으킬 우려가 있으므로 주의한다.

순서 6 검사 후 : 안정·환자의 상태 관찰

- 검사 후에는 마취약의 영향이 남기 때문에 2시간은 안정을 취하고 금식하도록 한다.
- 2시간 후에는 사레들리지 않는지 음수테스트를 한다.
- 동통, 불쾌감, 해소의 유무, 정도, 객담의 유무, 색, 성상 등도 관찰한다.

합병증의 주의

1) 출혈
- 세포, 조직의 채취이므로 소량의 출혈을 동반한다.
- 보통의 출혈 경향이 없는 경우는 바로 지혈한다.
- 출혈이 많은 경우는 지혈제를 투여한다. 검사 후 2일 정도 지나면 혈액이 섞인 객담은 사라진다.

2) 마취약에 의한 알레르기나 중독
- 극히 드물게 자이로카인의 알레르기를 일으킨다.
- 인두마취로 인한 구역질, 두통, 경면, 흥분 등이 보이는 경우는 검사를 중지하고, 필요한 약을 투여한다.
- 마취약의 양이 과량이 되면 중독증상(혈압저하, 부정맥, 경련 등)이 나타나는 경우가 있으며, 긴급사태로 대응할 수 있도록 해놓는다.

3) 부정맥

● 심질환을 가진 경우나 저산소인 경우로 보일 때는, 심전도에 의한 감시에 따라 신속하게 대응한다.

4) 저산소 상태

● 검사 중에 저산소 상태를 나타내는 경우가 있다. 저산소는 뇌나 심장 등 전신 상태에 영향을 주기 때문에 산소투여를 한다.

5) 발열이나 폐렴

● 검사 후, 몇 시간 후에 38℃ 이상의 발열을 나타내는 경우가 있지만, 안정, 냉요법으로 가벼워진다. 드물게 폐렴을 일으키는 경우가 있으므로 발열이 지속되는 경우는 검사시행 후 상황에 따라 항균약을 투여한다.

6) 기흉

● 폐조직을 채취한 후 폐표면의 흉막에 천공이 발생할 때 폐가 허탈하는 경우가 있다. 생검할 때는 보통 검사 후에 X선 촬영으로 기흉의 유무를 체크한다. 기흉이 경도인 경우는 자연스럽게 가벼워진다. 기흉이 고도인 경우는 흉강배액이 필요해진다.

(岩島麗美)

문헌

1. 木村謙太郎, 松尾미요코 감수: Nursing Selection1 호흡기질환. 학연메디컬 秀潤社, 도쿄;2003:237-241.
2. 山脇功 편: Nursing Mook 1 호흡기질환 널싱. 학연메디컬 秀潤社, 도쿄;2000:10-11, 132-133.
3. 落合慈之 감수: 호흡기질환 비주얼북. 학연메디컬 秀潤社, 도쿄;2011:78-80.
4. 의료정보과학연구소 편집: 병이 보인다 vol.4 제1판 호흡기. 메딕미디어, 도쿄;2007:68-69.
5. 加藤治文 감수: 철저가이드 Q&A (널싱케어Q&A 19)폐암 케어. 종합의학사, 도쿄;2008:60-69.
6. 일본호흡기내시경학회 Web site.「기관지경에 의한 검사·치료에 관해서」Q&A http://www.jsre.org/qa.html

폐기능검사

> 호흡은 생체에 있어서 혈액과 조직 사이에서의 산소와 탄산가스의 가스교환이며, 조직수준에서 이루어지는 내호흡과 외기로부터 혈액 속으로 이루어지는 외호흡이 있습니다. 폐기능검사는 외호흡을 대상으로 시행되며, 환기, 폐포가스분포, 확산, 폐혈류로 이루어져 이 중에 한 군데에 장해가 생겨도 호흡부전을 나타냅니다. 폐기능 검사의 수치에 의해 장해의 부분이나 정도를 알 수 있으며, 호흡기질환의 진단과 치료로 연결하여 활동능력의 판정, 수술의 적응을 결정하는 지표가 됩니다.

검사에 있어서의 간호

- 숨을 들이쉬고 뱉는 등 환자의 노력에 의존하는 비율이 많은 검사이기 때문에, 환자가 최대한의 노력을 할 수 있도록 지원하는 것이 중요하다.
- 환자가 검사의 목적이나 내용을 이해할 수 있도록 충분한 검사의 설명을 한다. 불안이 심한 환자의 경우는 바싹 붙어 격려한다.
- 운동이나 식사 직후에는 검사에 영향을 주기 때문에 피한다. 또 기본적으로 앉아서 하는 검사이기 때문에, 좌위가 금지되는 다른 검사나 신체부하가 큰 검사 후에도 피한다.

호흡성 폐기능의 분류

- 호흡성 폐기능은 ① 환기기능, ② 가스교환기능, ③ 순환기능, ④ 호흡조절기능으로 분류할 수 있다.
- 호흡은 기도·폐·흉곽·호흡근·호흡중추 등의 생리기능과 밀접하게 관련되어 있다. 따라서 각 검사의 종류나 항목이 해부학적으로 어떤 부위의 기능을 반영하고 있는지, 관련성을 고려해가는 것이 중요하다.

호흡성 폐기능의 분류와 주요 검사의 종류, 호흡기의 해부와의 관계

호흡성폐기능의 분류	호흡성폐기능검사의 종류	관계있는 호흡기
환기기능	호흡곡선 환기량 검사 폐기량분획 호흡저항 유순로 클로징볼륨	기관지 폐 흉곽 호흡근 등
가스교환기능	폐확산능력 테스트	폐포단위
순환기능	심카테터 검사 동맥혈액가스분석	폐혈관
호흡조절기능	PO.1 흡기시간(Ti)/전호흡시간(Ttot) 호흡반사 테스트	호흡중추

神辺眞之, 川本仁: 폐기능검. 간호사를 위한 최신·검사메뉴얼. 照林社, 도쿄;2007:55, 표1.에서 인용

환기기능검사 : 호흡곡선측정, 호흡유량검사

■ 호흡곡선(spirography)

- 흉부X선 촬영으로는 알기 어려운 기관지 병변이나 환기장해를 조사하는 검사이다.
- 호흡곡선측정기(spirometer) 등으로 폐활량(%VC : % vital capacity), 노력폐활량, 1초량, 1초율 등을 산출하여 환기장해의 형태를 분류한다.
- 구속성 환기장해는 폐나 흉곽에 유래하는 경우가 많고 폐색성 환기장해는 기관지에 유래하는 경우가 많다.

폐용량의 구분

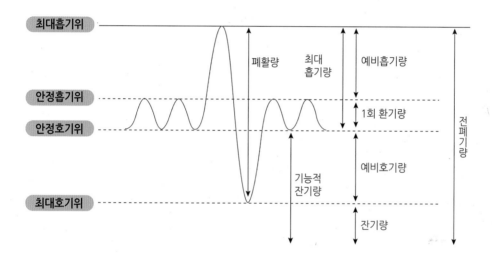

환기장해의 분류

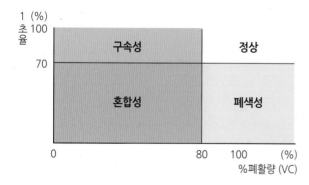

■ 호흡유량검사(Flow volume test)

● 폐활량곡선으로 기관지 병변이 의심되는 경우는, Flow volume test로 세기관지 영역의 폐색장해도 진단할 수 있다.

호흡유량곡선

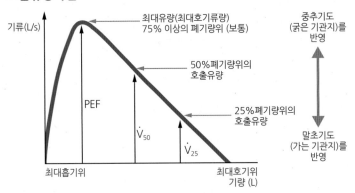

기억해 두자!	
1회 환기량(VT :tidal volume)	1회의 호흡으로 흡입(또는 호출)되는 양
예비호기량(ERV :expiratory reverse volume)	안정 시 호기위에서 더 호출되는 양
최대흡기량(IC :inspiratory capacity)	예비흡기량 + 1회 환기량
예비흡기량(IRV :inspiratory reserve volume)	안정 시 흡기위에서 더 흡입되는 양
폐활량(VC :vital capacity)	흡기 또는 호기가 가능한 최대용량 예비흡기량+1회환기량+예비호기량
노력성폐활량(FVC :forced vital capacity)	최대흡기위에서 최대호기위까지 단번에 호출되는 양
1초강제호기량 (FEV$_1$:forced expiratory volum in one second)	최대흡기위에서 처음 1초 간에 단번에 호출되는 양
1초강제호기비율(FEV$_1$/FVC)	1초량 ÷ 노력폐활량 × 100(%)
최대환기량(MVV :maximal voluntary ventilation)	12초간의 최대의 환기(흡입 또는 호출)량

분류	플로볼륨곡선	병태
정상	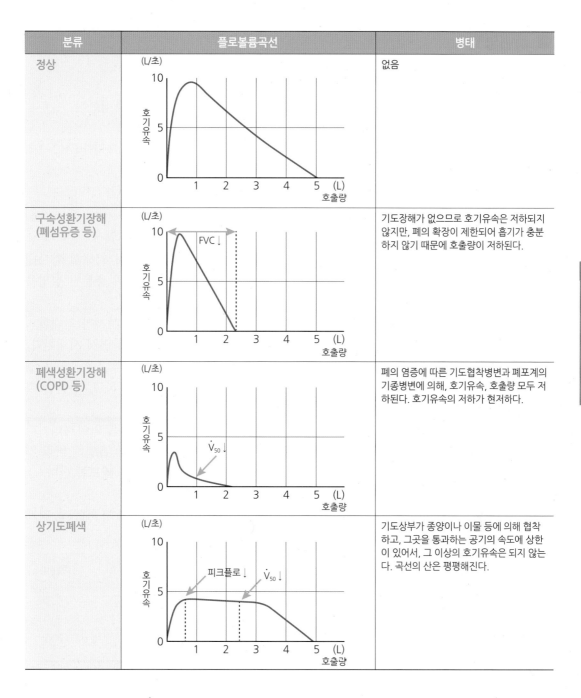	없음
구속성환기장해 (폐섬유증 등)		기도장해가 없으므로 호기유속은 저하되지 않지만, 폐의 확장이 제한되어 흡기가 충분하지 않기 때문에 호출량이 저하된다.
폐색성환기장해 (COPD 등)		폐의 염증에 따른 기도협착병변과 폐포계의 기종병변에 의해, 호기유속, 호출량 모두 저하된다. 호기유속의 저하가 현저하다.
상기도폐색		기도상부가 종양이나 이물 등에 의해 협착하고, 그곳을 통과하는 공기의 속도에 상한이 있어서, 그 이상의 호기유속은 되지 않는다. 곡선의 산은 평평해진다.

■ 측정방법

① 보통의 호흡을 하게하고 1회환기량(VT)을 측정한다.

② 천천히 완전하게 최대로 숨을 내쉬게 하고 예비호기량(ERV)을 측정한다.

③ 기준위로 돌아가 최대흡기를 하고, 최대흡기량(IC), 예비흡기량(IRV)을 측정한다.

④ 최대흡기위에서 최대로 숨을 내쉬게 하여 폐활량(VC)을 측정한다.

⑤ 최대흡기위에서 단번에 최대한 숨을 내쉬게 하여, 노력성 폐활량(FVC), 1초량(FEV_1), 1초율(FEV_1/FVC)을 측정한다.

⑥ 가능한 한 크고 빠른 호흡을 12초간 하게하고, 최대환기량(MVV)을 측정한다.

■ 검사 시의 주의

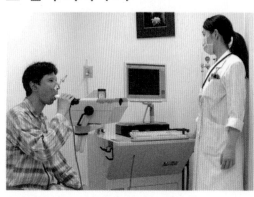

● 환자의 긴장을 완화시키기 위해서 검사내용을 이미지화할 수 있도록 충분한 설명을 한다.

● 숨을 들이쉬고 내쉬는 등, 환자가 최대한의 노력을 할 수 있도록 격려하면서 시행한다.

● 숨을 들이쉬고 내쉬는 등의 호흡운동을 쉽게 하도록 옷을 느슨하게 하고, 편안한 자세를 취하게 한다.

● 마우스피스를 분출하여 입을 막아버리거나 부분적인 의치를 흡기 시에 흡입해 버릴 가능성도 있기 때문에 의치는 빼도록 한다.

● 마우스피스가 빠져나와 입을 혀나 이로 막지 않도록 설명한다.

● 마우스피스를 입술로 물고 있으면 입술의 양끝으로 공기가 쉽게 새어 나오기 때문에, 깊게 물고 입가를 조이도록 설명을 한다.

(青鹿由紀)

문헌

1. 青島正大: 호흡기진료 step up 매뉴얼 현장의 지침과 포인트를 안다! 羊土社,도쿄;2007.

2. 의료정보 과학 연구소 편집: 병이 보인다 vol.4 제1판 호흡기. 메딕미디어, 도쿄;2008:68-69.

3. 神辺眞之, 川本仁: 폐기능검사. 橋本信也 감수. 간호사를 위한 최신·검사 매뉴얼. 照林社, 도쿄;2007:55-56.

4. 일본호흡기학회 폐생리전문위원회 편: 호흡기능검사 가이드라인-스파이로미트리, 플로볼륨곡선, 폐확장능력-. 호흡기학회, 도쿄;2004.

5. 일본호흡기학회폐기능세미나 편: 임상폐기능검사. 일본호흡기학회, 도쿄, 1994.

6. 神辺眞之: 호흡기계의 검사. 清水加代子 저자대표. 임상검사기술7. 생리검사학·화상검사학. 제3판. 의학서원, 도쿄;2003:173-226.

7. 神辺眞之, 川本仁, 白川泰州: 혈액가스분석장치-동맥혈O_2분압, CO_2분압, pH의 측정-. Clinical Engineering 2004;15(11):1072-1076.

8. 岡安大仁 편: 널싱 매뉴얼4 호흡기질환 간호 매뉴얼. 학연메디컬 秀潤社, 도쿄;1986:73-81.

9. 木村謙太郎, 松尾미요코 감수: Nursing Selection 1 호흡기질환. 학연메디컬 秀潤社, 도쿄;2003:213.

10. 小築規代, 滝沢正代: 간호의 포인트. 간호사를 위한 최신·검사 매뉴얼. 照林社, 도쿄;2007:57-58.

11. 일본호흡기학회 폐생리전문위원회 편: 임상호흡기능검사 제7판. 메디컬레뷰사, 도쿄;2008.

12. 斉藤陽久 감수: 레츠 스파이로미트리 COPD에 있어서의 프라이머리 케어 실천을 위해.

13. 真興交易 의서출판부, 도쿄;2007.濱崎雄平, 河野陽一, 海老澤元宏, 외 감수: 소아기관지천식치료·관리 가이드라인 2012. 協和기획, 도쿄;2011.

객담 검사

> 객담 검사에는 주로, 채취한 객담에 의해서 감염증의 유무나 병원체의 확인을 하는 미생물학적 검사와, 종양, 기생충의 유무 등을 보는 세포학적 검사(객담세포진)가 있습니다.

객담이란

- 객담이란 주로 기도에서의 분비물이나 삼출물로, 세포성분, 세균, 바이러스 등을 함유하고 있다.
- 건강한 사람의 기관지에서 나온 분비물은 하루 100mL정도이며, 이들은 섬모운동에 의해 구강 쪽으로 보내진다. 정상일 때는 객담은 보이지 않는다.
- 기도분비물이 정상량을 초과하여 과분비물이 되면, 기관지점막에 존재하는 해소수용체를 자극하여 해소반사에 의해 객담으로 배출된다.

객담 검사란

- 객담 검사에서는 그 소견으로 기관이나 기관지의 염증, 종양, 기생충, 순환기계의 이상을 추정할 수 있다.
- 객담 검사에는 육안적 관찰, 미생물학적 검사, 세포학적 검사가 있다.

■ 육안적 관찰
- 성상, 색조, 함유물, 냄새 등에 의한 관찰을 한다.
- 농성부분이 1/3 이상인 경우는 미생물학적 검사를 하는 것이 바람직하다.

■ 미생물학적 검사
- 객담 중인 미생물을 염색하여 현미경 하에서 발견하는 도말검경이라는 방법이 있다.
- 일반적으로 그람염색이 이용되지만 그람염색으로는 염색되지 않고 특수한 염색을 요하는 미생물이 있다. 또 일반적으로는 도말검경에 이용한 검체로 배양검사를 한다. 미생물에 따라서 최적의 배지가 있으며, 항산균(오가와배지, MGIT), 레지오넬라, 마이코프라즈마 등이 있다.

대표적인 염색법

레지오넬라	히메네스염색, 형광항체법
항산균(결핵균)	질-닐센염색, 오라민-로다민 염색
뉴모시스티스-카리니	기무자염색, 그로코트염색
진균(아스페르질루스)	그로코트염색

浅野浩一郎, 梅村美代志, 川村雅文, 외: 계통간호학강좌 전문6 호흡기 성인학[2]. 제13판. 의학서원, 도쿄;2011:76, 표 4-1.에서 인용

가래의 육안적 관찰

	색조	대표적인 원인	판단·주의점
농성	황백색-담황색	● 급성인두염 ● 급성기관지염 ● 급성폐렴 ● 감염성기관지확장증	● 색조가 짙어진다, 점도의 증가에 주의한다.
	녹색	● (녹농균이 관련된 경우) ● 만성기관지염 ● 비만성 범세기관지염 ● 기관지확장증의 악화	● 평소의 객담량이나 성상의 비교가 유용한 정보가 된다.
	적갈색	● 폐렴구균성폐렴 ● 폐화농증 ● 폐종양	● 급격한 양의 증가에 주의한다.
점농성	점농 색조는 여러 가지 (농, 점액이 혼합)	● 급성인두염 ● 급성기관지염 ● 급성폐렴 ● 세기관지염 ● 만성기관지염 ● 감염성기관지확장증	● 농성도, 점도의 증가에 주의한다.
점성	투명~백색	● 만성기관지염 ● 세기관지염 ● 알레르기성기관지염 ● 클레브시엘라성폐렴	● 가래 막힘에 주의한다.
장액성	투명~백색	● 심부전 ● 폐수종 　←(때로 포말성, 핑크색) ● 폐포상피암	● 간호 시에 눕히는 자세를 하지 않는다.
혈담	갈색, 암적색, 혈선이 든 색	● 기관지확장증 ● 폐암 ● 폐경색 ● 폐결핵 ● 폐진균증 ● 비결핵성호산균감염증	● 의사에게 보고
혈액 (객혈)		● 폐출혈 ● 기관-대동맥루 ● 기타 혈담과 같은 원인	● 의사에게 보고 ● 조직편을 포함한 경우에는 흡인압을 내린다.

西崎祐史 감수: 특별부록 보고 배우는 카드 Part 1 객담. Expert Nurse 2012; 28(4).에서 허락을 얻어 전재 (자료제공: 黑木히로미)

■ 세포학적 검사

● 검체 중의 세포의 성분을 조사하는 일이지만, 염증세포의 종류와 그 수의 밸런스, 질환에 특징적인 세포성분을 확인하는 경우가 있으므로 주의를 요한다.

● 크게 「염증세포」의 검출과 「악성세포」의 검출로 나눌 수 있다.

● 염증세포 : 호중구가 많은 경우에는 농성도가 높아져 황색 가래로 나타나는데, 이것은 감염증을 시사한다(기관지확장증, 폐렴 등). 호중구가 객담으로 검출된 경우에는 알레르기성 질환을 생각할 수 있다. 대표적인 질환은 기관지천식이다.

● 악성세포 : 객담 중인 악성세포를 검출한다. 채취된 검체는 95% 에탄올로 고정되어, 파파니콜로 염색을 하고, ① 세포질의 염색성, ② 핵/세포질비, ③ 핵의 크로마틴 양 등에 의해 판정된다.

세포학적 검사(객담세포진)

● 저절로 객출된 객담을 채취하여, 기관지점막이나 폐포에서 저절로 박리된 수만 개 이상의 정상세포와 함께, 몇 개의 암세포나 전암 상태의 이형세포를 현미경으로 검출하는 검사이다.

● 편평상피암 등, 심한 흡연자의 폐문부에 발생하는 폐암의 조기발견에 적합하다.

● 폐문부의 편평상피암에 있어서는 조기단계에서는 증상도 없고, 흉부X선 촬영검사나 CT검사에서는 발견되지 않기 때문에, 유일하게 객담 세포검사에 의해서만 조기 발견할 수 있다.

■ 채취방법

순서 1 필요한 물품 준비

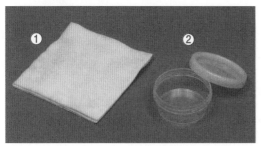

① 가제
② 멸균 샬레

순서 2 객담의 채취

● 객담세포진의 감도를 높이기 위해 아침첫객담(早朝痰)을 멸균용기에 넣고 3일 간 검사한다.
● 보통 무의식적으로 연하하기 때문에 객담이 쉽게 나오지 않는다는 사람도 있지만, 아침에 일어났을 때부터 아침 식사 전까지는 검사에 적합한 객담이 객출된다.

> **요령!**
>
> ● 가래가 잘 나오지 않는 경우에는 양치질을 하여 습기를 주거나, 꼭 내보내고 싶은 경우에는 네블라이저 (흡입)를 한다.

간호포인트

● 인두자극에 의해 구토를 하지 않도록 아침 식사 전에 채취한다.
● 객출이 곤란한 경우는 체위 배액, 두드리기, 채담용 카테터의 사용 등을 검토한다.

● 가능한 한 타액이나 음식물 찌꺼기가 적은, 기침을 해서 객출된 객담을 채취하는 것이 중요하다.

간호포인트

● 객담채취 전에 양치질, 칫솔질 등을 한다.

(渡部望美)

문헌

1. 加藤治文 감수: 철저가이드Q&A (널싱Q&A 19) 폐암케어. 종합의학사, 도쿄;2008:18-19.
2. 芦川和高: 간호사를 위한 도해검사 이야기. 학연 메디컬 秀潤社, 도쿄;2004:54.
3. 斎藤太紀, 佐藤雅美, 佐川元保, 외: 객담세포진에 의한 조기 폐암의 발견. 加藤治文, 西條長宏, 福岡正博, 외 감수. MOOK 폐암의 임상 2005-2006. 篠原출판신사, 도쿄;2006:97-103
4. 노인보건사업연구회 편: 폐암 검진. 노인보건법에 의한 건강진사 매뉴얼. 제2판. 일본의사신보사, 도쿄;1997:184-255.
5. 小山信一郎: 객담검사. 橋本信也 감수. 간호사를 위한 최신·검사메뉴얼. 照林社, 도쿄;2007:33.

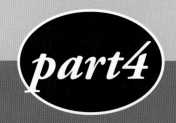

part4

자주 보는
호흡기질환과 치료

기관지천식
bronchial asthma

point	
● 기관지천식은 장기적인 기도의 염증에 따른 기도협착 등에 의해 기류가 제한되기 때문에 해소, 천명, 호흡곤란 등을 일으킨다. ● 치료로는 알레르겐이 판명되면 그 제거를 하고, 천식발작의 횟수·야간증상 등으로	가이드라인에 나타난 치료단계에 따라 약물치료를 한다. ● 간호에 있어서는 치료약의 최종복용·흡입 시간의 파악, 아스피린이나 NSAIDs의 알레르기의 유무 확인이 중요하다.

기관지천식이란

● 기관지천식이란 가역성인 기도협착과 기도과민성항진이 특징적이고, 여러 가지 자극에 반응하여 기관지 평활근 수축, 기도점막의 부종, 점액분비항진이 생기며, 기도 협착이 일어나는 폐색성호흡기질환이다(그림 1).

병태

① 항원감작되어 임파구에서 IL-4, IL-5, IL-13을 주로 하는 사이트카인과 에오탁신, TRAC (thymus and activation-regulated chemokine)를 시작으로 하는 케모카인을 생산한다.

② 호산구가 과립단백인 MBP(major basic protein), ECP(eosinophil cationic protein), EDN(eosinophil derived neurotoxin) 등을 유리하고 기도상피세포를 손상, 탈락시켜 기도과민성을 항진시킨다.

③ 또, 비만세포에서 유리된 케미칼메디에이터인 히스타민, 류코트리엔, PAF(platelet activating factor, 혈소판활성화인자) 등이 혈관투과성이나 기관지평활근 수축을 항진시킨다(그림 2).

● 지금까지 호산구가 천식의 기도염증의 중심적

그림 1 천식발증의 메카니즘

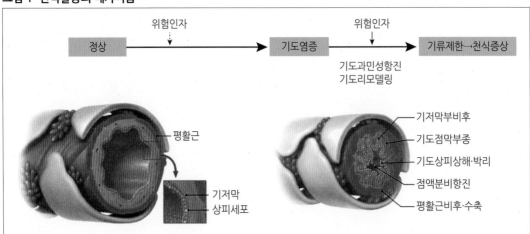

일본알레르기학회 천식가이드라인 전문부회 감수: 천식예방·관리 가이드라인 2012. 協和기획, 도쿄;2012:3, 그림1-1.을 참고로 작성

그림 2 천식의 병태

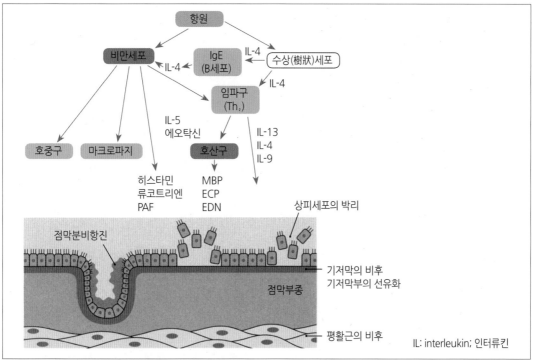

일본알레르기학회 천식가이드라인 전문부회 감수: 천식예방·관리 가이드라인 2012. 協和기획, 도쿄;2012:54, 그림4-2.를 참고로 작성

세포라는 것이 명확해졌지만, 천식의 병태에 호중구도 관여한다는 것이 밝혀져 현재 연구되고 있다.

● 장기(長期)이환환자에서는 기도상피기저막하의 선유화, 평활근비후, 점막하선 과형성 등으로 이루어진 기도리모델링을 볼 수 있으며, 불가역적인 기류제한과 지속적인 기도과민성의 항진을 가져와 천식이 치료가 불가하다고 생각할 수 있다.

병형

● 아토피형(IgE의존형, 외인형)과 비아토피형(내인형)으로 분류된다. 아토피형은 소아기에 발생하는 경우에 많고, IgE(immunoglobulin E : 면역 글로블린E) 상승, 집먼지나 효히다니 특이적 IgE항체 등, RAST(radioallergosorbent test)가 양성이 된다. 비아토피형은 IgE정상, RAST음성으로 성인에게 발생하는 천식에 많다.

● 천식의 위험인자는 발병에 관한 인자이며, 개체인자와 환경인자로 나눌 수 있다. 증상을 악화시키는 인자도 있지만, 어느 정도 관여하는지는 개개의 환자가 다양하다(표 1).

증상

● 해소, 점도가 높은 객담, 가슴 쓰림, 천명, 호흡곤란을 주로 호소한다. 특히 야간에서 새벽에 일어나는 일이 많다.

● 중증발작은 기좌호흡, 대화곤란, 청색증(SpO_2 저하), 의식장해를 초래한다.

진단

● 검사소견으로써는 객담이나 말초혈중의 호산구의 상승, 혈중IgE상승, RAST법의 항원특이적 IgE검사 등이 있다.

● 알레르겐(항원)검사로써는 피부의 프릭테스트나 스크래치테스트도 유효하다.

표 1 천식의 위험인자

1. 개체인자	2) 증악인자
① 유전자소인	① 알레르겐
② 알레르기소인	② 대기오염(실외·실내)
③ 기도과민성	③ 호흡기감염증
④ 성차(性差)	④ 운동 및 과환기
⑤ 출생아 저체중이나 비만	⑤ 흡연
	⑥ 기상
2. 환경인자	⑦ 식품·식품첨가물
1) 발병인자	⑧ 약물
① 알레르겐	⑨ 감정변화와 스트레스, 과로
② 호흡기감염증	⑩ 자극물질(연기, 냄새, 수증기 등)
③ 대기오염(실외·실내)	⑪ 이산화유황·황사
④ 흡연(능동·수동)	⑫ 월경·임신
⑤ 음식	⑬ 비만
⑥ 비염	⑭ 알코올
	⑮ 비염

일본알레르기학회 천식가이드라인 전문부회 감수: 천식예방·관리 가이드라인 2012. 協和기획, 도쿄;2012:40, 표3-1.에서 인용

- 호흡기능검사(호흡곡선검사)에서 1초율의 저하를 확인하지만, 경증천식이나 비발작 시는 정상인 경우가 많다.
- 기도가역성시험은 단시간작용성 β_2 자극약(SABA : short-acting β_2-agonist)흡입 전과 흡입 15분 후의 호흡기능(1초량)측정에 의해, 개선률 12% 이상이면서 개선량 200mL 이상에서 가역성 있음으로 판정한다.
- 기도과민성검사는 아세틸콜린, 히스타민, 메타콜린 등을 사용하고, 기도수축의 반응이 항진하고 있는지를 판단한다.

주의!
- 기도과민성검사는 발작을 촉진하는 검사이므로 주의를 요한다.

치료

- 알레르겐이 판명되면 알레르겐의 제거(환경정비)를 한다.
- 천식발작의 횟수나 야간 증상에 의해 1~4단계로 나누고(표 2), 그것에 기초하여 치료방침이 정해져 있다(표 3).
- 천식치료약은 정기적으로 이용해야 하는 장기

관리약(컨트롤러)과 발작 시에 이용하는 발작치료약(릴리버)으로 나누어져 있다.

1. 비발작시 : 장기관리약(컨트롤러)
① 흡입스테로이드약 : 만성기도염증을 억제하고 기도과민성을 개선시킨다. 경구스테로이드에 비해 부작용이 훨씬 적어서 천식의 가장 중요한 치료약이다.
② 장시간작용성 β_2자극약(LABA :long-acting β_2-agonist) : 기관지확장작용을 가지고 있으며 흡입제, 첩부제, 경구제가 있다. 현재는 흡입스테로이드와의 합제(아도에어, 심비코트)가 주류로 되어 있다.
③ 테오피린제제 : 기관지확장작용과 기도염증에 대한 항염증작용이 있다. 그러나 혈중농도가 높아지면 오심, 동계, 진전 등의 부작용이 일어나는 경우가 있다.
④ 류코트리엔 수용체 길항약(LTRA : leukotriene receptor antagonist) : 국소의 호산구감소 작용을 가지고 있으며, 천식의 기도 염증에 대해서 유용하다.
⑤ 항알레르기약 : 항염증작용이 있다.
⑥ 경구스테로이드약 : 난치성천식일 때에 추가투여하지만, 스테로이드 장기경구투여는 부작용에 주의를 요한다.

2. 발작 시 : 발작치료약(릴리버)
- 일반적인 발작 시의 치료는 SpO_2를 조사하여 저산소혈증이 없는 것을 확인하고, 단시간작용성 β_2 자극약(멥틴, 베네트린 등)흡입, 점적(스테로이드+네오피린)을 한다. 중증발작에서는 보스민 0.1~0.3mL를 피하주사 한다.

간호 포인트

- 일상의 발작이 흡입약으로 진정되지 않을 때는, 흡입방법을 올바르게 이해하지 못한 경우가 아주 많으므로, 흡입교육을 몇 번이나 반복

표 2 미치료환자의 증상과 기준이 되는 치료단계

	치료단계 1	치료단계 2	치료단계 3	치료단계 4
대상이 되는 증상	(경증간헐형해당) ● 증상이 주1회 미만 ● 증상은 경도로 짧다. ● 야간증상은 월에 2회 미만	(경증간헐형해당) ● 증상이 주1회 이상, 그러나 매일은 아니다. ● 월1회 이상 일상생활이나 수면에 방해된다. ● 야간증상은 월2회 이상	(경증간헐형해당) ● 증상이 매일 있다. ● 단시간작용형흡입 β₂자극약이 거의 매일 필요 ● 주1회 이상 일상생활이나 수면에 방해된다. ● 야간증상이 주1회 이상	(경증간헐형해당) ● 치료 하에서도 자주 중악 ● 증상이 매일 있다. ● 일상생활이 제한 받는다. ● 야간증상이 자주

일본알레르기학회 천식가이드라인 전문부회 감수: 천식예방·관리 가이드라인 2012. 協和기획, 도쿄;2012:131, 표7-10.에서 인용

표 3 천식치료단계

		치료단계 1	치료단계 2	치료단계 3	치료단계 4
장기관리약	**기본치료**	흡입스테로이드약 (저용량)	흡입스테로이드약 (저~중용량)	흡입스테로이드약 (중~고용량)	흡입스테로이드약 (고용량)
		위의 것을 사용할 수 없는 경우 다음의 것을 이용한다. LTRA 테오피린서방제제 (증상이 희소하면 필요 없음)	위의 것으로 불충분한 경우 다음의 1제를 병용 LABA (배합제의 사용 가) LTRA 테오피린서방제제	위의 것에 다음의 것을 1제, 또는 복수를 병용 LTRA 테오피린서방제제	위의 것에 다음의 복수를 병용 LABA (배합제의 사용 가) LTRA 테오피린서방제제 위의 전부라도 관리불량인 경우는 다음의 하나 또는 둘 다 추가 항IgE항체[2] 경구스테로이드약[3]
	추가치료	LTRA이외의 항알레르기약[1]	LTRA이외의 항알레르기약[1]	LTRA이외의 항알레르기약[1]	LTRA이외의 항알레르기약[1]
발작치료[4]		흡입SABA	흡입SABA	흡입SABA	흡입SABA

LTRA : 류코트리엔 수용체 길항약, LABA : 장시간작용성 β₂자극약, SABA : 단시간작용성 β₂자극약
[1] 항알레르기약이란 메디에이터 유리억제약, 히스타민 H₁길항약, 토론복산A₂저해약, Th₂사이트카인저해약을 가리킨다.
[2] 통년성흡인항원에 대해 양성이면서 혈청 총 IgE치가 30-700 IU/mL인 경우에 적용된다.
[3] 경구스테로이드약은 단시간의 간헐적 투여를 원칙으로 한다. 다른 약제에서 치료내용을 강화하고, 동시에 단시간의 간헐투여로도
　컨트롤할 수 없는 경우에는 필요최소량을 유지량으로 한다.
[4] 경도의 발작까지의 대응을 나타내고 그 이상의 발작에 대해서는 가이드라인을 참조.
일본알레르기학회 천식가이드라인 전문부회 감수: 천식예방·관리 가이드라인 2012. 協和기획, 도쿄;2012:130, 표7-9.에서 인용

하는 것이 중요하다.

● 천식치료에 사용하는 β₂자극약, 테오피린은 빈맥(동계)이나 손의 떨림을 일으키기 쉽기 때문에 네블라이저나 점적을 하기 전에 어떤 약제를 언제 최종 복용·흡입했는지를 청취한다.

● 아스피린 천식의 환자는 호박산에스테르형 스테로이드(솔루 코테프, 석시존, 솔루 메드롤 등)에 의해 발작이 증악한다. 이것을 막기 위해 아스피린이나 NSAIDs(nonsteroidal antiinflammatory drugs, 비스테로이드성 항염

증약)의 알레르기 유무를 점적 전에 본인에게 확인하는 것이 필요하다. 아스피린천식 환자의 발작 시에는 호박산이 함유되지 않은 스테로이드약(린데론, 데카드론 등)을 사용한다.

(加藤愛香)

문헌

1. 일본알레르기학회 천식가이드라인 전문부회 감수: 천식예방·관리 가이드라인 2012. 協和기획, 도쿄;2012.

폐렴
Pneumonia

point
- 폐렴이란 폐실질의 급성이면서 감염성인 염증이다.
- 증상으로는 발열·오한·전신권태감 등의 전신증상과, 해소·객담·흉통·호흡곤란 등의 호흡기증상이 있다.
- 폐렴의 치료로는 안정, 호흡을 포함한 전신관리, 항균약의 투여가 이루어지며. 항균약을 적절하게 투여하는 데에는 원인균의 동정과 약제감수성 검사가 중요하다.

폐렴이란

- 폐렴이란 폐실질의 급성이면서 감염성인 염증이다.
- 일본인의 사인에 있어서 폐렴은 악성신생물, 심질환에 이어 제3위이다. 고령이 됨에 따라 증가하고 90세 이상의 남성에게서는 제1위로 되어 있다(2011년 인구동태 통계).
- 발생장소별 분류에서는 지역사회획득폐렴, 병원폐렴, 의료·간호관련폐렴으로 크게 구분된다.
  · 지역사회획득폐렴 : 병원 외에서 일상생활을 하던 사람에게 발생한 폐렴.
  · 원내폐렴 : 입원 48시간 이후에 새롭게 발생한 폐렴
  · 의료·간호 관련 폐렴 : 장기요양형병상군이나 요양시설에 입소 중에 발생한 폐렴
- 원인미생물에 의한 분류에서는 세균성폐렴과 비정형폐렴으로 나뉜다.
  · 세균성폐렴의 원인 : 폐렴구균·인플루엔자균·포도구균 등
  · 비정형폐렴의 원인 : 마이코프라즈마·레지오넬라 등

증상

- 발열·오한·전신권태감 등의 전신증상이나 해소·객담·흉통·호흡곤란 등의 호흡기 증상을 나타낸다.
- 농성담은 세균성으로 생각되며, 청동색의 가래는 폐렴구균, 실을 끄는 듯한 끈끈한 가래는 클래브시엘라, 악취를 동반한 가래는 혐기성균을 시사한다(「가래의 육안적 관찰」[p.138]참조).
- 마이코프라즈마에서는 끈질긴 해소, 레지오넬라에서는 소화기 증상이나 중추신경증상을 동반하기 쉽다.

진단

소견

- 호흡수 증가, 맥박 증가, 혈압 저하, SpO_2저하, 청색증의 유무를 관찰한다.
- 청진으로 단속성 라음(coarse crackles)이나 호흡음의 감약·소실이 확인된다(「비정상음의 종류」[p.97]참조).
- 비정형폐렴에서는 신체소견에 이상을 보이지 않는 경우도 많다.

검사

- 폐렴의 경우 백혈구 증가, CRP상승, ESR항진을 보인다. 비정형폐렴에서는 백혈구는 정상 범위인 경우도 많다.
- 흉부X선 사진에서는 기관지투량상을 동반한

그림 1 흉부X선사진

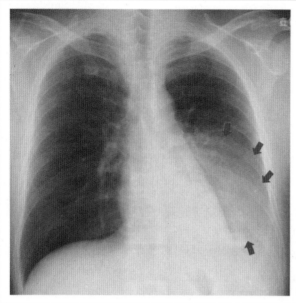

좌하폐야에 침윤영을 볼 수 있다(➡ 부분).

그림 2 흉부CT상

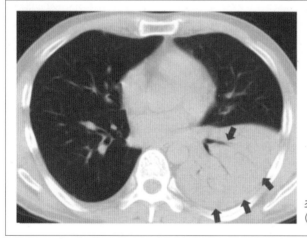

좌하엽에 기관지투량상을 동반한 침윤영을 볼 수 있다(➡ 부분).

침윤영이나 불투명유리 음영을 볼 수 있다(그림 1). 흉부CT에서는 폐렴의 음영의 성상, 확대 등 보다 상세한 평가가 가능하다(그림 2).

Check

● 기관지투량상은 Air Bronchogram이라고도 하며, 기관지 주위의 폐포강의 공기가 허탈하여 공기가 들어가 있는 기관지가 비쳐 보이는 상태이다.

● 원인균을 특정하기 위해 객담도말(객담그람염색)검사, 배양검사, 혈액배양검사, 소변 항원검사를 한다(그림 3).
 · 객담그람염색 검사에서 호중구의 탐식상을 확인한 경우에는 탐식된 세균이 원인균으로 판단된다.
 · 소변 항원검사는 폐렴구균, 레지오넬라에서 사용된다.

그림 3 흉부X선사진

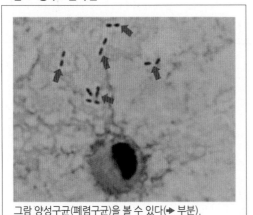

그람 양성구균(폐렴구균)을 볼 수 있다(➜ 부분).

치료

● 폐렴의 치료로써 안정, 호흡을 포함한 전신관
리, 항균약의 투여가 이루어진다.

항균약의 투여

● 항균약을 적절하게 투여하는 데는 원인균의
동정과 약제감수성검사가 중요하다.
● 원인균이 판명되기까지 며칠을 소요하기 때문
에 결과가 판명되기 전에 추정된 원인균에 폭넓
게 효과가 있는 항균약을 선행하여 투여한다.
● 원인균이 판명되면 감수성이 있는 항균약으로
변경한다.
● 일반적으로 세균성폐렴이 의심되는 경우에는
β 락탐약(페니실린계, 세펨계)이 선택된다.
● 비정형폐렴이 의심되는 경우는 마크롤라이드
계 약, 뉴키노론계 약이 선택된다.
● 중증폐렴, 만성 호흡기질환이 있는 경우에는
카바페넴계 약이나 뉴키노론계 약이 선택된다.

예방

● 폐렴이환의 중요한 위험인자로써 고령, 흡인,
해소반사의 저하, 저영양, ADL의 저하, 흡연
등이 있다.

● 영양유지에 노력하여 기초질환을 조절하고
신체활동을 유지하는 것이 폐렴예방으로 연
결된다.
● 인플루엔자 백신이나 폐렴구균 백신의 접종은
폐렴예방에 유용하다.
● 흡인이 의심되는 경우에는 구강간호에 의한
구강청결화, 섭식연하 재활, 위식도역류의 예
방, 식사형태의 연구 등이 폐렴의 예방이 된다.

간호 포인트

● 폐렴은 단기간에 중증화할 경우가 있으므로
활력징후의 변화에 주의한다.
● 호흡의 수, 깊이, 리듬 등의 호흡 상태나 청색
증의 유무를 관찰한다.
● 가래의 양, 양상을 관찰한다. 폐렴이 개선되는
경향에 있다면 가래 양의 감소와 농성 가래의
소실을 볼 수 있다.
● 스스로 객담배출을 할 수 없는 경우에는 흡인
을 시행한다. 네블라이저 흡입이나 체위배액
을 실시한다.
● 고령자, 뇌혈관장해의 병력 등, 기도흡인의 위
험이 높은 경우는 식사시작 전에 연하의 평가
를 한다.

(田村仁樹)

문헌

1. 일본호흡기학회 호흡기감염증에 관한 가이드라인
작성위원회 편집:「호흡기감염증에 관한 가이드라
인」성인 시중폐렴 진료가이드라인. 일본호흡기학
회, 도쿄,2007.

간질성 폐렴
interstitial pneumonia

point
- 간질성 폐렴이란 폐포막벽 등의 간질에 염증·섬유화를 일으키는 질환의 총칭이다.
- 구속성환기장해를 일으킨다.
- 특발성 폐섬유증에 있어서 생존율이나 건강관련 삶의 질(QOL)에 대한 유효성이 명확하게 증명된 약물치료법은 없고, 운동 시 저산소혈증인 경우는 가정산소요법이 이루어진다.
- 10~30%에 폐암의 합병이 발견되기 때문에 합병증의 조기발견과 대책이 중요하다.

간질성 폐렴이란

- 간질성 폐렴이란 폐포막벽 등의 간질에 염증·섬유화를 일으키는 질환의 총칭이다(그림 1).
- 병리상은 다양하며, 원인으로는 약제, 분진흡입 등에 의한 경우, 교원병이나 사르코이도시스 등의 전신질환에 동반하여 발증하는 경우, 또한 원인을 특정할 수 없는 특발성 간질성 폐렴 등이 있다.

- 특발성 간질성 폐렴은 병리조직 패턴에 따라 분류된다(표 1).
- 특발성폐섬유증의 예후는 평균 생존기간은 3~5년으로 예후는 불량하다.
- 본항에서는 가장 빈도가 높고 만성이면서 진행성인 경과를 찾아, 예후불량한 질환인 특발성폐섬유증을 중심으로 설명하겠다.

증상

- 특발성폐섬유증의 진행은 보통 완서로 느리

그림 1 천식발생의 메카니즘

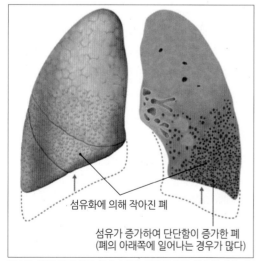

섬유화에 의해 작아진 폐

섬유가 증가하여 단단함이 증가한 폐
(폐의 아래쪽에 일어나는 경우가 많다)

植木純: 병을 알고 셀프 메니지먼트. 福地義之助, 植木純 감수. 호흡을 편하게 하여 건강증진-호흡의 셀프 메니지먼트-. 照林社, 도쿄;2011:23.에서 허락을 얻어 전재.

표 1 특발성 간질성 폐렴의 분류

- **특발성폐섬유증(IPF :idiopathic pulmonary fibrosis)**
- 비특이형간질성폐렴
  (NSIP : nonspecific interstitial pneumonia)
- 특발성기질화폐렴
  (COP : cryptogenic organizing pneumonia)
- 급성간질성폐렴(AIP :acute interstitial pneumonia)
- 호흡세기관지염을 동반한 간질성폐질환
  (RB-ILD : respiratory bronchiolitis associated interstitial pneumonia)
- 박리성간질성폐렴
  (DIP : desquamative interstitial pneumonia)
- 임파구성간질성폐렴
  (LIP : lymphocytic interstitial pneumonia)

American Thoracic Society/European Respiratory Society International Multidisciplinary Consensus Classification of the Idiopathic Interstitial Pneumonias. *Am J Respir Crit Care Med.* 2002:165:277-304.에서 인용

그림 2 흉부X선사진

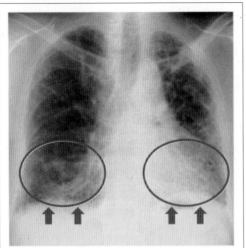

양쪽 중하 폐기저부를 중심으로 한 그물모양의 그림자(동그라미 부분), 양쪽 횡격막 거상(↑부분)을 볼 수 있다.

그림 3 HRCT상

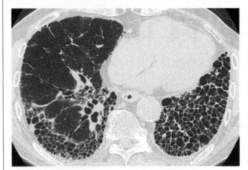

3~10mm전후의 낭포가 벌집처럼 보인다(봉소폐).

며, 발증 시의 주증상은 건성(乾性)해소나 노력시호흡곤란이다.

● 호흡곤란은 일반적으로 진행성이며, 내원하기 6개월 이상 전부터 자각증상을 가지고 있는 경우가 많다.

● 체중감소나 권태감, 피로감을 호소하는 일이 있다.

● 청진 시에, 폐저부의 염발음(fine crackles)을 고율로 청취한다. 발지(撥指)는 30~60%전후로 보인다(「부잡음의 종류」[p.97]참조).

진단

검사소견

1. 혈액검사

● 혈청 LDH수치의 상승이나 적혈구침강속도의 항진을 볼 수 있다.

● 혈청표지자로써 KL-6, SP-A, SP-D가 고율로 양성이 되며, 병태의 모니터링, 치료반응성의 평가에 유용하다.

2. 화상소견

● 흉부X선 사진에서는 양쪽 중하폐야우위에 불

투명 유리 모양의 음영, 그물 모양 그림자가 퍼져 있어 폐의 용적감소를 볼 수 있다(그림 2).

● HRCT(high-resolution CT, 고분해능CT) 상(像)에서는 흉막하·폐저부를 중심으로 그물 모양 그림자, 봉소폐, 견인성기관지확장을 볼 수 있다(그림 3).

3. 폐기능검사

● 폐활량의 저하(구속성환기장해), DLCO (diffusing capacity of the lung for carbon monoxide : 일산화탄소에 대한 폐확산능력)의 저하(확산장해)를 볼 수 있다.

4. 기관지경검사

● 기관지폐포세정, 경기관지폐생검은 특발성폐섬유증의 진단에 유용하지 않지만, 타 질환(악성질환, 감염증, 과민성폐렴 등)의 제외를 하기 위해 유용한 경우가 있다.

진단

● 기본적으로 특발성간질성폐렴의 확정진단으로는 외과적폐생검을 필요로 한다. 그러나 특발성폐섬유증에 있어서는 특징적인 임상상(像)과 HRCT 화상소견을 충족시킨다면, 외과적폐생검을 하지 않더라도 임상진단이 가능하다.

● 특발성폐섬유증의 임상적인 진단기준을 표2에 나타냈다.

표 2 특발성폐섬유증의 임상진단기준

이하의 주진단기준의 전부와 부진단기준 4항목 중의 3항목 이상을 충족시키는 경우, 외과적폐생검을 하지 않더라도 임상적으로 특발성폐섬유증으로 진단된다.

주진단기준	
1	약제성, 환경노출, 교원병 등, 원인이 이미 알려진 간질성폐질환의 제외
2	구속성환기장해(VC의 저하)나 동맥혈가스교환장해(A-aDO$_2$의 증가(開大), 안정 시 또는 운동 시의 SpO$_2$, PaO$_2$의 저하, 혹은 DLCO의 저하)등의 호흡기능검사 이상
3	HRCT에서 양쪽 폐저부·흉막직하우위에 명확한 봉소폐 소견을 동반하는 그물 모양 그림자와 약간의 불투명 유리 모양의 음영

부진단기준	
1	연령>50세
2	다른 원인으로는 설명하기 어려운 노력시 호흡곤란의 느린 진행
3	발병기간≥3개월
4	양쪽 폐저부에 흡기시 염발음(fine crackles)을 청취

주: 경기관지폐생검(TBLB)이나 기관지폐포세정(BAL)을 한 경우에는 그 소견이 다른 질환의 진단을 지지하지 않을 것.

(American Thoracic Society. Am J Respir Crit Care Med. 2000; 161: 646-664.에서 일부 개변)
일본호흡기학회 비만성폐질환 진단·치료 가이드라인 작성위원회 편집:특발성간질성폐렴 진단과 치료의 안내(개정 제2판). 南江堂, 도쿄; 2011:53, 표Ⅳ-1.에서 인용

치료

● 특발성폐섬유증에 있어서 생존율이나 건강관련 삶의 질(QOL)에 대한 유용성이 명확하게 증명된 약물치료법은 없다.
● 안정 시, 또는 운동 시에 저산소혈증(PaO$_2$< 55Torr)을 나타내는 경우는 가정산소요법
● (HOT)의 적응이 된다. 만성폐색성폐질환(COPD)에 비해 운동 시의 저산소혈증은 보다 고도이며, 충분한 유량의 산소를 투여하는 것이 중요하다.

합병증

● 10~30%에 폐암의 합병을 볼 수 있다. 또 양쪽 폐에 새로운 불투명 유리 모양 음영의 출현과 함께 급속하게 저산소혈증이 진행되는 급성증악이나 난치성기흉을 합병하는 경우도 있다.
● 진행예에서는 호흡부전에 이르러 폐고혈압증, 우심부전을 일으키는 경우가 있다.

간호 포인트

● 특발성폐섬유증은 예후불량으로 유효한 치료법이 없다는 점에서 진단을 받은 환자에 대해서는 암에 준한 정신적 배려가 중요하다.
· 부드럽고 온화한 목소리로 환자와 이야기하고, 옆에 있으면서 환자가 슬픔을 표출할 수 있도록 환경을 조성한다.
· 환자의 호소를 경청하며, 공감의 태도를 나타낸다.
· 필요 시에는 의사에게 상담하고 진정약 등의 투여도 검토한다.
· 새로운 자기 이미지를 형성하여 생활할 수 있도록 지원한다.
● 합병증의 조기발견과 대책이 요망된다. 환자의 호소를 경청하고 활력징후나 증상의 변화를 놓치지 않는 것이 중요하며, 필요에 따라서 영상검사 등을 할 필요가 있다. 특히 급속한 호흡곤란의 진행이 있는 경우에는 급성악화나 기흉의 합병을 고려하여 대응할 필요가 있다.
● 금연 등의 생활지도를 하여 예방에 노력하는 것도 중요하다.

(田中康隆)

문헌

1. American Thoracic Society/European Respiratory Society International Multidisciplinary Consensus Classification of the Idiopathic Interstitial Pneumonias. *Am J Respir Crit Care Med.* 2002:165:277-304.
2. 일본호흡기학회 비만성폐질환 진단·치료 가이드라인 작성위원회 편집 :특발성간질성폐렴 진단과 치료의 안내 (개정 제2판). 南江堂, 도쿄; 2011.

만성폐쇄성폐질환(COPD)
chronic obstructive pulmonary diseases

point
- COPD는 담배연기를 주로 하는 유해물질을 장기적으로 흡입폭로해서 생긴 폐의 염증성 질환이며, 호흡기능검사에서 정상으로 되돌아가는 일이 없는 기류폐색을 나타낸다.
- 환자의 증상의 호소로써 숨참, 해소, 가래

등의 기도증상이 많다. 증상은 mMRC 등의 질문표를 사용하여 객관적으로 평가한다.
- COPD는 만성진행성질환이며 근치요법은 없다. 따라서 포괄적 호흡 재활이 적극적으로 이루어진다.

만성폐쇄성폐질환(COPD)이란

정의

- 만성폐쇄성폐질환(COPD : chronic obstructive pulmonary diseases, 그림 1)은 일본호흡기학회의 「COPD(만성폐쇄성폐질환)진단과 치료를 위한 가이드라인 제3판」에 의하면, 「담배연기를 주로 하는 유해물질을 장기적으로 흡입해서 생긴 폐의 염증성질환이다. 호흡기능검사에서 정상으로 되돌아가는 일이 없는 기류폐색을 나타낸다. 기류폐쇄는 말초기도병변과 기종성병변

이 여러 비율로 복합적으로 작용함으로써 일어나며 진행성이다. 임상적으로는 서서히 일어나는 활동 시의 호흡곤란이나 만성 기침, 가래를 특징으로 한다」라고 정의되어 있다[1].

위험인자

- 발생위험이 되는 외인성인자는 흡연, 간접흡연, 대기오염, 호흡기감염 등이며, 내인성인자는 COPD발생 감수성유전자(α-안티트립신 결손증)등을 생각할 수 있다.
- 천식발작의 병발, 호흡기감염에 의해 증상악

그림 1 COPD

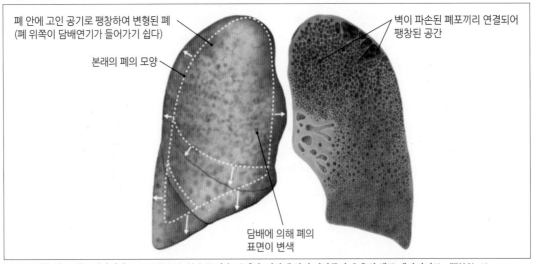

폐 안에 고인 공기로 팽창하여 변형된 폐 (폐 위쪽이 담배연기가 들어가기 쉽다)

본래의 폐의 모양

벽이 파손된 폐포끼리 연결되어 팽창된 공간

담배에 의해 폐의 표면이 변색

植木純: 병을 알고 셀프 메니지먼트. 福地義之助, 植木純 감수. 호흡을 편하게 하여 건강증진-호흡의 셀프 메니지먼트-. 照林社, 도쿄;2011:17.에서 허락을 얻어 전재.

화를 일으키는 것이 임상적인 문제가 된다.

역학

- NICE study에 의하면 일본에서 연령별 유병률은 8.6%, 40세 이상의 약 530만 명, 70세 이상에서는 약 210만 명이 COPD에 이환되어 있다고 한다.
- 일본에서 COPD는 사망원인의 제9위이지만, 남녀 모두 65세 이상 또는 75세 이상의 고령자의 비율이 증가하고 있다(2011년 인구동태통계).

증상

- 환자의 호소로 숨이 참, 해소, 가래 등의 기도 증상이 많다. 외견상의 특징으로써 술통 모양 흉곽이나 기이성호흡, 후버징후 등이 보인다[2].

Check

- 술통 모양 흉곽은 폐의 함기량증가, 과팽창에 따라 전후경이 증대하여 흉곽이 원형으로 된 상태를 가리킨다.
- 기이호흡은 시소호흡이라고도 하는데, 흡기시에 흉곽이 수축하고 호기시에 확장한다.
- 후버징후는 호기시에 하부흉곽이 정중 쪽으로 견인되어 안쪽으로 함몰되는 것으로 흡기저항이 상승하고 있을 때 생긴다

- 체형은 마른 형(blue bloater형)과 비만형체격(pink puffer형)이 있지만, 최근에는 마른 것이 문제로 되고 있다[2].
- 진행되면 심장순환계의 기능장해, 운동내용능력 저하, 숨이 참, 저산소혈증, 우울이나 불안 등의 심신의 기능장해를 합병한다[2].

진단

- 「COPD(만성폐쇄성폐질환)진단과 치료를 위한 가이드라인 제3판」의 진단기준에 의하면, 만성 해소, 만성 객담, 노력시호흡곤란, 장기간의 흡연 또는 직업분진노출의 어떤 것이든

있는 경우에 호흡곡선검사를 하여 진단한다고 되어 있다[1].
- 호흡곡선검사에서 1초율(FEV$_1$/FVC)이 70% 미만이고, 다른 기류제한을 일으킬 수 있는 질환의 제외가 가능한 경우 COPD로 진단한다.
- 진단이 확정되면 흉부X선촬영이나 폐고분해능CT검사에 의해 다른 질환과의 감별을 한다.

화상소견

- 흉부X선 사진 정면상에서는 폐기종의 존재로 폐의 투과성은 증가하고 폐혈관영은 감소, 폐는 현저한 과팽창이 된다. 또한 호리병모양 심장, 폐동맥확장, 횡격막은 평평해진다(그림 2a).
- 측면상에서는 상기 소견에 더하여 흉골뒤쪽 공간의 확대(開大)도 볼 수 있다(그림 2b).

폐활량의 특성

- 호흡기능검사는 COPD의 진단과 치료에 중요하다. 폐활량검사에서는 기관지확장약 사용 후의 1초율<70%의 폐색성환기장해를 나타낸다(그림 3).
- COPD에서는 정상과 비교하여 호흡량 곡선이 밑으로 볼록한「폐색성환기장해」(혹은 혼합성환기장해)를 나타낸다. 따라서 각 수치의 소견으로써, ① 1초량, 1초율 : 저하, ② 폐활량 곡선 : 최대유량이 감소된다. 더욱 진행되면, ③ %폐활량(%VC) : 저하를 초래한다(그림 3b).
- 폐기량분획의 변화의 특징으로써, 과팽창을 반영하고 잔기량(RV : residual volume)의 증대를 볼 수 있다. 병이 진행되면 DLCO(일산화탄소에 대한 폐확산능력)의 저하와 PaO$_2$저하를 볼 수 있으며, 만성호흡부전의 상태에 이

Check

- 호흡부전은 PaCO$_2$≦45 Torr, A-aDo2가 증가하는 I형호흡부전과, PaCO$_2$>45 Torr,
- A-aDo2가 증가하지 않는 II형호흡부전으로 나뉜다.

그림 2 흉부X선 사진

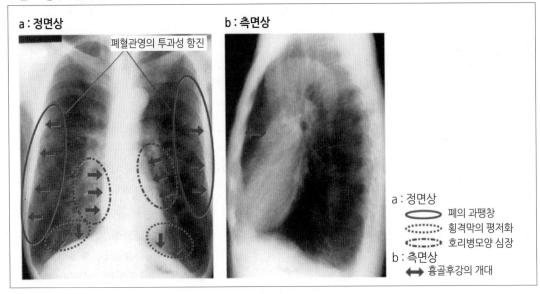

a : 정면상

폐혈관영의 투과성 항진

b : 측면상

a : 정면상
- 폐의 과팽창
- 횡격막의 평저화
- 호리병모양 심장

b : 측면상
- 흉골후강의 개대

그림 3 폐활량계의 양상

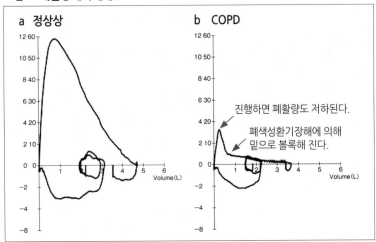

a 정상상

b COPD

진행하면 폐활량도 저하된다.

폐색성환기장해에 의해 밑으로 볼록해 진다.

Volume(L)

른다. 호흡부전의 패턴은 $PaCO_2$가 상승하는 II형이 된다는 점이 특징적이다.

COPD 평가검사(CAT)

- COPD 평가검사(CAT : COPD assessment test)는 COPD의 상태가 건강과 일상생활에 어느 정도 영향을 주고 있는지를 측정하는, 간단하고 신뢰성이 높은 도구로써 새로 개발된 환자기입식의 질문표이다.
- 임상시험에 있어서 삶의 질(QOL)의 평가에 널리 이용되고 있는 질문수가 많고 복잡한 「St George's Respiratory Questionnaire : SGRQ」와

비교하여, 극히 높은 상관성이 있는 것이 제시되어 있다. 8항목으로 이루어진 질문마다 5점씩 있으며, 계 0점부터 40점까지가 있다. 점수가 높은 만큼 COPD의 영향력이 높다고 할 수 있다(표 1)[3].

수정MRC호흡곤란지수(mMRC)

- 수정MRC호흡곤란지수(mMRC : modified Medical Research Council dyspnea scale)란, 숨이 차는 등에 의해 일상생활의 활동이 어느 정도 장해를 받고 있는가를 제시한 질문항목에서 환자가 선택하고 일상생활의 숨이 차는

표 1 COPD 평가 검사(CAT)

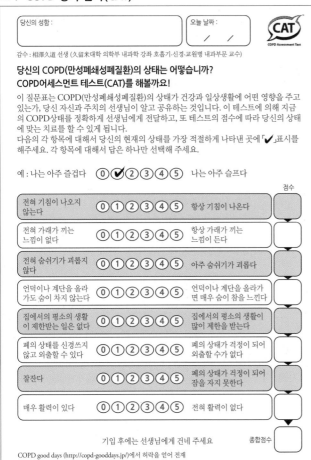

COPD good days (http://copd-gooddays.jp/)에서 허락을 얻어 전재

정도를 평가하는 것이다.

● 원래 일본에서는 플래처 휴 존스 분류(Fletcher-Hugh-Jones분류)를 이용해왔지만, 국제적으로는 mMRC가 이용되고 있기 때문에 일본에서도 mMRC를 이용하도록 하고 있다.

> **주의!**
>
> ● mMRC는 5단계분류와 6단계분류의 2개가 있어서 혼란이 생기고 있다. 서구유럽의 논문에서는 grade0~4의 5단계분류가 이용되고 있지만, 일본의 운동요법이나 COPD의 가이드라인에서는 「숨이 차는 것을 전혀 느끼지 않는다」를 grade 0으로서 추가한 grade 0~5의 6단계분류가 채용되어 있기 때문에, 비교할 때는 주의가 필요하다(표 2).

● 호흡곤란지수는 간편하기 때문에 외래진료 등 제한된 시간 속에서 중도의 숨참과 경도의 숨참을 구별하기에는 유용하다.

● 호흡곤란지수의 단점으로는 대략적이고 호흡 재활이나 약물요법 등의 치료의 유효성을 평가하기에는 적합하지 않은 것을 들 수 있다.

표 2 수정호흡곤란지수(mMRC)

5단계 분류	6단계 분류	
—	grade 0	숨이 차는 것을 전혀 느끼지 못한다.
grade 0	grade 1	강한 일상생활에 숨이 참을 느낀다.
grade 1	grade 2	평지를 급한 걸음으로 이동한다, 또는 완만한 언덕을 걸어 올라갈 때 숨이 참을 느낀다.
grade 2	grade 3	평지보행으로도 같은 연령의 사람보다 걷는 것이 느리다. 또는 자신의 속도로 평지보행을 하고 있어도 잠시 멈추고 숨을 돌린다.
grade 3	grade 4	약 100야드(91.4m) 보행한 후, 숨을 돌리기 위해 쉰다. 또는 몇 분간 평지보행한 후 숨을 돌리기 위해 쉰다.
grade 4	grade 5	숨이 차는 게 심해서 외출하지 못한다, 또는 옷을 갈아입는 정도에서도 숨이 찬다.

그림 4 증상의 중증도

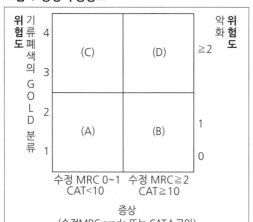

증상
(수정MRC grade 또는 CAT스코아)
A : 경증으로 낮은악화위험, B : 중증으로 낮은악화위험
C : 경증으로 높은악화위험, D : 중증으로 높은악화위험

이 위험도 평가에서는 GOLD분류 또는 악화위험정도에 의한 평가 중에 보다 높은 위험도 평가결과를 채택할 것.

GOLD일본위원회 GOLD 2011 일본어판 감수 : GOLD Report 2011 일본어판 만성폐쇄성폐질환의 진단, 치료, 예방에 관한 글로벌 스트래터지 2011년 개정판. 메디컬 레뷰사, 도쿄; 2012, p.13, 그림 2-3 「증상, 스파이로미트리 분류, 및 악화 위험 예측의 관계」에서 허락을 얻어 전재.

GOLD2011의 언급

- 크게 개정된 GOLD(Global Initiative for Chronic Obstructive Lung Disease) 2011년 개정판에서는 「기류제한」에 더하여 「증상의 중증도」와 「악화위험도」의 3개의 요소를 조합하고, COPD를 4개로 분류(A : 경증으로 낮은악화위험, B : 중증으로 낮은 악화위험, C : 경증으로 높은 악화위험, D : 중증으로 높은 악화위험)하도록 권장하고 있다[4].
- 증상의 중증도는 mMRC 또는 CAT 중 하나를 사용해서 평가하고, 2개로 분류하는 것으로 되어 있다. 그때의 절단점은 mMRC가 ≧2, CAT는 ≧10으로 되어 있다(그림 4)[4].

COPD 중증도 분류

- COPD의 진단에서는 1초량(FEV_1)을 노력폐활량(FVC)으로 나눈 1초율(FEV_1/FVC)의 값이 70%미만일 때 폐쇄성환기장해로 분류하고, 병기분류로는 예측 1초량에 대한 비율(대표준1초량 : %FEV_1)을 이용한다[1].

표 3 COPD중증도 분류

	병기	특징
I기	경도의 기류폐쇄	FEV_1/FVC<70% %FEV_1≧80%
II기	중등도의 기류폐쇄	FEV_1/FVC<70% 50%≦%FEV_1<80%
III기	고도의 기류폐쇄	FEV_1/FVC<70% 30%≦%FEV_1<50%
IV기	극히 고도의 기류폐쇄	FEV_1/FVC<70% %FEV_1<30% 또는 %FEV_1<50%이며 만성호흡부전합병

이 분류는 기관지확장약흡입어(語)의 FEV_1치에 기초한다. 호흡부전 :해면 레벨로 공기호흡할 때에 PaO_2가 60Torr이하인 경우를 말한다.

일본호흡기학회 COPD가이드라인 제3판 작성위원회 편집: COPD(만성폐쇄성폐질환)진단과 치료를 위한 가이드라인 제3판. 메디컬레뷰사, 도쿄;2009:33, 표2「COPD의 병기분류」에서 인용

Check

- COPD의 진단에는 FEV_1/FVC를 이용한다.

- 병의 진행에 따라 1초량이 예측치(연령, 성별, 체격이 같은 일본인의 표준적인 값)보다도 낮아진다. COPD의 병기(病期)는 1초율과 1초량에 기초하여 분류된다(표 3)[1].
- COPD의 중증도는 호흡기능에 더하여 만성기침·가래의 증상, 호흡곤란의 정도, 운동능력 저하의 정도, 증상악화의 정도로도 판정된다.

치료

- 치료에는 금연, 항콜린약(기관지확장약)흡입, β_2자극약(기관지확장약), 흡입 스테로이드 등의 약물요법, 흉부물리요법, 가정산소요법(HOT), 가정인공호흡요법, 외과적치료 등이 있으며, 가이드라인에 기초하여 이루어진다(그림 5)[1].
- 관련된 질환으로는 심혈관병변(뇌경색이나 관동맥질환), 폐암, 골다공증, 우울증이 많다는 것이 알려져 있다.

그림 5 치료법

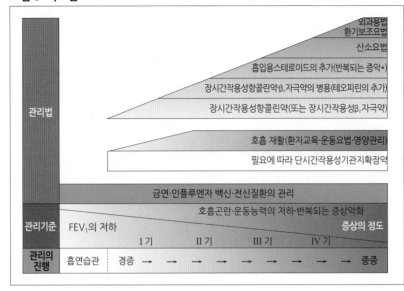

일본호흡기학회 COPD가이드라인 제3판 작성위원회 편집: COPD(만성폐쇄성폐질환)진단과 치료를 위한 가이드라인 제3판. 메디컬레뷰사, 도쿄;2009:76, 그림1 「안정기 COPD의 관리」에서 인용.

FEV₁의 저하 뿐만 아니라 증상의 정도를 가미하고, 중증도를 종합적으로 판단한 후에 치료법을 선택한다. 증상악화를 반복하는 사례에는 장시간작용성 기관지확장약에 더하여 흡입용 스테로이드나 객담조정약의 추가를 고려한다.

간호 포인트

● COPD의 제1선택약인 항콜린약(스피리바)사용에서는 전립선비대증, 녹내장, 협심증이 있는 환자에게는 금기이므로 주의한다.

● COPD급성악화를 예방할 수 있다고 알려진 흡입 스테로이드는 구강, 식도칸디다 예방을 위해 흡입전후에 구강을 헹구고 양치질을 하는 것이 바람직하다고 알려져 있다.

● 장시간작용성 β₂자극약의 유해사항으로는 빈맥, 떨림이 있으므로 신중하게 투여한다.

● COPD는 만성진행성의 질환이며 근치요법은 없다. 따라서 포괄적 호흡 재활이 적극적으로 이루어진다. 의사, 간호사, 약제사, 물리요법사, 영양사, 사회사업사에 의한 팀에서 사정한 후에, 환자 본인이 퇴원 후의 가정생활에 있어서 계속할 수 있도록 약물요법, 산소요법, 운동영양·식사, 심리적 지원, 사회자원의 이용에 관해서, 구체적·실천적인 호흡 재활 지도를 진행한다.

● 보험의 이용, 신체 장해자 수첩의 취득에 관해서도 정보를 제공하고, 지역의 보건진료원, 방문 간호 단체 등과 연계를 취하면서, 가정요양 개시 직후부터 서비스의 이용과 안정된 요양생활을 보낼 수 있도록 가족과 함께 간호한다.

(中村益夫, 和田裕雄, 滝澤始)

문헌

1. 일본호흡기학회 COPD가이드라인 제3판 작성위원회 편집: COPD (만성폐쇄성폐질환)진단과 치료를 위한 가이드라인 제3판. 메디컬레뷰사, 도쿄;2009.
2. 亀井智子: 간호과정 가이던스 COPD. 널싱 컬리지 2006;10(4):23-40.
3. GOLD일본위원회: COPD 어세스먼트 테스트(CAT) 자주 있는 질문에 대해 의료종사자를 위한 안내 (일본어판). 2010.
4. GOLD일본위원회 GOLD 2011일본어판 감수: GOLD Report 2011 일본어판 만성폐쇄성폐질환의 진단, 치료, 예방에 관한 글로벌 스트래터지 2011년 개정판. 메디컬레뷰사, 도쿄;2012.

폐암
lung cancer

point
- 폐암은 폐에 발생하는 악성종양의 총칭이다.
- 조직형, 병기에 의해 치료법이 달라지며, 병기는 TNM분류에 의해 나뉜다. 치료는 근치를 목표로 한 치료와 증상을 완화시키기 위한 치료로 크게 나뉜다.
- 전이성폐종양은 원발소가 다른 부위에 있어 그 암이 폐에 전이된 것이다. 치료는 전신요법이 주체가 된다.
- 간호에 있어서는 항암제, 완화요법에 관한 지식을 얻어 놓고, 환자의 심리적 고통, 사회적 문제의 해결에 지원을 하는 것도 중요하다.

폐암이란

- 폐암이란 폐에 발생하는 악성종양의 총칭이다.
- 일반적으로 폐에 발생하는 상피성 악성종양을 원발성폐암이라고 한다.
- 2010년의 폐암으로의 사망수는 남성 50,395명으로 부위별에서 1위, 여성은 19,418명으로 대장암에 이어 2위로 증가하는 경향에 있다.
- 폐암의 원인으로서 가장 중요한 위험인자는 흡연이며, 소세포암이나 편평상피암은 특히 인과관계가 깊다고 알려져 있다. 그 밖에 석면, 니켈, 크롬, 라돈 등에 노출됨으로써 폐암이 발생한다는 것이 알려져 있다.

증상

- 폐암의 증상은 병의 존재부위나 진행도에 따라 다르다.
- 종양이 작고 전이가 존재하지 않는 경우는 대부분이 무증상이다.
- 종양이 커지면 종양의 인접한 장기에 압박이 있으므로 증상이 나타난다.
  - 기관지가 눌리게 되어 폐쇄성폐렴을 일으킨다→기침, 호흡곤란 등의 호흡기 증상이 출현

  - 미주신경이 눌린다→쉰 목소리(긁힌 소리)가 출현
  - 상대정맥이 눌린다→안면·상지의 부종이나 정맥의 돌출(怒張)이 출현(상대정맥증후군)
- 원격전이에 의한 증상은 장기에 따라 다르다.
  - 골전이의 경우는 동통을 볼 수 있으며, 뇌전이의 경우는 신경증상이 나타나는 경우가 많다.
  - 종양이 생산하는 생체내 활성물질이나 호르몬에 따라 여러 가지의 증상을 나타내고 있으며, 종양수반증후군이라고 한다.

진단

1. 폐암의 조직형과 특징
- 폐암은 종양학적 특성이나 치료법의 차이에서 소세포폐암(약 15%를 차지한다)과 그 이외의 비소세포폐암으로 나뉜다.
- 비소세포폐암은 또한 선암, 편평상피암, 대세포암, 선편평상피암 등으로 분류된다.
- 소세포암과 비소세포암에서는 그 특징이나 치료방법이 다르다(표 1).

2. 조직진단
- 암의 진단은 조직진단에 의해 확정된다. 병변

표 1 폐암의 대표적인 조직형과 특징

조직형	비소세포폐암			소세포암
	선암	편평상피암	대세포암	
빈도	45%	35%	5%	15%
화상소견	불투명유리 음영(GGO, GGA), 흉막함입, 스피큘러	충실성종류, 중추발생, 공동형성, 무기폐	충실성종류, 노치	중추발생, 충실성종류, 임파절종대

GGO : ground-glass opacity, GGA :ground-glass attention.
노치란 성장이 빠른 종양이 주위의 혈관에 성장의 방해를 받아 함몰되어 분엽상의 형태로 되누 것을 가리킨다. 스피큘러는 종양의 음영 주변에 보이는 가시 같은 것을 가리킨다.

의 조직 또는 세포를 채취하고 현미경으로 확인하고 비로소 암의 진단을 얻을 수 있다.

> **주의!**
> ● CT검사로 폐암이 의심된다고 해도 화상진단만으로는 폐암의 확정 진단은 할 수 없다. 세포검사나 조직검사에 의한 확정 진단이 필요하다.

● 조직형에 따라 치료법이 다르기 때문에 어떤 조직형의 암인가를 결정할 필요가 있다.
● 병변의 조직, 세포를 채취하는 대표적인 방법으로써는 객담 검사, 기관지경하 종양생검, CT가이드하침생검 등이 있다.

3. 병기(病期)진단

● 암의 병기는 TNM병기분류를 이용하여 진단한다(그림1, 표2).
　· T(tumor : 종양), N(lymph node : 임파절), M(metastasis : 원격전이)의 각 인자에 따라 병기가 결정된다.
● 치료방침 결정에 중요한 N인자에 관해서는 추가검사를 하는 경우가 있다. CT검사에서 종대

표 2 TNM병기분류

병기	T인자	N인자	M인자
0기	Tis(상피내암)	N0	M0
IA기	T1a	N0	M0
	T1b	N0	M0
IB기	T2a	N0	M0
IIA기	T1a-T2a	N1	M0
	T2b	N0	M0
IIB기	T2b	N1	M0
	T3	N0	M0
IIIA기	T1a-T3	N2	M0
	T4	N0, N1	M0
IIIB기	T1a-T3	N3	M0
	T4	N2, N3	M0
IV기	T는 관계 없음	N은 관계 없음	M1a, M1b

T인자, N인자, M인자의 세 가지 인자로 병기가 결정된다.

가 있는 경우나 종양경이 큰 경우 등에는 PET (positron emission tomography, 포지트론 에미션 단층촬영)를 시행한다. PET로 집적이 보이는 경우에는 기관지경을 이용한 초음파 가이드

그림 1 TNM병기분류

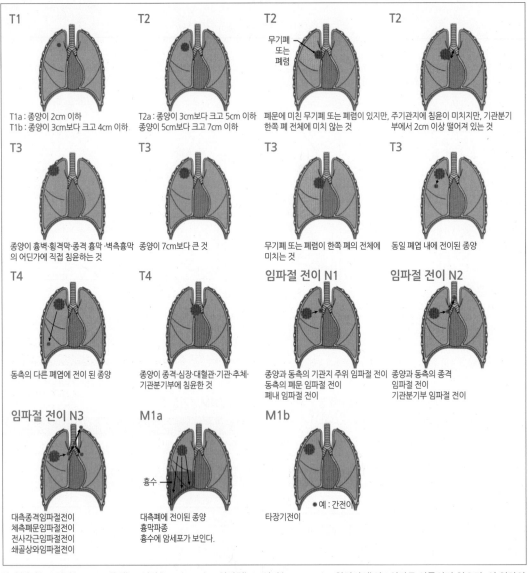

T1

T1a : 종양이 2cm 이하
T1b : 종양이 3cm보다 크고 4cm 이하

T2

T2a : 종양이 3cm보다 크고 5cm 이하
종양이 5cm보다 크고 7cm 이하

T2

무기폐 또는 폐렴

폐문에 미친 무기폐 또는 폐렴이 있지만, 한쪽 폐 전체에 미치지 않는 것

T2

주기관지에 침윤이 미치지만, 기관분기부에서 2cm 이상 떨어져 있는 것

T3

종양이 흉벽·횡격막·종격 흉막·벽측흉막의 어딘가에 직접 침윤하는 것

T3

종양이 7cm보다 큰 것

T3

무기폐 또는 폐렴이 한쪽 폐의 전체에 미치는 것

T3

동일 폐엽 내에 전이된 종양

T4

동측의 다른 폐엽에 전이 된 종양

T4

종양이 종격·심장·대혈관·기관·추체·기관분기부에 침윤한 것

임파절 전이 N1

종양과 동측의 기관지 주위 임파절 전이
동측의 폐문 임파절 전이
폐내 임파절 전이

임파절 전이 N2

종양과 동측의 종격
임파절 전이
기관분기부 임파절 전이

임파절 전이 N3

대측종격임파절전이
체측폐문임파절전이
전사각근임파절전이
쇄골상와임파절전이

M1a

흉수

대측폐에 전이된 종양
흉막파종
흉수에 암세포가 보인다.

M1b

● 예 : 간전이

타장기전이

암의 병기는 T인자(tumor : 종양), N인자(lymph node : 임파절), M인자(metastasis : 원격전이)의 3인자로 이루어져 있으며, 이 인자의 조합에 따라 병기가 결정된다. 이들의 머리글자를 취해 TNM분류라고 한다.

하 임파절 천자(EBUS-TBNA : endobronchial ultra-sound-guided transbronchial needle aspiration)나 종격경으로 조직채취를 하여 임파절 전이의 유무를 진단한다.
● 원격전이에 관해서는 뇌CT·MRI, PET, 골 신티그라피 등으로 검사를 한다.

치료

● 암의 치료는 근치를 목표로 하는 치료(근치치료)와 증상을 완화시키기 위한 대증요법(완화요법)으로 크게 나눌 수 있다(그림 2).
● 근치요법은 국소요법과 전신요법, 이들을 조합해서 하는 병합적 치료로 크게 구분된다.
· 국소요법은 외과절제나 방사선치료 등 종양

그림 2 폐암치료의 개략

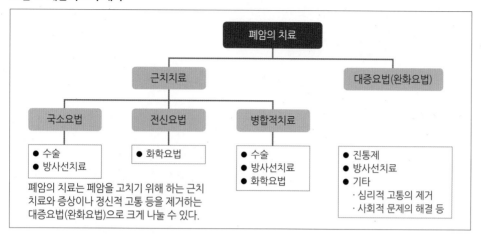

폐암의 치료는 폐암을 고치기 위해 하는 근치치료와 증상이나 정신적 고통 등을 제거하는 대증요법(완화요법)으로 크게 나눌 수 있다.

그림 3 조직별·병기별로 본 치료법의 개요

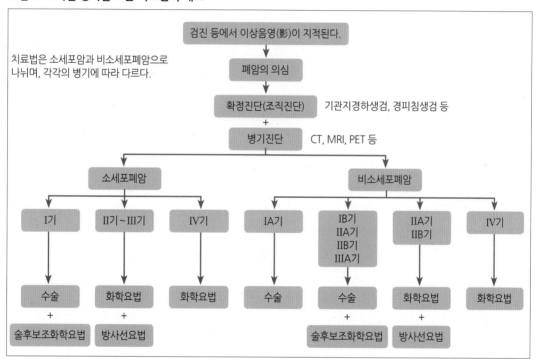

의 부위에만 하는 치료이다.

· 전신요법은 항암제에 의한 전신화학요법이다.

● 조직혈별, 병기별 치료개요를 그림3에 제시하였다.

폐암의 예후

● 예후란 암이 치유되는가, 재발하여 죽음에 이르는가 하는 예견을 나타내는 언어이다.

● 폐암에서는 일반적으로 「5년 생존률」을 사용하여 생명예후를 나타낸다.

● 암의 진행도(병기)에 따라 예후는 변해가기 때

표 3 2004년도 폐암합동등록위원회에서 등록된 폐암 절제 11,663 례의 임상병기 및 병리병기별 5년 생존률

	임상병기(%)	병리병기 (%)
I A	82.0	86.8
I B	66.8	73.9
II A	54.5	61.6
II B	46.4	49.8
III A	42.8	40.9
III B	40.3	27.8
IV	31.4	27.9

Sawabata N, Miyaoka E, Asamura H, Japanese lung cancer registry study of 11,663 surgical cases in 2004: demographic and prognosis changes over decade. J Thorac Oncol. 2011 Jul; 6(7): 1229-1235.에서 변경 인용

그림 4 전이성폐종양

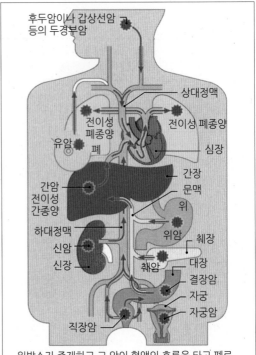

원발소가 존재하고 그 암이 혈액의 흐름을 타고 폐로 전이한 경우를 전이성폐종양이라 한다.

문에 보다 자세한 예후를 알기 위해서 병기별 5년 생존률이 제시되어 있다(표 3).

● 5년 생존률은 임상병기와 병리병기 각각 제시되어 있지만, 수술을 받은 경우에는 병리병기로 결정된다.

· 폐암의 예후는 가령 I기라 해도 IA가 82%, IB가 66.8%로 양호하다고는 할 수 없다.

전이성폐종양

전이성폐종양이란

● 전이성폐종양은 원발소가 존재하고 그 암이 폐로 전이한 것을 가리킨다.

· 예를 들면 대장암이 혈액의 흐름을 타고 폐로 전이해 온 경우를 가리키며, 대장암의 폐전이와 같은 의미이다(그림 4).

● 폐에 쉽게 전이되는 암으로는 대장암·직장암, 골육종 등의 골·연부종양, 신장암, 유방암, 자궁암, 난소암, 정소종양 등이 있다.

진단

■ 화상소견

● 폐의 병변으로는 주로 흉부X선촬영이나 CT 검사를 한다.

● 폐에 한 군데에서 여러 군데에 원형의 결절이 보이는 것이, 전형적인 전이성폐종양의 화상소견이다.

● 병변이 진행되면 암세포가 임파절을 거쳐 전이를 일으키고, 암성 림프관증이라는 상태가 보이는 경우가 있다.

표 4 전이성폐종양에 대한 외과절제의 적응

1. 전신상태가 수술에 견딜 수 있다.
2. 원발소가 컨트롤되고 있다(치료를 받아 병변이 없다).
3. 폐 이외에 전이소가 없다
4. 외과절제로 모든 병변이 절제될 수 있다(양쪽이든 다수이든).

Check

● 암성 림프관증이란 암세포에 의해서 폐의 림프관이 폐색된 상태로, 림프관에서 주위조직으로 삼출액이 스며들어감에 따라 부종을 나타낸다.
● 병변이 넓어지면 가스교환이 불량해지며, 호흡곤란이 출현한다.

● CT가이드하침생검 등에 의해 암세포를 확인하고 확정 진단을 얻는 것은 폐암의 진단과 똑같다. 그러나 결절이 다수 존재하는 경우 등은 CT등의 화상소견과 악성질환의 과거력(예를 들면 진행된 대장암의 수술을 받은 적이 있는 경우)으로 전이성폐종양이라고 진단하는 경우도 있다.

치료

● 전이성폐종양의 치료는 전신요법이 주체이다.
● 전신요법이란 항암제나 호르몬 요법 등의 약제를 전신투여하는 치료법을 가리킨다. 사용하는 약제는 원발소 암의 종류에 따라 다르다.
· 유암이나 전립선암의 경우는 호르몬 요법, 신장암의 경우에는 인터페론 요법을 시행할 수 있다.
● 전이성폐종양에도 국소요법이 적응이 되는 경우가 있지만, 매우 한정적이다(표 4).

간호 포인트

● 폐암의 치료는 수술부터 완화요법까지 여러 가지로 치료를 받는 환자가 존재한다. 수술을 받는 환자와 화학요법을 받는 환자는 일어나는 합병증의 종류나 관리방법도 다르기 때문에 폭넓은 지식을 몸에 익혀 대응할 필요가 있다.

(河內利賢)

문헌

1. Sawabata N, Miyaoka E, Asamura H, Japanese lung cancer registry study of 11,663 surgical cases in 2004: demographic and prognosis changes over decade. *J Thorac Oncol.* 2011 Jul; 6(7): 1229-1235.

기흉
pneumothorax

point	
● 기흉은 어떤 원인으로 흉막이 파손되어 흉강에 공기가 체류한 상태이다. ● 폐의 재팽창을 재촉하기 위해 중등도 이상의 기흉인 경우는 흉강 배액 등이 시행된다.	● 반복되는 기흉이나 폐루가 지체되는 환자에서는 수술이 고려된다. ● 간호에 있어서는 흉강배액 관리가 중요하다.

기흉이란

● 기흉이란 어떤 원인으로 흉막이 파손되어 폐에서 공기가 새고(폐루), 흉강내에 공기가 체류된 상태이다(그림 1).
● 원인은 확장된 폐포꽈리(Bulla)의 파열에 의한 원발성기흉이나 기초질환(폐기종·이소성자궁내막증 등)에 수반되어 기흉이 된 속발성기흉 등으로 분류된다(표 1).
● 원발성기흉의 빈도가 가장 높고, 장신의 마른 젊은 남자에게 호발한다.

증상

● 폐포꽈리(Bulla)의 파열에 따른 갑작스런 흉통·해소발작, 그 후의 폐허탈에 수반된 호흡곤란으로 증상이 발생하는 경우가 많다.

진단

소견

● 환측의 호흡음 감약, 타진으로 고음(鼓音)을 나타낸다.

그림 1 기흉

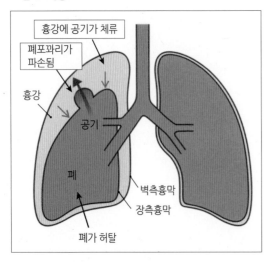

- 흉강에 공기가 체류
- 폐포꽈리가 파손됨
- 흉강
- 공기
- 폐
- 벽측흉막
- 장측흉막
- 폐가 허탈

표 1 기흉의 원인에 따른 분류

자연기흉	원발성기흉(블라·블레브의 파열)	
	속발성기흉	만성폐쇄성폐질환(COPD) 교원병 말판증후군 월경수반성기흉 폐암 등
외상성기흉	늑골골절 등에 따른 흉막손상	
의원성기흉	중심정맥 카테터 삽입이나 기관지경하생검 등에 의한 흉막손상	

그림 2 좌기흉의 X선 사진 (중등도허탈)

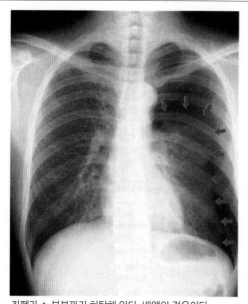

좌폐가 ➡ 부분까지 허탈해 있다. 배액의 적응이다.

그림 3 좌기흉의 CT

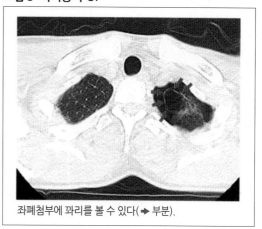

좌폐첨부에 꽈리를 볼 수 있다(➡ 부분).

- 긴장성기흉에서는 혈압저하 등의 순환부전을 동반하기 때문에 긴급 천자(aspiration)가 필요하다.

검사

- 흉부X선 촬영검사(그림2)에서 허탈한 폐와 흉강내에 체류된 공기를 볼 수 있다.
- X선소견으로 기흉의 허탈도를 진단하고 치료 방침을 정한다.
- X선상에서 흉강내에 액체가 체류한 것을 확인한 경우 혈기흉을 의심한다.

> **주의!**
> - 혈기흉에서는 긴급수술이 필요해진다.

- CT검사로 폐꽈리를 확인할 수도 있다(그림 3).

치료

- 기흉의 초기 치료는 배액에 의해 폐의 재팽창을 촉진하는 일이다. 그리고 누공의 자연폐쇄가 이루어지면 배액관 제거가 가능하다.

표 2 폐의 허탈도와 치료 방침

허탈도	흉부X선사진	진단·치료방침
경도	쇄골	● 허탈한 폐가 쇄골보다 위이다. ● 경과관찰을 한다.
중증도 이상		● 허탈한 폐가 쇄골보다 아래다. ● 흉강배액을 한다.

- 폐의 허탈 정도에 따라 치료방침이 다르다(표 2).
  · 쇄골 높이까지의 경도허탈에서는 보존적으로 경과관찰하고 그 이상의 허탈일 때는 흉강배액을 시행한다.
  · 흉강배액은 트로카카테터, 기흉세트, 흉강에 그 등을 이용한다(그림 4).
- 기흉의 수술적응은 흉강배액으로 공기가 새는 것이 멈추지 않는 경우나 반복 발생하는 기흉의 경우에 시행한다.

그림 4 트로카카테터(왼쪽), 기흉세트(가운데), 흉강에그(오른쪽)

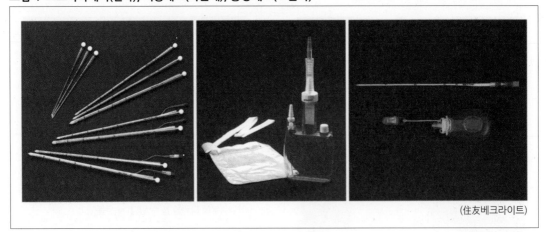

(住友베크라이트)

간호 포인트

- 배액관 고정, 배액관 삽입부의 감염징후의 유무, 뚜렷한 피하기종의 출현·확대의 유무, 공기가 새는가의 유무 등을 확인한다.
- 공기가 새는 환자에게서는 배액관의 클램프를 해서는 안 된다.
- 배액관이 삽입되어 있다는 것을 이유로 안정을 제한 받지 않는다. 배액관을 보유하더라도 적극적인 이상(離床)을 시행한다.
- 흉강배액 관리의 자세한 사항은 p.74참조.

(清水麗子)

흉수
pleural effusion

point
- 흉수는 흉막강내에 체류해 있는 액체성분을 가리킨다. 모세혈관의 투과성이나 정수압의 항진, 교질침투압의 저하 등에 의해 과잉으로 흉수가 생산되면 흉수저류로 된다.
- 치료는 흉수가 소량인 경우는 원인질환의 치료가 중심이 되지만, 다량인 경우는 천자배액이나 지속배액 등을 한다.
- 지속배액의 경우는 흉강배액 관리가 중요해진다.

흉수란

- 흉수란 흉강내에 체류해 있는 액체성분을 가리키며, 그것이 농성이라면 농흉, 혈성이라면 혈흉, 지방성분을 많이 포함한 림프액성이라면 유미흉이라고 특별히 칭하고 있다.
- 흉수는 정상인이라도 3~10mL정도는 존재하고 있다.
- 흉수는 주로 벽측흉막에서 하루 5~10L 생산되고 있으며, 그 대부분이 마찬가지로 벽측흉막으로 흡수된다. 이 균형이 무너져 흉수체류가 된다(표1).

Check
- 흉수에 대한 검사나 처치를 할 때에는「왜 흉수 체류가 일어났을까」를 생각하면서 진행하는 것이 중요하다.

증상

- 원인질환의 증상 외에 흉수 자체에 의한 증상으로서는 해소, 호흡곤란감, 흉부압박감, 흉통 등이 있다.

표 1 흉수체류를 일으키는 원인질환

① 세균감염	결핵증, 각종 세균성폐렴, 폐화농증
② 바이러스, 리케차, 불명의 감염	마이코플라즈마폐렴, 바이러스폐렴, 앵무새병, Q열
③ 진균증	방선균증, 크립토코커스증, 아스페르질루스증, 칸디다증
④ 원충증	아메바증, 폐디스토마증
⑤ 악성종양	원발성폐암, 전이성폐종양, 종격종양, 흉막중피종, 암성흉막염
⑥ 심장혈관장해	울혈성심부전, 폐색전증, 심막염
⑦ 림프관폐색	종격종양(특히 악성림프종), 종격림프절전이
⑧ 저단백혈증.	간경변, 신염, 네프로제증후군, 교원병
⑨ 기타	외상, 기흉, 개흉수술, 췌질환, 류머티즘열, 교원병, 메이그스(Meigs)증후군

진단

이학소견

● 청진으로는 환측의 호흡음이 감소 또는 소실된다.
● 흉막마찰음을 청취하는 일이 있다.
● 타진 상(上) 탁음을 나타낸다.

그림 1 흉수체류의 흉부X선 사진

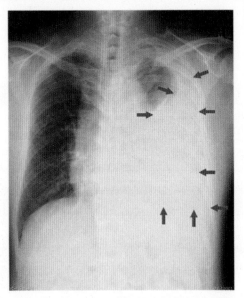

61세, 남성. 1주일 전부터 출현한 호흡곤란증으로 내원. 좌폐야호흡음의 저하를 인지하고 X선 촬영에서 흉수체류를 보이며(➡ 부분), 흉강배액으로 혈성 흉수를 증명하고, 흉수세포진으로 선암세포가 양성으로 폐암 및 암성 흉막염이라고 진단했다.

X선검사

● 흉부X선검사, CT검사에 의해 흉수의 존재에 관해서는 진단이 가능하다(그림 1,2).

흉수천자

● 보통 환자를 좌위로 하고 등 부위에서 초음파에 의해 흉수를 안전하게 천자할 수 있는 늑간을 확인하고 나서 천자를 한다.
● 지속적배액을 하는 경우에는 환자를 반좌위로 하고 측흉부로 배액관을 삽입하는 경우가 많다.
● 배액관의 술기는 기흉에 대한 처치와 마찬가지지만, 물은 폐보다 등쪽에 체류하므로 배액관은 등쪽을 향해서 삽입하게 된다(그림 3).

육안적 감별

● 혈성인지 아닌지를 감별한다.
  · 장액성흉수와 혈성흉수가 있으며, 양쪽의 중간의 성상을 임상적으로 담혈성흉수라고 하는데 명확한 기준은 없다.
● 혈성인 것은 외상이 아니면 암성이 많다고 알려져 왔지만, 결핵성흉수라도 혈성을 띤 것이 있다.

검사소견

● 천자 또는 배액으로 채취한 흉수는 검사하지만, 우선은 그 결과에 따라 삼출성인지 누출성인지

그림 2 흉수체류의 CT화상

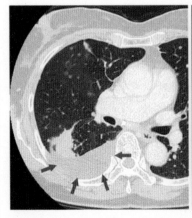
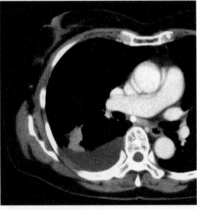

74세, 여성. 자각증상은 없음. CT검사에서 우연히 우흉수와 다발폐종류영을 발견했다. 흉강천자로 악성흉수를 증명하고, 폐암·다발폐내전이·암성 흉막염이라고 진단했다. ➡ 부분이 흉수체류.

분류해서 진단을 진행한다(표 2).

● 아밀라아제 : 췌질환에 의한 흉수에서는 아밀라아제 수치가 현저하게 상승하고, 혈청아밀라아제 수치보다 높아지므로, 흉수의 아밀라아제치로부터 췌성 흉수의 진단이 가능하다.

그림 3 흉강천자

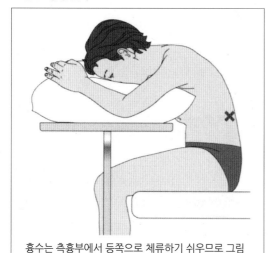

흉수는 측흉부에서 등쪽으로 체류하기 쉬우므로 그림처럼 좌위를 유지하고, 초음파에서 ×표시와 같이 천자 부위를 표시한다.

● 당 : 결핵성흉수에서는 60mg/dL 이하인 경우가 많아 암성흉수보다 낮은 수치를 나타낸다. 또 류머티즘성흉막염에서는 당이 극단적으로 낮은 수치(0~17mg/dL)를 이룬다고 한다.

● 히알루론산 : 히알루론산은 흉수 안에 상주하는 성분이며 흉막중피종의 흉수 속에서 고농도로 발견된다고 알려져 있지만, 폐암이나 악성림프종 등의 흉수에서 고농도로 되는 경우도 있다. 현재는 100mg/L 이상이라는 고농도의 히알루론산을 함유한 고점도의 흉수를 발견했을 때는 흉막중피종을 의심하게 되어 있다.

● CEA(carcinoembryonic antigen) : 암성흉수의 CEA치는 높은 경우가 많아 5~10ng/mL 이상의 높은 수치를 나타내는 경우에는 악성질환에 의한 흉수라고 생각해도 무방하다.

● ADA(adenosine deaminase : 아데노신 디아미나아제) : 흉수 속의 ADA가 50U/L 이상이면 결핵성흉막염을 의심한다.

세균검사

● 결핵성흉수로부터 결핵균의 분리배양을 시도해 보아도 균을 증명할 수 있는 것은 20% 이하라고 알려져 있다.

표 2 삼출성흉수와 누출성흉수의 감별

	삼출액(삼출성흉수)	누출액(누출액성흉수)
외관	맑은 또는 혼탁, 혈성	맑음, 담황색
비중	〉1.018	〈1.015
pH	일정하지 않음	〉7.29
단백량	〉2.9g/d	〈2.9g/dL
단백비(흉수/혈청)	〉0.5	〈0.5
LDH	〉200 IU/L	〈200 IU/L
LDH비(흉수/혈청)	〉0.6	〈0.6
리바타(rivata)반응	양성	음성
당	혈당치보다 낮다	혈당치와 거의 같다
백혈구	〉1000/mL	〈1000/mL
주요 세포	많다(백혈구, 임파구)	적다(중피세포)
적혈구	많을 때가 있다	〈5000/mL
주요 질환	폐렴, 결핵, 교원병, 만성관절류머티즘, 암성흉막염, 폐색전증, 췌질환	울혈성심부전, 신염, 네프로제증후군, 간경변, 메이구스증후군, 점액수종, 저단백혈증

LDH : lactic acid dehydrogenase; 유산탈수효소. 굵은 글씨 : 임상적으로 특히 중요한 것.

● 채취한 피브린 같은 고체성분을 검체로 하던 지, 100mL 이상의 흉수를 배양하면 양성률이 상승한다.

세포검사

● 악성흉수의 세포검사양성률은 50% 정도라고 한다.
● 세포수가 소수라면 확정진단을 내리는 것이 불가능하므로, 진단을 위해 가능한 한 다량의 흉수를 채취할 필요가 있다.

흉막생검

● 결핵이나 악성질환의 진단을 위해 경피침생검이나 흉강경하생검을 하는 경우가 있다.

치료

● 소량의 흉수는 원인질환의 치료가 중심이 되지만 다량의 것으로는 천자배액이나 지속적 배액을 한다.
● 흉수의 재체류를 막기 위해 흉막유착법(장측흉막과 벽측흉막을 유착시켜 흉수가 고이는 부분을 없앤다)으로써, 항생물질(테트라사이클린계)이나 항암제(시스플라틴이나 브레오마이신 등), 면역부활약 (OK-432), 유착재(브론카스마 베르나[Broncasma berna]나 탈크[Talc] 등) 또는 자기 피를 흉강내에 투여하는 것이 있다.

· 일례로써 OK-432 10KE와 미노사이클린 200mg, 1%키시로카인 10mL를 생리식염액 100mL에 용해하여 환자의 혈액 50mL와 함께 흉강내에 주입하고, 체위변환을 10분 정도 하게한다. 주입 후 1시간 드레인을 클램프한 후에 해제하며 지속흡인을 한다. 드레인은 48시간 이후 흉수의 체류가 보이지 않고 유착이 완성되었다고 생각될 때 발관한다.
● 최근에는 암성흉막염에 대해서 외과적으로 온열화학환류요법을 시행하여 양호한 성적을 올리고 있다는 보고도 있다.

간호 포인트

● 흉수의 치료에 있어서는 증상의 변화에 주의를 기울이면서 원인질환을 염두에 두는 것이 중요하다.

(苅田真)

문헌

1. 正岡昭 감수: 호흡기외과학. 개정4판. 南山堂, 도쿄; 2009: 451-457.
2. 磯野可一 편저: 간호사의 외과학. 개정4판. 中外의학사, 도쿄; 2005:202.
3. 小泉俊三, 川越正平, 川畑雅照 편: 흉강천자·흉강드레이너지. 레지던트 임상기본기능 일러스트레이티드. 제2판. 의학서원, 도쿄; 2001; 139.
4. Kodama K, Doi O, Higashiyama M, et al. Long-term results of postoperative intrathoracic chemothermotherapy for lung cancer with pleural dissemination. *Cancer* 1993; 72(2): 426-431.

농흉
pyothorax

point

- 농흉은 흉막강내에 농성액이 체류한 상태를 가리킨다. 발생시기(급성·만성)나 타장기와의 사이에 누공의 유무(유농성·무농성)로 분류된다. 감염에 따른 발열, 흉통이 생기는 경우가 있다.

- 치료의 원칙은 흉강배액, 농흉강의 축소(縮腔), 항균약 투여지만, 외과적 수술이 이루어지는 경우도 있다.
- 간호에 있어서는 농흉의 병태에 해당하는 전신관리·흉강배액 관리가 필요하게 된다.

농흉이란

- 농흉이란 흉강내에 농성액이 체류된 상태를 말한다(그림 1).
  · 다만 육안적농성이 아니어도 백혈구나 세균을 포함하여 혼탁함이 인지되는 삼출액이 나타나는 것도 이 범주에 포함된다.

분류

- 발생시기에 따라 3개월 이내를 급성농흉, 3개월 이상을 만성농흉이라고 한다.
- 타장가와의 사이에 누공이 있는지에 따라 유루성농흉과 무루성농흉으로 분류된다.

원인

- 폐렴이나 폐화농증 등으로부터 염증이 흉막에 파급되어 발증하는 폐감염증 유래의 농흉, 심·폐·식도 등의 흉부 수술 후에 발생하는 외과수술후농흉에서는 폐절제 후의 기관지루에서의 농흉, 식도 절제 후의 봉합부전으로부터의 농흉 등이 있다.
- 그 밖에 흉강의 천공성외상이나 식도천공에 의한 것을 들 수 있다.

그림 1 농흉

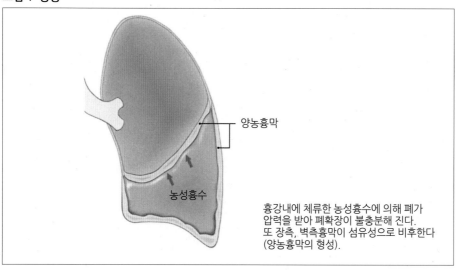

양농흉막

농성흉수

흉강내에 체류한 농성흉수에 의해 폐가 압력을 받아 폐확장이 불충분해 진다.
또 장측, 벽측흉막이 섬유성으로 비후한다 (양농흉막의 형성).

그림 2 흉수저류

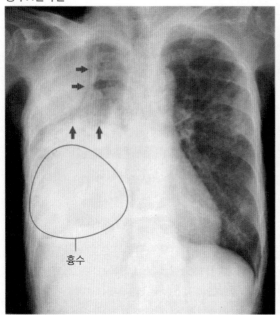
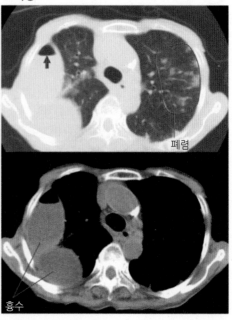

흉부X선촬영검사, CT검사로 우흉수저류가 확인되며, 폐확장이 불충분한 것으로 되어 있다. 흉부X선사진에서는 폐가 압박되어 있으며(➡ 부분), 흉수(동그라미 부분)가 보인다. CT화상에서는 경면상(➡ 부분)과 대측폐의 폐렴상(동그라미 부분)을 볼 수 있어서 유루성농흉이 의심된다.

증상

● 감염에 따른 발열을 확인할 수 있고, 염증이 흉막으로 파급되어 흉통을 일으키는 경우도 있다.
● 흉강내의 농성액체류에 의해 폐가 허탈하여 호흡곤란을 일으킨다.
● 유루성농흉일 때는 누공을 통해 농성액이 건측폐로 흡입됨으로써, 건측폐의 폐렴을 일으켜 중증화하는 경우가 있다.

진단

● X선촬영검사, CT검사에서는 흉수체류가 확인되며(그림 2), 유루성농흉에서는 경면상을 볼 수 있다.
● 때론 대량의 흉수저류에 의해 종격편위가 보이는 경우도 있다.
● 진단은 흉수천자를 하여 농성액이나 혼탁한 삼출액의 확인, 배양검사 등에 의해 확정한다.

> **기억해 두자!**
>
> ● 경면상(니보)이란 기체와 액체의 수분이 상하로 분리되어 경계선이 경면처럼 수평으로 된 상(像)을 가리킨다. 장폐색일 때의 복부X선사진(그림)에서도 같은 상을 볼 수 있다.
>
>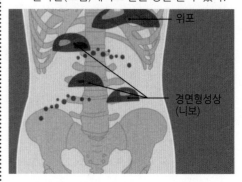

그림 3 농흉낭절제

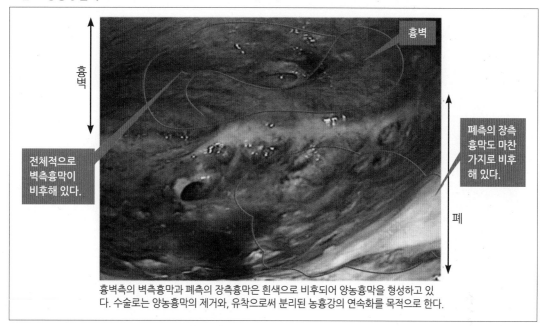

흉벽

흉벽

흉벽측의 벽측흉막이 비후해 있다.

폐측의 장측 흉막도 마찬가지로 비후해 있다.

폐

흉벽측의 벽측흉막과 폐측의 장측흉막은 흰색으로 비후되어 양농흉막을 형성하고 있다. 수술로는 양농흉막의 제거와, 유착으로써 분리된 농흉강의 연속화를 목적으로 한다.

치료

- 농흉치료의 원칙은 흉강배액, 농흉강의 축소, 항균약투여이며, 경우에 따라서 외과수술이 필요할 수도 있다.

흉강배액

- 흉강배액은 농흉치료에는 필수이다.
- 농성액, 괴사물질이나 섬유소 등을 배액할 필요가 있기 때문에, 24Fr이나 28Fr 등 가능한 한 굵은 튜브를 사용하는 게 좋다.
- 저압지속흡인으로 배액을 하고 무루성농흉이라면 흉강내의 세정을 하여 섬유소의 용해목적으로 유로키나아제를 주입하는 경우도 있다.
- 배액만으로 폐확장을 얻을 수 있으면 농흉강은 남지 않고 치유되는 경우도 있다.

농흉강의 축소

- 흉강배액이나 세정 등에 의해 농흉강을 정화시키고 서서히 축소되도록 도모한다.

항균약투여

- 충분한 배액을 한 후에 항균약을 투여하는 것이 원칙이다.
- 항균약은 배양검사에 의해 원인(起因)균의 동정과 약제감수성시험의 결과에 따라 선택되어야 하지만, 결과가 나올 때까지는 광역 스펙트럼의 항균약을 사용하는 경우가 많다.

외과적 수술

- 배액까지는 시간을 요하거나 섬유소에 의해 벽이 생겨버리면, 농흉강의 축소가 어렵게 되어 외과적 수술이 필요해진다.

1. 농흉낭절제, 폐박피술

- 급성농흉에서도 섬유소에 의한 격벽형성이나 농흉강이 잔존해 있는 경우에 시행한다.
- 최근에는 흉강경하수술로 이루어지는 경우가 많다.
- 격벽을 제거하고 농흉강을 연속시키는 일로 배액 효율을 올리고, 또 폐박피에 의해 폐표면의 섬유성피막을 제거하여 폐팽창을 촉진시킨다(그림 3).

그림 4 개방술

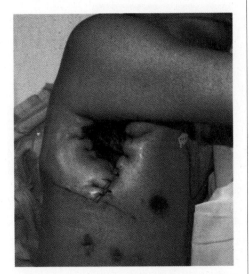

개방술 후. 개방부로 흉강내, 폐를 관찰할 수 있다. 여러 번 가제교환을 하는 것으로 농흉강이 깨끗하게 되기를 기다린다.

2. 개방술

● 감염을 컨트롤하지 못하는 경우, 또는 기관지루 등의 유루성농흉인 경우에 이루어진다.
● 늑골을 절제하고 문자대로 흉강에 창을 여는 수술이다(그림 4).
● 여러 번 가제교환을 함으로써 농흉강이 깨끗하게 되기를 기다린다. 염증의 치료와 전신상태의 회복을 기다려 근치수술을 하던지, 아니면 자연스럽게 축소되는 경우도 있다.

3. 충전술, 흉곽형성술

● 농흉강이 남아있는 경우의 축소를 목적으로 한 수술이다.
● 충전술에서는 광배근 등의 근육이나 대망을 복부에서 따로 분리해내어 충전한다.
● 흉곽형성술은 늑골을 절제하고 흉곽을 변형시켜 축소시키는 수술이다.

간호 포인트

● 농흉환자는 급성기인가 만성기인가, 유루성인가 무루성인가 등에 따라 전신상태가 달라진다.
● 대부분의 예에서 전신관리나 흉강배액 관리가 필요하지만, 개개의 환자의 상태에 따라 간호하는 것이 중요하다.

Check

● 예를 들면 기관지루에 의한 유루성농흉인 경우는 건측폐로의 농성액 흡입을 방지하기 위해 건측폐를 아래로 하는 측와위는 금기라는 등, 병태특유의 간호를 요하는 경우가 있으므로 농흉의 병태를 충분히 이해할 필요가 있다.

(橘啓盛)

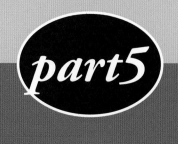

part5

빈도는 낮지만
알아두어야 할
질환과 증상

폐혈전색전증
pulmonary thromboembolism

point
- 폐혈전색전증은 하지 등의 말초정맥에 생긴 혈전이 폐동맥에서 막혀 폐색하고, 급성 내지는 만성으로 저산소혈증을 일으키는 것이다.
- 치료로는 급성인 경우 산소흡입, 항응고요법, 필요에 따라서 혈전용해요법, 폐동맥혈전적제술 등이 이루어진다.
- 폐혈전색전증은 예방·재발예방이 중요하며, 탄력스타킹이나 Flow tron(간헐적공기압박법)이 이용된다.

폐혈전색전증이란

- 폐혈전색전증이란 말초정맥에 생긴 혈전(심부정맥혈전증)이 우심계를 통과하고 폐동맥에서 막혀 급성 내지는 만성으로 저산소혈증을 일으키는 것이다(그림 1).
- 혈전은 대부분의 경우 하지 정맥에서 형성된다. 혈류가 정체하기 쉬운 심부전, 장기와상, 외과수술 후, 출산 후, 응고항진상태(악성종양, 임신, 경구피임약, 유전소인), 염증이나 항인지질항체증후군 등이 원인이 되기 쉽다고 한다.
- 부인과(골반 내 장기)수술이나 정형외과(무릎, 고관절)수술, 복부악성종양의 수술 후에는 특히 주의가 필요하다.
- 위험인자에 관해서는 표1에 나와 있다.
- 생활습관의 서구화나 고령화 등에 따라 근래 급속하게 증가하고 있다.

그림 1 폐혈전색전증

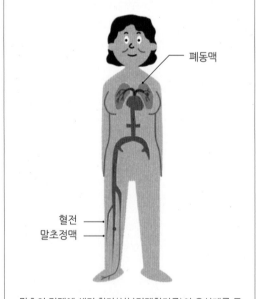

폐동맥

혈전
말초정맥

말초의 정맥에 생긴 혈전(심부정맥혈전증)이 우심계를 통과하고 폐동맥에서 막힌다.

증상

- 증상은 갑자기 혹은 서서히 진행되는 호흡곤란, 흉통, 실신 등이다.
- 때론 심폐정지 등의 심각한 사태로 발전하는 경우도 있다.

진단

소견

- 위험인자가 있고 급성 호흡곤란, 흉통, 혈담을 나타내면 폐혈전색전증을 의심한다.

표 1 정맥혈전색전증의 부가적인 위험인자의 강도

위험인자의 강도	위험인자
약하다	비만 에스트로겐 치료 하지정맥류
중등도	고령 장기와상 울혈성심부전 호흡부전 악성질환 중심정맥카테터유치 암화학요법 중증감염증
강하다	정맥혈전색전증의 기왕력 혈전성소인(素因) 하지마비 석고붕대에 의한 하지고정

혈전성소인 : 안티트롬빈 결핍증, 프로테인C 결핍증, 프로테인S 결핍증, 항인지질항체증후군 등

합동연구반참가학회 (일본순환기학회, 일본의학방사선학회, 일본흉부외과학회, 기타): 순환기병의 진단과 치료에 관한 가이드라인 (2008년도 합동연구반 보고) 폐혈전색전증 및 심부정맥혈전증의 진단, 치료, 예방에 관한 가이드라인 (2009년 개정판). 일본순환기학회 Web site. http://www.j-circ.or.jp/guideline/pdf/JCS 2009_andoh_h.pdf:50, vy27.에서 인용

검사

● 혈액가스분석
● 응고선용계검사(D-다이머치)
● 흉부X선촬영검사 : 폐동맥주간부의 확대(너클사인[knuckle sign])의 유무
● 흉부조영CT검사 : 폐동맥 내의 혈전에 의한 조영결손영상
● 폐동맥조영검사 : 혈류의 중단
● 폐혈류신티그램 : 혈류의 결손 등

치료

● 급성 폐혈전색전증인 경우 산소흡입, 항응고요법으로써 헤파린을 이용한다.
  · 헤파린은 APTT치가 컨트롤치의 1.5~2.5배가 되도록 조절을 한다.
  · 경구섭취가 가능한 환자라면 와파린칼륨(와파린)의 투여도 개시한다.

· 와파린칼륨이 지적혈 영역(PT-INR 2.0~3.0)에 미치면 선행투여하고 있던 헤파린을 중지한다.
● 필요에 따라 혈전용해요법(유로키나아제, 몬테플라제), 내과적 치료가 효과가 없는 경우에는 폐동맥혈전적제술을 실시한다.
● 재발예방을 위한 항응고요법으로써 와파린칼륨의 내복, 하대정맥 필터유치 등이 있다.

예방

● 심부정맥혈전증은 예방대책이 중요하다고 한다.
● 위험인자가 있는 경우 하지정맥혈전의 형성을 예방할 목적으로 탄력스타킹(p.105 참조)의 착용이나 탄성대(帶)로 압박을 한다. flow tron(간헐적공기압박법)(p.105참조)을 사용하는 경우도 있다(표 2).

Check

● 탄성스타킹은 하지를 압박하여 정맥의 총단면적을 감소시킴으로써, 정맥의 혈류속도를 증가시키고 하지의 정맥의 울혈을 감소시키는 효과가 있다.

● 약물요법으로써는 원래부터 미분획 헤파린이나 와파린칼륨이 이용되어 왔지만, 최근에는 에녹사파린나트륨(크렉산), 폰다파리눅스나트륨(아릭스트라)이, 정형외과영역이나 복부외과영역(부인과영역도 포함한다)에서의 심부정맥혈전증 발생억제에 대한 적응이 추가되고 있다.

간호 포인트

● 폐혈전색전증 예방에서 중요한 기계적 예방법은 주로 간호사가 실시한다.
● 중등도의 위험 환자에 대해서는 어느 정도의

표 2 위험의 단계와 정맥혈전색전증의 발생률, 및 권장 예방법

위험 레벨	하퇴 DVT(%)	중추형 DVT(%)	중후성 PE(%)	치사성 PE(%)	권장예방법
저위험	2	0.4	0.2	0.002	조기이상 및 적극적인 운동
중위험	10~20	2~4	1~2	0.1~0.4	탄력스타킹 또는 간헐적공기압박법
고위험	20~40	4~8	2~4	0.4~1.0	간헐적공기압박법 또는 항응고요법*
최고위험	40~80	10~20	4~10	0.2~5	(항응고요법*과 간헐적공기압박법의 병용) 또는 (항응고요법*과 탄력스타킹의 병용)

*정형외과수술 및 복부수술시행환자에서는 에녹사파린나트륨, 폰다파리눅스나트륨, 또는 저용량 미분획 헤파린을 사용. 기타 환자에서는 저용량 미분획 헤파린을 사용. 최고 위험에 있어서는 필요하다면 용량조절 미분획 헤파린(단독), 용량조절 와파린칼륨(단독)을 선택한다.

에녹사파린나트륨 사용법: 2,000단위를 1일 2회 피하주사, 술후 24시간 경과 후 투여 개시(참고 : 일본에서는 15일간 이상 투여한 경우의 유효성·안전성은 검토되지 않았다).

폰다파리눅스나트륨 사용법: 2.5mg(신기능저하의 예는 1.5mg)을 1일 1회 피하주사 수술 후 24시간 경과 후 투여 개시(참고: 일본에서는 정형외과수술에서는 15일간 이상, 복부수술에서는 9일간 이상 투여한 경우의 유효성·안전성은 검토되지 않았다).

DVT : deep vein thrombosis; 심부정맥혈전증, PE : pulmonary embolism; 폐색전증

합동연구반참가학회 (일본순환기학회, 일본의학방사선학회, 일본흉부외과학회, 기타): 순환기병의 진단과 치료에 관한 가이드라인 (2008년도 합동연구반 보고) 폐혈전색전증 및 심부정맥혈전증의 진단, 치료, 예방에 관한 가이드라인 (2009년 개정판). 일본순환기학회 Web site. http://www.j-circ.or.jp/guideline/pdf/JCS 2009_andoh_h.pdf 50, 표26.에서 인용

유효성이 나타나고 있지만, 고위험의 환자에 대해서는 약물요법의 병용이 필요하며, 위험 평가의 이해가 동시에 필요하다.

(本多紘二郎)

문헌

1. 합동연구반참가학회 (일본순환기학회, 일본의학방사선학회, 일본흉부외과학회, 기타): 순환기병의 진단과 치료에 관한 가이드라인 (2008년도 합동연구반 보고) 폐혈전색전증 및 심부정맥혈전증의 진단, 치료, 예방에 관한 가이드라인 (2009년 개정판). 일본순환기학회 Web site. http://www.j-circ.or.jp/guideline/pdf/JCS 2009_andoh_h.pdf
2. 정맥혈전증/심부정맥혈전증 (정맥혈전색전증)예방가이드라인 작성위원회 :폐혈전색전증/심부정맥혈전증 (정맥혈전색전증)예방 가이드라인. 메디컬 프론트 인터네셔널 리미티드, 도쿄; 2004.
3. 小林隆夫 편저: 정맥혈전색전증 가이드북. 中外의학사, 도쿄; 2006.

급성호흡부전증(ARDS)
acute respiratory distress syndrome

point
- 급성호흡부전증은 패혈증, 중증폐렴, 다발외상 등의 기초질환을 가진 환자 등에게 급성발생하는 호흡부전의 병태이다.
- 치료는 기초질환의 치료, 인공호흡관리, 진정·진통관리, 영양관리 등이다.
- 인공호흡관리에서는 인공호흡기 관련 폐장해(VALI)에 주의가 필요하다.

급성호흡부전증이란

- 급성호흡부전증(acute respiratory distress syndrome : ARDS)은 사망률이 높고 패혈증, 중증폐렴, 다발외상 등의 다양한 기초질환에 급성발생하는 호흡부전의 병태이다.
- ARDS는 질환명은 아니고 병태를 총칭한 것이다.
- 저산소혈증을 동반한 기초질환의 치료 중, ARDS를 나타내는 것은 예후불량의 인자가 되기 때문에 파악해야만 하는 중요한 병태이다.

발생과정

- ARDS의 병태는 호중구에 의한 혈관내피·폐포상피세포의 상해가 중심으로 되어 있다[1].
- 발생까지의 경과는 다음과 같다.
  ① 기초질환의 병태 하에서 말초혈중으로 방출된 염증성 사이트카인이나 아라키돈산 대사산물 등의 메디에이터에 의해 호중구가 활성화되고 폐모세혈관 내에 집적·정체하게 된다.
  ② 호중구는 폐포마크로파지의 영양하에 혈관 밖으로 이동하여 폐간질이나 폐포강내에 도착한다. 그리고 호중구 엘라스타제나 활성산소 등의 조직장해성 물질을 방출하여 혈관내피세포와 폐포상피세포가 상해를 입는다.
  ③ 폐간질이나 폐포강내로의 투과성이 항진하여 혈장성분을 포함한 삼출액의 저류나 비만성폐포상해(diffuse alveolar damage : DAD)가 일어나고, 진행되는 호흡부전을 나타낸다.

예후

- 국내 31개 시설에 의한 1997년의 집계에서는 ARDS의 ICU내 사망률은 48.6%, 병원내 사망률은 61.3%라고 예후불량의 보고가 되어 있다[2].
- 2006년까지의 해외에서의 임상시험에 있어서 ARDS의 사망률도 평균 43%로 높은 수치이다[3]. 사망원인으로서는 기초질환의 악화와 패혈증이나 원내폐렴 등 감염증의 합병이 많다.

진단

- 일본호흡기학회의 「ALI/ARDS진료를 위한 가이드라인」[4]에서는 선행하는 기초질환을 가지고 급성으로 발생한 저산소혈증으로, 흉부X선 사진에서는 양측성으로 폐기저부 침윤음영을 볼 수 있으며, 동시에 심인성 폐수종을 부정하는 것이라고 정의되어 있다.
- 진단기준은 ① 급성발생, ② 산소화능의 저하, ③ 흉부X선 사진상의 양측침윤음영, ④ 좌심부전이 없는 4항목을 충족시키고, 산소화능의 정도에 따라 PaO_2(동맥혈산소분압)/F_1O_2(흡입기산소농도)가 300 이하는 급성폐손상(acute lung injury : ALI), 그리고 200 이하를 ARDS로 분류한다(표 1).

표 1 ALI/ARDS의 진단기준

	경과	PaO$_2$/F I O$_2$*[1]	흉부화상소견*[2]	폐동맥쐐기압*[3]
ALI	급성	≦300	양측성 폐침윤영	≦18mmHg
ARDS	급성	≦200	양측성 폐침윤영	≦18mmHg

*[1] positive end-expiratory pressure(PEEP)의 수치는 상관없다.
*[2] 흉부X선 사진으로 양측대칭성이나 비만성이 아니어도 괜찮다.
*[3] 측정이 곤란하다면 이학적소견으로 좌방압상승의 임상적 소견이 없는 것만으로도 좋다.

사단법인 일본호흡기학회 ARDS가이드라인 작성위원회 편집:ALI/ARDS 진료를 위한 가이드라인 제2판. 학연 메디컬 秀潤社, 도쿄; 2010 12, 표1-1.에서 인용

표 2 주요 ALI/ARDS의 원인이 되는 기저질환

직접손상		간접손상	
빈도가 높은 것 ● 폐렴* ● 위내용물의 흡인		**빈도가 높은 것** ● 패혈증 ● 외상, 고도의 열상(특히 쇼크로 대량수혈을 동반하는 경우)	
빈도가 낮은 것 ● 지방색전 ● 흡입상해(유독가스 등) ● 재관류폐수종(페이식 후 등)	● 물에 빠짐 ● 방사선폐장해 ● 폐좌상	**빈도가 낮은 것** ● 심페바이패쓰술 ● 약물중독(파라코트 중독 등) ● 급성췌장염	● 자기면역질환 ● 수혈관련급성폐장해

*감염성질환으로 세균, 바이러스, 마이코프라즈마, 클라미도필라, 뉴모시스티스 등, 여러 가지의 미생물이 원인이 된 것.

사단법인 일본호흡기학회 ARDS가이드라인 작성위원회 편집:ALI/ARDS 진료를 위한 가이드라인 제2판. 학연 메디컬 秀潤社, 도쿄; 2010: 15, 표3-1.에서 인용

선행하는 기저질환

● 선행하는 주요 기저질환을 표2에 제시했다.
● ARDS의 원인이 되는 기저질환을 파악하는 것은 ARDS의 조기진단을 가능하게 하여 ARDS증례에 있어서 원인이 된 기저질환을 쉽게 감별할 수 있다.
● 선행하는 기저질환으로는 폐의 직접손상에 의한 것과 간접손상에 위한 것이 있다[5, 6].
· 직접손상으로는 폐렴이 가장 많지만 위내용물의 흡인에서도 볼 수 있다. 또 폐좌상, 익

column

새로 제시된 ARDS의 진단기준(the Berlin Definition)

최근에는 표1의 진단기준이 재인식되고 새로운 기준이 수립되었다(베를린 기준 :the Berlin Definition). 지금까지의 진단기준과 큰 차이는 ALI(PaO$_2$/FIO$_2$[P/F] 200-300)라는 개념이 없어지고, 「경증(mild), 중등증(moderate), 중증(severe)」이라는 중증도분류로 되었다. 또 PEEP가 관련된 것이 필수로 되어 있다.

발현시기	1주일 이내(이미 알고 있는 임상적 침습 또는 호흡기증상의 발현·악화로부터)
흉부화상소견	양페야의 음영(흉수나 무기폐, 결절만으로는 설명을 할 수 없는 것)
부종의 원인	호흡부전(심부전이나 체액과잉만으로는 설명할 수 없는 것) 위험 인자가 없는 경우는 정수압성폐수종을 제외시키기 위해 객관적 평가(심에코 등)를 요한다.
산소화	경증: 200mmHg<P/F≦300mmHg(PEEP/CPAP≦5cmH$_2$O) 중등증: 100mmHg<P/F≦200mmHg(PEEP/CPAP≧5cmH$_2$O) 중증: P/F≦100mmHg(PEEP≧5cmH$_2$O)

The ARDS Definition Task Force: Acute respiratory distress syndrome the Berlin Definition. JAMA. 2012; 307: 2526-2533. doi: 10.1001/jama.2012.5669. 에서 인용

(道又元裕)

수, 자극가스흡입, 방사선성폐장해, 지방색
전 등도 원인이 된다.
- 간접손상으로는 패혈증이 가장 많고 다발외
상, 고도의 열상, 대량수혈 후, 급성췌장염,
심폐바이패쓰술, 약물중독(파라코트 중독
등) 등이 원인이 된다.
- ARDS를 나타내는 약제도 다수 보고되어 있
으므로, 약제복용력의 문진은 중요하다[7].
- 진단기준에 부합하더라도 호흡기질환 자체에
의한 급성호흡부전은 ARDS와 구별해야만 한
다. 급성간질성폐렴, 특발성기질화폐렴, 과민
성폐렴, 급성호산구성폐렴, 비만성폐포출혈,
암성림프관증 등이 해당하는 질환이다.

치료

- ARDS는 선행하는 기저질환이 존재하기 때문
에 기저질환의 치료, 여러 장기부전에 대한 치
료, 진정·진통 관리, 그리고 영양관리 등이 필
요하다.
- 가장 중요한 것은 현저한 저산소혈증에 대응
하는 인공호흡관리이다.
- ARDS에 대한 항염증작용의 약물요법은 임상
시험에서 사망률개선을 얻을 수 없기 때문에,
본항에서는 인공호흡관리를 중심으로 서술하
겠다.

■ 인공호흡관리

- 인공호흡관리하에서 주의해야만 하는 것이
인공호흡기관련폐상해(ventilator-associated
lung injury : VALI)이다.
- VALI는 부적절한 인공호흡의 실시에 의해 한층
더 폐장해나 다장기부전(MOF : multiple organ
failure)을 일으키고, 사망률을 증가시킨다.
- VALI를 방지하는 것은 ARDS의 예방개선에
중요하다. 폐보호환기전략으로써 ① 폐포과신
전의 방지, ② 폐허탈재개통의 방지, ③ 고농
도산소노출 보호의 3개념을 들 수 있다.

표 3 표준체중의 환산표

신장 (cm)	남성	여성	신장 (cm)	남성	여성
134	33.3	28.8	160	56.9	52.4
136	35.1	30.6	162	58.7	54.2
138	36.9	32.4	164	60.6	56.1
140	38.7	34.2	166	62.4	57.9
142	40.5	36.0	168	64.2	59.7
144	42.4	37.9	170	66.0	61.5
146	44.2	39.7	172	67.8	63.3
148	46.0	41.5	174	69.7	65.2
150	47.8	43.3	176	71.5	67.0
152	49.6	45.1	178	73.3	68.8
154	51.1	47.0	180	75.1	70.6
156	53.3	48.8	182	76.9	72.4
158	55.1	50.6	184	78.8	74.3

남녀 모두 신장 1cm의 증감에 따라 체중은 0.91kg 증감한다. 여
성은 같은 신장의 남성에 비해 4.5kg적다.

사단법인 일본호흡기학회 ARDS가이드라인 작성위원회 편집:ALI/
ARDS 진료를 위한 가이드라인 제2판. 학연 메디컬 秀潤社, 도쿄;
2010 51, 부록. 에서 인용

1) 저용량환기(폐포과신전의 방지)

- 1회 환기량은 6~8mL/kg 정도로 하고 흡기종
말의 고평부압은 30cmH$_2$O 이하의 설정으로
한다[8].

> **주의!**
>
> - 이 경우의 체중은 실측체중이 아니고 표준체중
> (predicted body weight)을 이용한다.
> - 산출법(환산표는 표3) :
> 남성의 경우 : 50+0.91×(신장[cm]-152.4)
> 여성의 경우 : 45.5+0.91×(신장[cm]-152.4)

- 흡기종말의 고평부압이란 흡기종말에 회로내
의 기류가 일시정지한 상태의 기도내압이다.

> **주의!**
>
> - 자발호흡이 없이 호흡회로에 누출이 없는 것을 확
> 인하는 것은 필수이다.

2) FIO$_2$와 PEEP의 설정(폐포허탈재발생의 방지, 고농도산소노출로부터의 회피)

- FIO$_2$의 설정은 저산소혈증을 방지하기 위해
1.0부터 개시한다. 조절환기 시에는 PaO$_2$와 평

표 4 ARDS에 있어서의 인공호흡

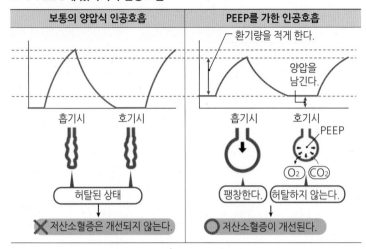

보통의 양압식 인공호흡	PEEP를 가한 인공호흡

환기량을 적게 한다.

양압을 남긴다.

흡기시　호기시 흡기시　호기시
PEEP

O₂　CO₂

허탈된 상태 팽창한다. 허탈하지 않는다.

✖ 저산소혈증은 개선되지 않는다. ⬤ 저산소혈증이 개선된다.

의료정보과학연구소 편집: 병이 보인다.
vol.4 제1판 호흡기. 메딕미디어, 도쿄;
2007:225.를 변경인용

균기도내압은 상관성이 있으며, PaO₂가 저하되어 있는 경우는 PEEP(positive end expiratory pressure : 호기말양압)를 초기설정치보다 3～5cmH₂O씩 올려서 평균기도내압을 상승시켜 간다.

● PEEP의 상승은 폐포과신전, 순환억제, 그리고 뇌압상승을 초래할 가능성도 있어서 상한 20cmH₂O까지가 목표가 된다.

● ARDS network의 임상시험에서는 PaO₂목표치 55～80Torr, 1회 환기량 6mL/kg를 조건으로 하고 있다[9].

● FIO₂의 설정은 PaO₂ 60Torr를 유지하는 한 0.4～0.6까지 저하시켜 간다.

Check

● PEEP는 환기량을 감소시키기 때문에 폐포의 부담이 적고, 호기 시에 양압을 남기기 때문에 폐포가 허탈되지 않으며, 흡기 시에 팽창되기 쉬우므로 저산소혈증이 개선된다(표 4).

간호 포인트

● ALI/ARDS는 중증의 병태로 조기진단·치료가 필요하다. 그러나 원인이 되는 기저질환이 다양해서 치료개시가 늦는 일이 자주 있다. 따라서 호흡부전을 나타내는, 특히 인공호흡관리

하의 증례에서는 ALI/ARDS라는 질환을 항상 염두에 두지 않으면 안 된다.

(石井晴之)

문헌

1. Ware LB, Matthay MA. The acute respiratory distress syndrome. N Engl J Med. 2000; 342: 1334-1349
2. 多治見公高, 武澤純, 氏家良人, 외: 일본호흡요법학회, 급성호흡부전실태조사 위원회 보고서. 인공호흡 1999; 16: 33-42.
3. Zambon M, Vincent JL. Mortality rates for patients with acute lung injury/ARDS have decreased over time. Chest 133: 1120-1127, 2008.
4. 일본호흡기학회ARDS가이드라인 작성위원회 편집:ALI/ARDS진료를 위한 가이드라인. 제2판, 학연메디컬 秀潤社; 도쿄:2010.
5. Doyle RL, Szaflarski N, Modin GW, et al. Identification of patients with acute lung injury. Predictors of mortality. Am J Respir Crit Care Med. 1995; 152: 1818-1824.
6. Hudson LD, Milberg JA, Anardi D, et al. Clinical risks for development of the acute respiratory distress syndrome. Am J Respir Crit Care Med. 1995; 151: 293-301.
7. Lee-Chiong T Jr, Matthay RA. Drug-induced pulmonary edema and acute respiratory distress syndrome. Clin Chest Med. 2004; 25: 95-104.
8. Dellinger RP, Levy MM, Carlet JM, et al. Surviving Sepsis Campaign: international
9. guidelines for management of severe sepsis and septic shock: 2008. Intensive Care Med. 2008; 34:17-60. National Heart, Lung, and Blood Institute ARDS Clinical Trials Network: Higher versus lower positive end-expiratory pressures in patients with the acute respiratory distress syndrome. N Engl J Med. 2004; 351: 327-336.

폐결핵
pulmonary tuberculosis

point
- 폐결핵은 결핵균에 의한 호흡기감염증이며, 감염자가 재채기나 기침으로 배출한 병원체를 포함한 비말핵을 흡입하는 것으로 감염된다. 감염 후, 1~2년의 발병확률이 높다. 증상은 발열, 해소, 혈담 등이다.
- 객담배양검사 등으로 결핵균이 증명된 경우 항결핵약에 의한 약물치료가 이루어진다. 장기치료가 되기 때문에 부작용에의 주의가 필요하다.
- 감염에서 증상발현까지 몇 개월 이상이 걸리기 때문에, 잊을 만 할 때에 결핵이 발병한다는 것이 감염예방과 함께 주의해야할 점이다.

폐결핵이란

- 폐결핵이란 항산균의 일종인 결핵균에 의한 호흡기감염증이다. 재채기나 기침 등에 의해 결핵감염자로부터 배출된 병원체를 포함한 비말핵을 흡입하는 것으로 감염된다.

> ### *Check*
> - 비말핵이란 병원체를 포함한 감염자의 재채기, 기침의 수분이 없어지고, 핵뿐인 상태로 공기에 부유하고 있는 것을 가리킨다.

- 결핵의 감염은 반드시 발병하는 것은 아니고 평생에 발병하는 비율은 약 8%라고 한다. 특히 결핵에 감염된 후 1~2년의 발병확률이 높다(그림 1).

> ### *Check*
> - 감염 후에 바로 발병하는 것을 일차결핵, 감염부터 장시간이 경과한 후에 세포성면역의 저하 등에 의해 발병하는 것을 이차결핵이라고 한다.

- 결핵발병의 위험인자는 HIV감염증·이식·규폐·두경부종양·혈액투석·스테로이드투여·당뇨병 등이다.

그림 1 결핵발병과 감염

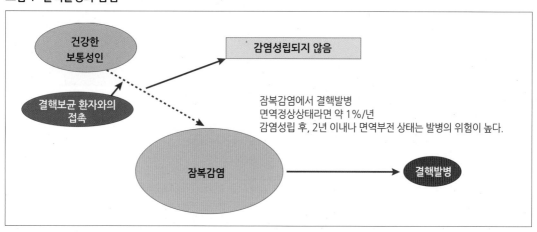

증상

- 폐결핵의 증상은 발열, 해소, 혈담, 전신권태감, 식욕부진, 체중감소 등이다.
- 증상이 적고 무증상인 경우도 있다.

진단

결핵균을 증명하는 검사

- 결핵발병의 진단방법은 객담배양검사 등으로 결핵균을 직접 증명하는 것이다.
- 결핵균 증명의 황금률은 항산균배양검사이지만, 결핵균의 증식이 늦어 수주의 시간이 걸린다.
- 항산균의 도말검사는 신속하게 판단할 수 있지만 균의 양이 적으면 진단할 수 없다. 또 다른 항산균과의 감별이 곤란하다.
- PCR(pulmonary chain reaction) 등의 핵산을 증폭시키는 검사는 신속하게 결핵균의 유무를 판단하는 게 가능하지만, 민감도는 배양검사에 비하면 떨어진다. 또 사균과 생균의 구별이 불가능하다.
- 결핵발생은 임상검체(객담, 위액 등)로부터 항산균도말·배양·핵산증폭검사 등을 조합하여 시행하고 진단한다.
- 감염의 유무를 확인하는 방법은 기존의 시행되어 왔던 투베르쿨린 검사 외에 말초혈액의 임파구의 결핵균에 대한 반응을 보는 IGRAs (IFN-γ release assays, 퀀티페론) 및 T-스팟이 있다.
- 진단과 적절한 치료는 감염확대방지의 관점에서 정확성과 신속성이 요구된다. 표1에 각 검사의 차이를 서술하였다.

영상검사

- 흉부X선촬영검사나 흉부CT검사 등의 병상검사에서는 전형적으로는 공동을 가진 침윤영이나 결절영을 형성한다.
- 면역부전환자 등에서는 혈행성으로 확산된 파종성(속립)결핵을 나타내는 경우도 있다.

치료

- 내성균 발생을 억제하기 위해 항결핵약인 이소니아지드(INH : isoniazid), 리팜피신(RFP : rifampicin), 에탐부톨 염산염(EB : ethambutol hydrochloride), 스트렙토마이신 황산염(SM : streptomycin sulfate), 피라지나미드(PZA : pyrazinamide) 등의 병용요법을 한다(그림 2).
- 장기치료이므로 부작용이 문제가 된다.
  - 대표적인 부작용 : 간장해(INH, RFP, PZA), 말초신경장해(INH), 식욕부진, 발열, 피진, 시력장해(EB), 청력장해(SM), 소변·눈물 등의 체액이 오렌지색으로 되는 것(RFP)
- 초기악화 : 결핵치료 개시 후 3개월 이내에 결핵

표 1 결핵의 진단에 이용하는 검사

검사	장점	단점
항산균배양검사	● 배양 후에 약제내성을 검사할 수 있다.	● 진단에 시간이 걸린다.
항산균도말검사	● 신속하게 결과가 나온다.	● 다른 항산균과의 감별이 불가능하다. ● 감도가 배양에 비해 떨어진다
핵산증폭검사(PCR)	● 신속하게 결과가 나온다.	● 전문적인 기술이 필요하다. ● 생균과 사균의 구별이 불가능하다. ● 감도가 배양에 비해 떨어진다(도말검사와 배양의 중간 정도)
IGRAs	● BCG의 영향을 받지 않는다.	● 다른 항산균감염(M.Kannsasil)의 영향을 받는다.
투베르쿨린검사		● 다른 항산균감염(M.avium intracellurae complex 등), BCG의 영향을 받는다.

그림 2 결핵의 치료 예

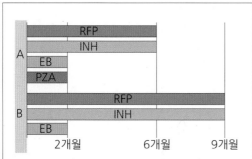

EB 대신에 SM도 가능. EB (SM)는 INH 및 RFP에 약제내성이 없는 것, 임상적으로 효과가 있다는 것이 확인되면 2개월이 지난 시점에서 종료.
R P F : 리팜피신, INH : 이소니아지드, EB : 에탐부톨 염산염, PZA : 피라지나미드.

균은 감소, 소실됨에도 불구하고 폐실질병변의 악화나 임파절의 증대가 일어나는 일이 있다.

감염예방

● 감염관리의 측면에서는 환자가 보균하고 있는지 아닌지가 문제이다.
● 다음의 내용이 확인될 때까지 격리를 검토한다.
　① 보균이 없다.

② 보균하고 있어도 유효한 치료가 이루어지고 있어서 감염의 위험이 줄고 있다.
● 보균의 위험이 있는 환자는 가능하다면 음압실에서 격리(음압실이 없으면 개인실에서 관리)를 한다.
● 의사는 결핵의 진단 시에는 보건소에 신고해야 한다.
● 의료종사자나 다른 환자가 결핵환자에게 접촉하여 감염의 위험이 있는 경우라도 바로 증상이 나타나는 것이 아니고, 보통은 감염에서 발병까지 수개월 이상이 소요된다고 생각할 수 있으므로 주의한다.

간호 포인트

● 장기간에 걸친 결핵치료의 성공에는 환자의 치료에 대한 성실성이 중요해진다. 자각증상의 유무에 상관없이 치료가 필요하고, 계속 치료할 필요성이 있다는 것을 충분히 설명해야 한다.

(倉井大輔)

객혈
hemoptysis ; blood spitting

point
- 객혈은 하기도에서 혈액을 객출하는 것이다.
- 대량객혈을 나타내는 경우는 전신증상의 안정화 후에 기관지경적 지혈처치나 기관지동맥 색전술, 외과적수술 등이 이루어지는 경우도 있어서 긴급성이 높고 신속한 대응이 필요하다.
- 간호 포인트는 감염예방책을 시행한 후에 처치에 대응할 것, 호흡상태 악화를 방지하기 위해 환측폐를 밑으로 하는 체위를 선택하고 기도확보를 할 것, 활력징후의 변화(빈맥, 혈압저하, 빈호흡 등)를 주의 깊게 관찰할 것 등이다.

객혈이란

- 객혈이란 하기도(성문보다 아래)에서 혈액을 객출하는 것이다. 출혈량에 따라 혈담이나 대량객혈이라고 한다(그림 1,2).
- 대량객혈이란 생명의 위기에 미칠 정도의 출혈량을 동반한 것이다(보통은 200~600mL/일 이상).
- 대량객혈인 경우 질식·가스교환장해에 의해 호흡·순환부전으로 사망하는 경우도 있다.

원인

- 원인은 다양해서 기관지염, 기관지원발 종양, 기관지 확장증, 폐결핵이 원인인 경우가 많지만 원인불명인 경우도 있다(표 1).
- 상기도에서의 출혈(비출혈)·상부소화관에서의 출혈(토혈)의 감별이 필요하지만, 쉽지 않은 점도 있다.
- 객혈의 원인이 불명인 것은 약 25%를 차지하는데, 예후가 양호한 것이 많다.

그림 1 객혈

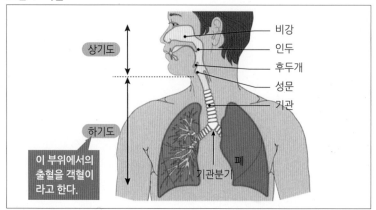

그림 2 혈담의 성상

출혈량에 따라 점상 또는 선상의 혈괴가 담에 섞여있는 것부터 담전체가 새빨간 것까지 여러 가지이다. 색조는 조기에는 선혈색이지만 시간이 경과함에 따라 갈색～검은 색으로 변해 간다. 혈담의 양상으로 병상의 악화·개선을 추측할 수 있으므로 상세하게 관찰할 필요성이 있다.

표 1 질환부위별 객혈의 주된 원인

기도	● 염증성질환 : 기관지염, 폐렴, 기관지확장증 ● 종양성질환 : 폐암, 기관지원발종양, 기관지내전이, 기관지 칼시노이드 ● 기관지내이물 ● 기도손상 ● 기관동정맥루
폐실질	● 염증성질환 :폐렴, 공동을 형성하는 폐질환(폐농양, 폐결핵, 폐아스페르질루스증) ● 종양성질환 :폐암 ● 자기면역성질환 :굿패스처 증후군(Goodpasture), 전신성홍반루프스(SLE : systemic lupus erythematosus), 웨게너(Wegener)육아종, 특발성폐헤모지데린침착증 ● 유전성결합직병 ;엘러스 단로스(Ehlers-Danlos) 증후군 ● 응고능이상 :항응고약에 의한 혈소판감소증, 파종성혈관내응고증후군(DIC : disseminated intravascular coagulation) ● 의원성 :폐생검에 의한 출혈, 아바스틴(VEGF수용체저해약)에 의한 출혈 ● 기타 :월경수반성출혈, 코카인
폐혈관	● 폐색전증 ● 폐동정맥기형(오슬러 웨버 렌듀[Osler-Weber-Rendu]증후군 등) ● 폐정맥압상승(중도의 좌심부전·승모판협착증) ● 의원성 :폐동맥손상(스완 간츠 카테터)

진단

검사

- 흉부화상소견 (X선촬영검사·흉부CT검사)(그림 3)
- 혈액검사·동맥혈액가스분석
- 심장초음파검사
- 기관지경검사(p.125참조)
- 기관지동맥조영검사·폐동맥조영검사

치료

- 활력징후가 불안정한 경우, 대량객혈을 나타내는 경우는, 긴급성이 높아 신속한 대응이 필요하다.

그림 3 흉부CT검사 화상

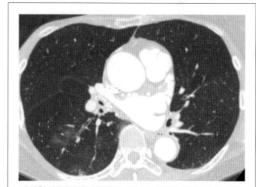

만상혈관종(기관지동맥주행이상)에 의한 객혈. 우하엽에 혈액이 스며든(➡ 부분) 것을 볼 수 있다.

긴급을 요하는 경우

- 활력징후를 모니터링한 후에 호흡기내과의사, 흉부외과의사, 영상의학과의사를 포함한 포괄적인 진료가 필요하다.

그림 4 객혈 시의 체위

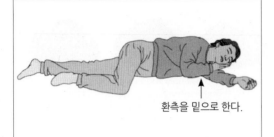

환측을 밑으로 한다.

① 전신증상의 안정화

· 기도확보 : 호흡상태가 나쁜 경우는 기관삽
관을 주저하지 말고 시행한다. 구경이 큰 튜
브를 사용하고 건측폐에 선택적으로 삽관하
여 호흡을 한다.
· 측와위 : 환측을 밑으로 하여 건측으로의 혈
액흡입을 최소한으로 한다(그림 4).

② 기관지경에 의한 기도의 직접치료

· 벌룬탬포나데에 의해 압박지혈
· 기관지내전기소작·아르곤 플라즈마 응고
· 지혈약의 국소투여

③ 기관지동맥조영·색전술

④ 외과적 치료

활력징후가 안정되어 있는 경우

●원질환에 따라 대처한다.

· 응고이상(異常)의 개선을 한다.
· 진액약·지혈제의 사용을 검토한다.

간호 포인트

●객혈의 원인이 판명될 때까지는 폐결핵 등의
감염증의 가능성도 고려하여 적절한 감염예방
책을 시행한 후에 처치에 응하도록 한다.
●우선 첫 번째로 환자의 기도를 확보한다. 특히
환측폐를 밑으로 하는 체위를 취하게 하여, 건
측폐에 혈액이 유입되어 호흡상태가 악화되는
것을 방지하도록 노력한다.
●활력징후는 출혈에 따른 순환상태의 변화(빈
맥, 혈압저하 등)나 호흡상태의 변화(빈호흡
등)에 주의하여 부지런히 측정하고, 변화가 있
으면 재빠르게 의사에게 보고한다. 객혈량이
많은 경우는 24시간 심박호흡관리 모니터를
장착한다.
●활력징후가 안정된 소량의 객혈인 경우는 혈
담 색조의 변화를 관찰한다.
●기침이 심한 경우는 재객혈의 위험요인이 될
수 있으므로 기침의 유무에도 주의해야 한다.

(長友禎子)

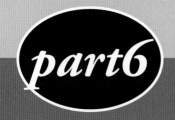

part6

그 밖에
알아두어야 할 지식

폐암의 방사선치료
radiation therapy of lung cancer

point
- 폐암의 방사선치료는 근치적조사(照射)와 대증적조사로 나뉘며, 근치적조사는 또 다시 방사선 단독에 의한 치료와 화학요법을 병용하는 병합적치료로 나뉜다. 조사법은 조사부위나 치료목적에 따라 다르다.
- Ⅰ기의 비소세포폐암에서는 방사선단독 요법으로써 정위방사선조사(SRT)를 이용하는 경우가 증가하고 있다.
- 폐암의 골전이의 동통이나 뇌전이에 대해 대증적조사가 이루어지는 경우가 많다.
- 방사선에의 유해반응에는 급성과 지발성이 있기 때문에, 부작용의 발현에는 충분한 주의가 필요하다.

처음에

- 폐암에 대한 방사선치료는 매우 중요한 역할을 담당하고 있다.
- 방사선단독으로 치료하는 치료부터 동통 등의 증상완화를 목적으로 하는 치료까지 폭넓게 이용되고 있다.
- 본 항에서는 폐암의 방사선치료에 관해서 방사선치료의 기초부터 실제의 치료법까지를 설명하겠다.

방사선치료의 원리

- 방사선의 작용은 전리작용에 의한 DNA의 손상이다. 손상을 받은 DNA가 세포사(死)에 이른다.
- · 전리작용이란 방사선이 물질 속을 통과하는 경우 그 에너지에 의해 원자가 지닌 궤도전자를 튀어나가 양이온과 자유로운 전자로 분리되는 것을 말한다.

방사선의 종류

- 방사선은 전자파와 (하전)입자선으로 분류된

표 1 주요 방사선의 종류

입자선	α선(헬륨의 2가양이온, He^{2+}) β선(전자선) 양자선 하전립자선(탄소이온선) 등
전자파	X선 γ선 등

다(표 1).
- 전자파의 대표적인 것은 X선과 γ선이다.
- 입자선이란 주로 이온화된 원자나 분자 등의 입자가 빔상으로 되어 나아가는 상태이다. 현재 일본에서는 양자선과 탄소이온선의 2종류가 사용되고 있으며, 중립자선이라고 불리고 있다. 중립자선이란 전자보다 무거운 입자(원자핵)의 총칭이다.

방사선조사법

- 방사선의 조사법은 조사부위와 치료목적에 따라 다르다. 대표적인 조사법은 그림 1에 나와 있다.
- 폐암에 대한 방사선조사를 분할하는 이유는, 1회선량이 적으면 지발성(장기)반응이 잘 일어나지 않기 때문이다. 분할하여 1회선량을 줄임으로써 장기반응을 경감시킬 수 있다. 소

그림 1 방사선치료의 조사법

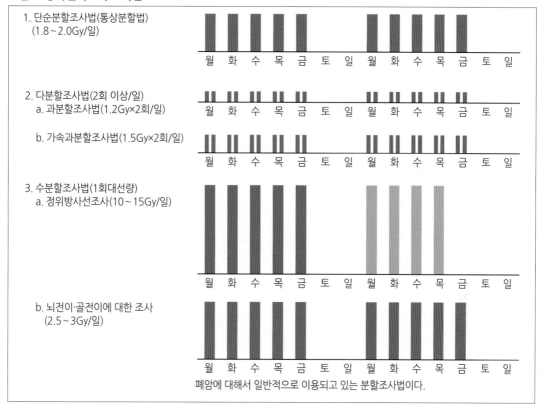

1. 단순분할조사법(통상분할법)
   (1.8~2.0Gy/일)
   월 화 수 목 금 토 일 월 화 수 목 금 토 일

2. 다분할조사법(2회 이상/일)
   a. 과분할조사법(1.2Gy×2회/일)
   월 화 수 목 금 토 일 월 화 수 목 금 토 일

   b. 가속과분할조사법(1.5Gy×2회/일)
   월 화 수 목 금 토 일 월 화 수 목 금 토 일

3. 수분할조사법(1회대선량)
   a. 정위방사선조사(10~15Gy/일)
   월 화 수 목 금 토 일 월 화 수 목 금 토 일

   b. 뇌전이·골전이에 대한 조사
   (2.5~3Gy/일)
   월 화 수 목 금 토 일 월 화 수 목 금 토 일

폐암에 대해서 일반적으로 이용되고 있는 분할조사법이다.

분할조사법은 골전이나 뇌전이에 대한 대증적 조사로써 시행되는 경우가 많다.

● 정위방사선조사(stereotactic ratiotherapy : SRT)는 근래 핀포인트 조사라는 별명으로 화제가 되고 있다. 이것은 CT시뮬레이션에 의해서 3차원치료계획을 세우고, 여러 각도에서 방사선을 한 곳(종양)에 집중시켜 고선량을 조사하는 방법이다.

● SRT는 기존의 조사법에 비해 선량의 집중성이 뛰어나며, 주위조직에의 손상 경감이 특징이다.

방사선치료의 적응

● 암의 방사선치료는 근치적조사와 대증적조사 (증상완화를 위한 조사)로 나뉜다.

● 근치적조사는 방사선단독치료와 화학요법 등

의 병용으로 치료를 하는 집학적 치료로 나눌 수 있다.

· 방사선단독에 의한 치료는 주로 기저질환 등에 의해 수술을 받을 수 없는 경우나 수술을 희망하지 않는 경우에 적응이 된다.

● 대증적조사의 대상으로 되는 것은 뇌전이나 골전이가 많다.

폐암의 방사선치료의 실제

근치적조사 : 방사선단독치료

● I~III기의 비소세포폐암에서 기저질환 등에 의해 수술을 받을 만한 체력이 없는 경우에는 보통 분할조사가 이루어진다(그림 2).

● I기에서는 SRT가 이용되는 경우가 증가해 왔다. 근래 SRT의 양호한 치료성적이 보고되어 수술을 받을 체력이 있는 I기 비소세포폐암증

그림 2 방사선의 조사범위

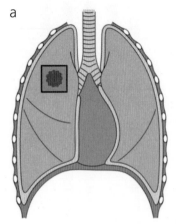

임파절 전이가 없는 증례에서는 폐실질병변 부위에만 조사한다.

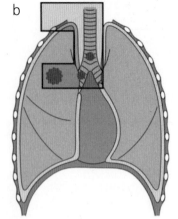

임파절 전이가 있는 증례에서는 종격을 포함하여 조사한다.
상엽인 경우는 쇄골상임파절도 조사범위로 하는 경우가 있다.

례가 SRT를 선택하는 기회가 늘고 있다. 그러나 SRT를 받은 증례 중 치료가 주효하지 않고 종양의 재증식을 일으키는 경우가 있다. 병의 진행에 의해 근치치료의 기회를 잃었기 때문에 최종적으로 죽음에 이르는 사례를 드물게 볼 수 있다.

● I기라고 생각되는 증례 중에서도 임파절전이가 있는 증례가 일정한 비율로 존재한다는 것도 염두에 두어야 한다. 임상적으로 드러나지 않는(PET 등에서도 나타나지 않는다) 임파절전이 부위는 방법이 없다. 첫 회의 치료가 매우 중요하다는 것을 의료진과 환자가 모두 염두에 두고 안이한 치료선택은 피해야 할 것이다.

● 현시점에서는 기저질환 등에 의해 수술을 받을 수 없는 경우나 충분한 설명 후에 환자가 원하는 경우에만 시행하는 게 바람직할 것이다.

근치적조사 : 병합적치료

● 진행폐암에 대한 표준치료는 보통 수술·화학요법·방사선요법 등을 조합하여 한다. 복수의 치료법을 조합하여 하는 치료를 병합적치료라고 부른다.

1. 비소세포폐암

● 절제불능국소진행, 비소세포폐암(IIIA~IIIB기)에 대해서는 방사선단독으로는 치료성적이 불량하기 때문에, 화학요법을 병용하는 화학방사선요법이 표준치료이다.

● 일반적으로는 플라티나제제와의 2제병용 화학요법과 통상분할조사를 한다(그림 3a).

2. 소세포폐암
1) 화학방사선요법

● 소세포폐암에 대해서는 환자의 체력이 충분하다면 기본적으로 병합적치료가 이루어진다.

● I~III기에는 화학방사선요법이 시행된다(I기의 일부에는 수술이 이루어진다).

● 시스플라틴과 에토포시드에 의한 화학요법에 가속과분할조사에 의한 방사선요법을 병용하여 시행하는 방법이 권장되고 있다(그림 3b).

2) 예방적전뇌조사

● 소세포폐암에 대해서 치료를 한 후, 예방적전뇌조사(prophylactic cranial irradiation : PCI)를 하는 것이 일반적이다. 소세포폐암의 치료후에 뇌에만 재발하는 경우가 많기 때문에 이 치료가 시행되게 되었다. PCI에는 25Gy/10회가 많이 이용되고 있다.

그림 3 방사선치료의 조사법

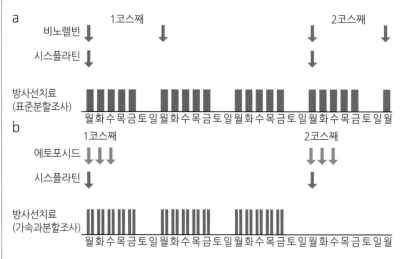

a

비노렐빈
시스플라틴
1코스째
2코스째

방사선치료
(표준분할조사)

월화수목금토일월화수목금토일월화수목금토일월화수목금토일월

표준분할조사와 시스플라틴(플라티나제제)의 2제병용 화학요법(그림에서는 비노렐빈을 병용)을 한다. 투여 선량은 60~70Gy이다. 화학요법은 4코스 정도를 반복하여 시행한다.

b

에토포시드
시스플라틴
1코스째
2코스째

방사선치료
(가속과분할조사)

월화수목금토일월화수목금토일월화수목금토일월화수목금토일월

소세포폐암에 대한 동시화학방사선요법. 가속과분할조사와 시스플라틴과 에토포시드에 의한 병용화학요법을 한다. 투여선량은 45Gy/30회를 권장한다. 화학요법은 보통 1~3일 투여한다. 4코스 정도를 반복해서 시행한다.

대증적조사

● 폐암의 골전이에 따른 동통에 대해서 방사선조사가 이루어지는 경우가 많다. 골전이에 대한 방사선조사의 통증조절효과는 75~90%로 높아서 동통완화에 유효하다. 뇌전이도 방사선치료가 적응이 된다.

· 뇌전이에 대한 치료는 수술, 전뇌조사, 정위수술적조사(SRS : stereotactic radiosurgery)를 들 수 있다. 비소세포폐암에서 뇌전이가 1개뿐인 경우는 수술 또는 SRS가 이루어진다.

Check

● 덧붙여서, 1회조사로 하는 정위방사선조사를 SRS라고 하며, SRT와 구별하고 있다.

● 다발성뇌전이라도 전이소가 4개 이내라면 SRS를 하도록 권장하고 있다. 전뇌조사의 적응이 되는 것은 다발성인 경우이다.

방사선치료의 부작용과 치료

● 방사선의 유해반응에는 급성과 지연성이 있다.

· 급성반응 : 조사 중이나 조사 직후에 발생한다.

· 지연성반응 : 조사 후 수개월에서 수년이 지

표 2 대표적인 방사선치료의 부작용

조기반응	피부염, 점막장해(기관지염 등), 장관상피장해(식도염 등), 골수억제, 방사선숙취
지연성반응·만기반응	피부궤양, 골괴사, 폐섬유증, 척수장해, 뇌증, 백내장

나 발생한다.

● 방사선치료의 부작용의 대표적인 것이 표2에 나와 있다. 방사선폐장염 등의 급성반응으로 증상이 급격하게 악화된 경우는 스테로이드 투여를 하는 경우가 많다. 식도염에는 점막보호제를 투여한다.

간호 포인트

● 방사선요법에 의한 부작용의 종류와 그 발생하기 쉬운 시기를 염두에 두고 관찰을 하는 것이 아주 중요하다.

(河內利賢, 武井秀史)

그 밖에 알아두어야 할 지식

폐암의 화학요법
chemotherapy of lung cancer

point
- 폐암의 화학요법은 소세포폐암과 비소세포폐암(편평상피암, 선암, 대세포암)으로 구분된다.
- 화학요법의 주된 목적은 ① 암의 증식을 억제한다, ② 수술 전후에 하거나 방사선치료와 병용함에 따라 치료의 효과를 높이는 것이다.
- 항암제 사용을 할 때는 투여량, 투여방법, 금기, 병용금기약, 부작용 등을 바르게 이해해 두는 것이 중요하다. 고령자에게 투여할 때는 특히 주의한다.

폐암의 화학요법이란

- 암은 일본인의 사망원인 중 제1위로 부위별 암사망률은 폐암이 가장 많으며 증가 일로에 있다(2011년 인구동태통계).
- 이와 같은 배경 속에서 근래 분자표적치료약이나 새로운 항암제가 개발되어 폐암의 내과적 치료를 개별화치료로 이끌고 생존기간의 연장 뿐 아니라 삶의 질의 개선을 도모하고 있다.
- 폐암의 화학요법은 소세포폐암과 비소세포폐암(편평상피암, 선암, 대세포암)으로 구분된다.
  - 비소세포폐암에 있어서는 항암제의 개발에 따라 편평상피암과 비편평상피암으로 나뉘어 치료선택하는 것이 필수가 되었으며,

또 상피성장인자 수용체(epidermal growth factor receptor : EGFR)의 유전자변이의 유무를 검사하는 것이 중요하다.
- 항암제를 적정하게 사용하고, 치명적인 합병증을 일으키지 않기 위해서라도 투여량, 투여방법, 금기, 병용금기약, 부작용 등을 바르게 이해해야만 한다.

목적

- 화학요법의 주된 목적은 다음과 같다.
  ① 암의 증식을 억제한다(연명효과, 동통 등의 증상완화).
  ② 수술 전후에 하거나 방사선치료와 병용함에 따라 치료의 효과를 높인다.

적응

- 화학요법의 적응의 조건은 다음과 같다.
  ① 「암」이라고 확정 진단이 내려진 것. 또 병기가 평가되어 있는 것
  ② 주요장기의 기능, 활동상태(performance status : PS)가 안정되어 있을 것 (표 1)

표 1 활동상태(PS)

0	무증상으로 사회활동이 가능하고, 제한을 받지 않고 발병 전과 동등하게 행동한다.
1	경도의 증상이 있으며, 육체노동은 제한을 받지만 보행, 가벼운 노동이나 앉아서 하는 일은 가능하다(가벼운 식사, 사무 등)
2	보행이나 신변의 일은 가능하지만 때론 조금 개조가 필요한 경우도 있다. 경노동은 할 수 없지만 하루 중 50% 이상은 일상생활을 할 수 있다.
3	신변의 일은 어느 정도는 할 수 있지만 자주 개조가 필요하고, 하루 중 50% 이상은 누워서 생활하고 있다.
4	신변의 일은 할 수 없고 항상 개조가 필요하며 종일 와상(臥床)을 필요로 하고 있다.

③ 환자에게 충분한 사전동의(informed consent)가 이루어져 있을 것

진행성비소세포폐암에 대한 항암제의 변천 (그림 1)

● 비소세포폐암환자에 대한 치료는 플라티나제제(시스플라틴 : CDDP; cisplatin, 카보플라틴: CBDCA; carboplatin)와 비플라티나제제를 조합한 플라티나 병용요법이 표준치료이다[1, 2] (표 2).

● 비플라티나제제로는 이리노테칸염산염(CPT-11), 페클리탁셀(PTX : paclitaxel), 도세탁셀 수화물(DTX : docetaxel hydrate), 겜시타빈(GEM : gemcitabine hydrochloride), 나베르빈(VNR : vinorelbine ditartrate)이라는 제3세대 항암제와 S-1, 페메트렉시드 나트륨 수화물(PEM : pemetrexed sodium hydrate)이 치료에 이용된다.

● 2002년 이후가 되니 분자표적치료약인 게피티니브, 엘로티니브염산염이 개발되고, 2009년에는 베바시주맙(아바스틴)이 폐암에 대해서 보험적용이 되었다. 또한 2012년에는 ALK 전좌폐암에 대한 분자표적치료약(크리조티

그림 1 진행비소세포폐암에 대한 화학요법의 변천

	1980~1985	1986~1990	1990~1995	1995~2000	2000~2005	2005~2009	2010~
플라티나제제	시스플라틴		카보플라틴				
비플라티나제제		【제2세대】 에토포시드 빈데신 마이토마이신			【제3세대】 이리노테칸염산염 페클리탁셀 도세탁셀 수화물 겜시타빈 나베르빈	S-1	2008~ 페메트렉시드 나트륨수화물
분자표적치료약					2002~ 게피티니브 엘로티니브염산염	2009~ 베바시주맙	2012~ 크리조티닙

표 2 플라티나제제 + 제3세대항암제의 비교시험

임상시험병	증례수	레지멘	주효율(%)	평균생존기간(월)	1년생존률(%)
ECOG 1594 (해외)	1155	CDDP+PTX	21	7.8	31
		CDDP+GEM	22	8.1	36
		CDDP+DTX	17	7.4	31
		CBDCA+PTX	17	8.1	34
FACS (일본)	602	CDDP+CPT11	31	14.2	59
		CDDP+GEM	30	14.8	60
		CDDP+VNR	33	11.4	48
		CBDCA+PAC	32	12.3	51

CDDP : 시스플라틴, CBDCA : 카보플라틴, PTX : 페클리탁셀, CPT-11 : 이리노테칸 염산염, DTX : 도세탁셀 수화물, GEM : 겜시타빈, VNR : 나베르빈

Ohe Y, Ohashi Y, Kubota K,et al. Ann Oncol. 2007; 18:317-323, Schiller JH, Harrington D, Belani CP, et al. N Engl J Med. 2002; 346:92-98. 을 참고로 작성

님)이 추가되었다. 이들 분자표적치료약은
EGFR유전자변이의 유무나 조직형 등의 임
상배경에 따라 다른 치료효과를 볼 수 있으며,
비소세포폐암의 항암제치료는 개별화치료로
진전했다.

진행성비소세포암의 치료

1차치료

● 폐암의 치료지침으로써 일본폐암학회에서 가
이드라인이 나와 있다. 2012년 11월에 「IV기
비소세포폐암에 대한 1차치료」라고 하는 가이
드라인이 개정되었다[3]. 2010년도부터의 변경
포인트는 편평상피암과 비편평상피암으로 나

그림 2 진행비소세포폐암의 1차치료

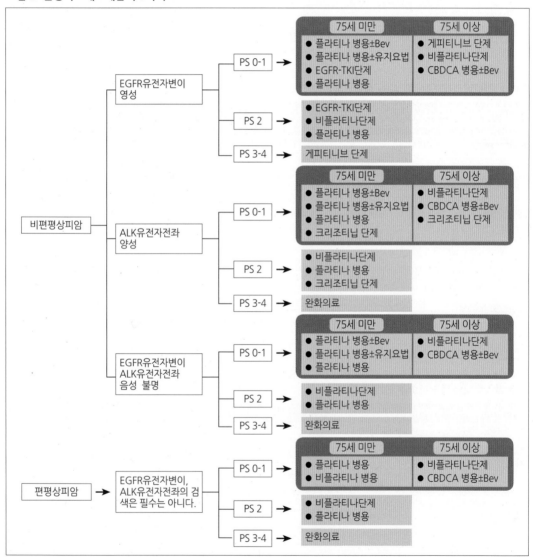

주: 완화의료에 관해서는 PS의 여하에 상관없이 필요에 따라 암치료와 병행해서 한다. CBDCA : 카보플라틴, Bev : 베바시주맙, PS : 활동
상태

일본폐암학회: IV기비소세포폐암 1차치료. 폐암진료 가이드라인 2012년도판. 일본폐암학회 Web site. http://www.haigan.gr.jp/uploads/
photos/533.pdf 에서 변경인용.

누고, 비편평상피암에 대해 유전자검사를 하도록 한 것, 고령자의 연령설정이 70세에서 75세로 된 것, ALK전좌폐암에 대한 치료가 더해진 것의 3가지이다.

- 2005년의 제5판 가이드라인에서는 「비소세포폐암에 EGFR티로신키나제 저해약(EGFR-TKI)의 투여를 권할 만한 근거는 명확하지 않다」고 되어 있는데 대해, 2010년의 개정 이후 EGFR유전자변이가 있으면 1차치료에 EGFR-TKI는 치료의 선택사항 중 하나라고 나와 있다. 마찬가지로 ALK전좌폐암에 대해서도 1차치료로써 크리조티닙이 선택사항 중 하나로 될 수 있다.
- 비편평상피폐암에서는 EGFR유전자변이와 ALK유전자전좌의 유무를 확인하고, 환자의 활동상태, 연령, 장기기능 등으로 치료방침을 정한다. 한편 편평상피암에서는 EGFR유전자변이와 EML4-ALK유전자전좌의 검색은 필수는 아니다.
- 항암제에 의한 치료가 어려웠던 활동상태가 불량한 환자라도 EGFR유전자변이가 양성이라면 게피티니브에 의한 1차치료의 적응이 나와 있다(그림 2)[3].
- 플라티나제제를 포함한 1차치료의 투여 사이클은 4~6코스로 한다.
- 활동상태가 2 또는 75세 이상에서는 플라티나제제의 투여가 가능한지 아닌지 확인할 필요가 있다.
- 활동상태가 불량(3,4)하고 EGFR유전자변이가 음성, 불명인 환자는 완화치료의 적응이 된다.

페메트렉시드 나트륨수화물(PEM)의 사용(표 3, 4)

- 페메트렉시드 나트륨수화물(PEM, 아리무타)은 복수의 엽산대사효소를 동시에 저해함으로써 항종양효과를 발휘하는 새로운 엽산대사길항약이다.
- 독성에 관해서 구역질이 많지만 혈액독성, 탈모가 적다는 특징이 있다.
- CDDP와의 병용요법에 있어서 편평상피암을

표 3 플라티나 병용요법의 투여례(비소세포폐암)

약제명	투여량	투여일	투여기간
CDDP	80 mg/m²	day 1	4주마다
CPT11	60 mg/m²	day 1.8.15	
CDDP	80 mg/m²	day 1	3주마다
DTX	60 mg/m²	day 1	
CDDP	80 mg/m²	day 1	3주마다
GEM	1000 mg/m²	day 1.8	
CBDCA	AUC6	day 1	3주마다
PTX	200 mg/m²	day 1	
CDDP	80 mg/m²	day 1	3주마다
VNR	25 mg/m²	day 1	
CDDP	75 mg/m²	day 1.8	3주마다
PEM	500 mg/m²	day 1	
CBDCA	AUC6	day 1	3주마다
PEM	500 mg/m²	day 1	
CBDCA	AUC5	day 1	3주마다
S-1	80 mg/m²	day 1	

CDDP: 시스플라틴, CPT-11: 이리노테칸 염산염, DTX: 도세탁셀 수화물, GEM: 겜시타빈, CBDCA: 카보플라틴, PTX: 페클리탁셀, VNR: 나베르빈, PEM: 페메트렉시드 나트륨수화물, ACU: area under the blood concentration-time curve; 혈중농도-시간곡선하면적

제외한 비소세포폐암에 있어서 기존의 병용요법보다 뛰어난 효과를 나타낸다는 점에서[4], 편평상피암을 제외한 비소세포폐암에 대해서는 PEM과의 플라티나 병용요법이 1차로 선택되는 경우가 많다.

- PEM은 혈액독성을 경감시키기 때문에 7일 이상 전부터 엽산의 복용과 메코바라민(메티코발)의 근육주사를 시행한다.

베바시주맙(아바스틴)의 사용

- 혈관내피증식인자저해제(항VEGF항체)인 베바시주맙은 종양조직에서의 혈관신생을 억제하고, 종양의 증식을 제어한다. 플라티나 병용요법과 조합한 1차치료제로써 사용되어[5], 플라티나 병용요법에 비해 뛰어난 임상효과를 나타낸다(표 5).
- 주의해야 할 것은 객혈, 혈전증, 단백뇨, 고혈압이라는 베바시주맙 특유의 유해현상이 있다. 특히 객혈에 대해서는 임상시험에 있어서

그림 3 유지요법을 포함한 치료

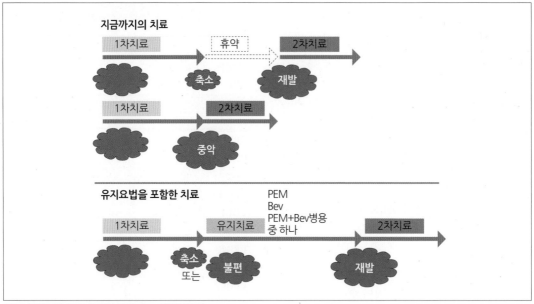

PEM: 페메트렉시드 나트륨수화물, Bev: 베바시주맙

표 4 단일 약제치료(비소세포폐암)

약제명	투여량	투여일	투여기간
DTX	60 mg/m^2	day 1	3주마다
GEM	1000 mg/m^2	day 1.8.15	4주마다
VNR	25 mg/m^2	day 1.8	3주마다
PEM	500 mg/m^2	day 1	3주마다

DTX : 도세탁셀 수화물, GEM : 겜시타빈, VNR : 나베르빈, PEM : 페메트렉시드 나트륨수화물

표 5 베바시주맙을 포함한 1차치료 (비편평비소세포폐암)

약제명	투여량	투여일	투여기간
CBDCA	AUC6	day 1	
PTX	200 mg/m^2	day 1	3주마다
Bev	15 mg/m^2	day 1	
CDDP	80 mg/m^2	day 1	
GEM	1000 mg/m^2	day 1.8	3주마다
Bev	15 mg/m^2	day 1	
CDDP	75 mg/m^2	day 1	
PEM	500 mg/m^2	day 1	3주마다
Bev	15 mg/m^2	day 1	
CBDCA	AUC6	day 1	
PEM	500 mg/m^2	day 1	3주마다
Bev	15 mg/m^2	day 1	

CBDCA : 카보플라틴, PTX : 페클리탁셀, Bev : 베바시주맙, CDDP : 시스플라틴, GEM : 겜시타빈, PEM : 페메트렉시드 나트륨수화물

사망에 이르는 예가 보고되어 있기 때문에, 편평상피암이나 공동을 가진 환자, 객혈의 기왕력이 있는 환자, 대혈관침윤이 있는 환자, 중추기도병변의 환자에는 베바시주맙의 투여를 피할 필요가 있다.

● 베바시주맙은 투여횟수에 따라 투여시간이 다르기 때문에 투여 전에 투여횟수와 시간을 확인한다.

유지요법 (그림 3)

● 1차 화학요법을 도입요법, 그 후에 계속하는 치료를 유지요법이라고 한다. 도입요법에 의해 병세의 안정을 얻은 경우는 유지요법이 시

행되는 경우가 있다.

● 기존의 항암제는 전신권태감이나 골수억제 등의 부작용이 강해, 계속 치료는 곤란했다. 그래서 1차치료 후에는 진행성단계(progressive disease)로 되기까지 경과를 보는 것이 보통이

그림 4 IPASS시험에 의한 EGFR유전자변이의 양성·음성 환자에 대한 치료효과

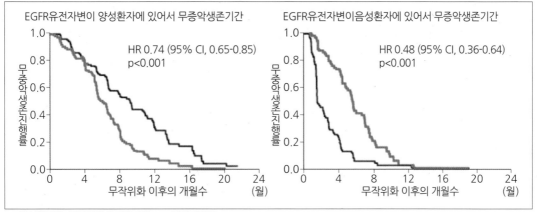

—— 카보플라틴+페클리탁셀 병용요법, —— 게피니티브

Mok TS, Wu YL, Thongprasert SG, et al. Gefitinib or carboplatin-paclitaxel in pulmonary adenocarcinoma. N Engl J Med. 2009; 361: 947-957.에서 인용

표 6 NEJ002시험 : EGFR변이양성의 미치료비소세포폐암에 대한 게피티니브와 병용화학요법의 비교

	게피티니브군	CBDCA+PTX군
주효율	73.7%	30.7%
병세컨트롤률	89.5%	79.8%
무증악생존기간	10.4개월	5.5개월

CBDCA : 카보플라틴, PTX : 페클리탁셀

었다. 그러나 PEM, 베바시주맙은 독성이 약해서 1차 화학요법 후에 계속해서 투여할 수 있게 되었고, 재발까지의 기간을 연장하는 것이 가능해졌다.

EGFR-TKI의 사용

● EGFR-TKI(게피티니브 :이렛사, 엘로티니브 염산염 :타르세바)는 EGFR유전자변이가 있는 환자에 대해서 매우 높은 치료효과가 인정된다(그림 4, 표 6)[6, 7].

● EGFR유전자변이의 발현은 여성, 비·경흡연자, 선암에 많다.

● EGFR유전자변이 양성이라면 활동상태가 불량한 환자에 대해서도 게피티니브에 의한 뛰어난 임상효과를 볼 수 있다[8].

● 부작용은 급성폐장해, 간장해, 피부염, 조위염, 설사 등이 있다.

● EGFR-TKI의 급성폐장해 :

· 2002년 10월에 게피티니브의 급성폐장해 (ILD : interstitial lung disease)에 관한 긴급안전성정보가 나왔다. 2003년 6월부터 3,000예 이상을 대상으로 한 특별조사가 실시되고, ILD발증률이 5.81%(사망률 2.3%)라고 보고되었다[9]. 또 그 후 이루어진 코호트 연구에서는 ILD발생률이 약 4%(발생사례 중의 사망비율 : 31.6%)이며, 화학요법제에 비해 위험은 약 3배라는 것이 보고되었다[10].

· 엘로티니브염산염에 관해서는 특정사용성적조사에 있어서 ILD발생률이 4.5%(발생사례 중의 사망비율 34.8%)라고 보고되었다[11].

크리조티닙의 사용

● 크리조티닙(잘코리)은 ALK전좌폐암에 대한 분자표적치료약이다.

● ALK전좌폐암은 약년자 폐암에 많은 경향이 있으며, 비소세포폐암 전체의 2~5% 정도라

6
그 밖에 알아두어야 할 지식

고 한다. 조직형으로는 압도적으로 선암에 많고 다른 조직형은 예외적으로 되어 선암에서의 빈도는 4~5% 정도이다. 또 그 대부분이 EGFR유전자변이가 음성이다.

● 크리조티닙은 ALK전좌폐암에 대해 높은 주효를 나타내지만, 유해현상으로서 간질성 폐렴, 시각장해(눈이 침침함, 잘 보이지 않는 등), 간기능 장해, 설사 등을 들 수 있다.

재발비소세포폐암의 치료

● 1차치료 후에 재발했을 때는 2차치료가 이루어진다.

● 비소세포폐암의 2차치료는 플라티나제제를 포함하지 않은 단제(도세탁셀 수화물) 또는 엘로티닙염산염을 권장한다. 비편평상피암에는 페메트렉시드 나트륨수화물도 선택사항 중에 하나이다.

● EGFR-TKI에 의한 1차치료를 받지 않은 EGFR유전자변이양성의 환자에 대한 2차치료는 EGFR-TKI에 의한 치료를 권장한다.

소세포폐암의 치료 (표7)

1차치료

● 소세포폐암은 진행이 빠르고 원격전이를 쉽게 일으키기 때문에 I기 이외에는 화학요법의 적응이 된다.

● 진행소세포폐암의 환자예후는 치료받지 않을 경우는 약 3개월이라고 한다.

● PS 0~3의 환자에 대해서는 플라티나제제 병용요법을 하도록 적극 권장한다.

● 소세포폐암에 대한 화학요법은 국한형과 진전형으로 나누고 치료선택을 한다.

· 국한형에 대해서는 CDDP와 에토포시드(VP-16)의 병용화학요법에 방사선을 동시에 조사하는 방사선병용화학요법이 시행된다(완전관해율 40%/생존기간중앙치 27개월/주효율 96%)[12].

· 진전형에 대해서는 CDDP와 CPT11을 조합한 병용화학요법이 시행된다(완전관해율 2.6%/생존기간중앙치 12.8개월/주효율 84%)[13].

● CDDP를 사용할 수 없는 환자에 대해서는 CDDP대신에 CBDCA의 사용, 또는 암루비신(AMR: amrubicin)에 의한 단일약품 치료가 이루어진다.

재발소세포폐암의 치료

● 1차치료에서 3개월 이상 경과하고 재발한 경우는 1차치료와 같은 약품으로 치료해도 된다.

● 1차치료에서 3개월 이내에 재발한 경우는 1차치료와 다른 항암제를 선택한다. 일반적으로 암루비신이나 노기테칸염산염으로 치료한다.

고령자에 대한 화학요법

● 고령자에의 화학요법은 치료에 따라 얻을 수 있는 이익과 불이익(치료관련사망률, QOL의 저하 등)을 비교하여 신중하게 판단한다.

표 7 소세포폐암의 치료

	약제명	투여량	투여일	투여기간
국한형(방사선병용)	CDDP	60 mg/m^2	day1	3주마다
	VP16	100 mg/m^2	day1~3	
진전형	CDDP	60 mg/m^2	day1	4주마다
	CPT11	60 mg/m^2	day1.8.15	
재발	AMR	40 mg/m^2	day1.2.3	3주마다
	노기테칸염산염	1.0 mg/m^2	day1~5	3주마다

CDDP : 시스플라틴, VP16 : 에토포시드, CPT-11 : 이리노테칸염산염, AMR : 암루비신

그림 5 항암제의 부작용의 출현

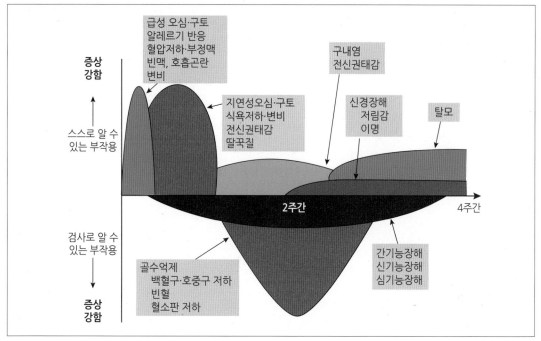

증상
강함

↑

스스로 알 수
있는 부작용

급성 오심·구토
알레르기 반응
혈압저하·부정맥
빈맥, 호흡곤란
변비

지연성오심·구토
식욕저하·변비
전신권태감
딸꾹질

구내염
전신권태감

신경장해
저림감
이명

탈모

2주간

4주간

검사로 알 수
있는 부작용

↓

증상
강함

골수억제
백혈구·호중구 저하
빈혈
혈소판 저하

간기능장해
신기능장해
심기능장해

암서포트 정보센터Web site. 암서포트 http://www.gsic.jp/에서 발췌하여 작성.

- 나이로 판단하는 것이 아니고 주요 장기기능, 활동 상태로 치료의 적응을 판단한다.
- 경구항암제를 사용하는 경우는 약제의 자기관리능력에 대해서도 판단한다.
- 합병증을 가지고 있는 경우가 많아 타약제와의 상호작용에도 주의가 필요하다.

항암제의 부작용

- 항암제의 부작용 발생에는 개인차가 있으며, 또 각종 항암제에 따라 특유의 부작용이 있다 (그림 5, 표 8).

오심·구토 (표 9, 10)

- 항암제의 오심·구토에 대해서 암치료학회에서 가이드라인이 작성되어 있다.
- 오심·구토가 현저하게 삶의 질을 저하시킨다는 점에서 예방과 치료는 중요하다.
- 증상의 발생 시기에 따라 항암제 투여 후 24시

간 이내에 출현하는 것(급성)과 24시간 이후에 출현하는 것(지연성)으로 분류된다.
- 오심·구토가 발생·지속할 가능성이 있는 기간은 보통 고도위험 항암제로 4일, 중등도로 3일간이다.
- 예측이 되는 오심·구토에 대해서는 진토제는 효과가 없기 때문에, 항불안제나 행동요법이 필요하다.

혈액독성

1. 호중구 감소, 백혈구 감소

- 감염증 합병의 위험이 된다.
- 감염증 예방으로써 청결을 유지할 것, 의료종사자, 면회자, 환자의 손씻기나 손소독을 철저하게 할 것, 또 무균식, 가열식 등의 연구가 필요하다.
- 과립구콜로니 자극인자(G-CSF)나 광범위 항균약을 투여한다.

2. 혈소판 감소

- 출혈원이 될 수 있는 부위(잇몸, 비강, 소화관

표 8 항암제의 부작용의 출현

약제명	주요 부작용
시스플라틴	골수억제, 신장해, 청력장해, 오심, 구토
카보플라틴	골수억제(혈소판감소), 오심
도세탁셀 수화물	골수억제(호중구감소), 발열성호중구감소증, 구내염, 부종, 탈모, 간질성폐렴
페클리탁셀	골수억제, 과민반응, 구내염, 말초신경장해, 근육통, 관절통, 탈모, 간질성폐렴
페메트렉시드 나트륨수화물	골수억제, 오심, 피부염, 간질성폐렴
이리노테칸 염산염	골수억제, 오심, 설사, 구내염, 간질성폐렴
겜시타빈	골수억제(혈소판감소), 오심, 간질성폐렴
나베르빈	골수억제, 오심, 구내염, 혈관염
S-1	골수억제, 오심, 구토, 피부염, 구내염, 간질성폐렴
에토포시드	골수억제, 오심, 구내염
암루비신	골수억제, 오심, 간질성폐렴
게피티니브/엘로티니브염산염	간장해, 간질성폐렴, 피부염, 조위염, 설사
베바시주맙	객혈, 단백뇨, 고혈압, 혈전증
크리조티닙	간질성폐렴, 시각장해, 간기능장해, 설사

붉은 글씨 : 특징적인 유해현상

표 9 항암제의 구토성 위험 분류(일본암치료학회 가이드라인)

분류	내용	약제
고도위험	급성·지연성의 양쪽 모두>90%	시스플라틴
중등도위험	급성이 30~90%이고 지연성도 문제가 될 수 있다.	카보플라틴, 이리노테칸염산염, 암루비신
경도위험	급성이 10~30%이고 지연성은 문제가 되지 않는다.	도세탁셀 수화물, 에토포시드, 겜시타빈, 페클리탁셀, 페메트렉시드 나트륨수화물, 토포테칸, S-1
최소위험	급성이 <10%이고 지연성은 문제가 되지 않는다.	베바시주맙, 비노렐빈, 게피티니브, 엘로티니브 염산염

일본암치료학회 편집. 제토약적정사용 가이드라인 2010년 5월 [제1판]. 金原출판, 도쿄; 2010.에서 작성

표 10 항암제의 구토성 위험별 진토요법(일본암치료학회 가이드라인)

분류	제토제
고도위험	아프레피탄트(이멘드) $5HT_3$수용체길항약 덱사메타존
중등도위험	$5HT_3$수용체길항약 덱사메타존
경도위험	덱사메타존
최소도위험	없음 ※ 증상이 있는 경우는 H_2블로커 또는 프로폰펌프 저해약을 이용한다.

일본암치료학회 편집. 제토약적정사용 가이드라인 2010년 5월 [제1판]. 金原출판, 도쿄; 2010.에서 작성

등)의 확인이 필요하다. 혈소판 2만/μL이하에서 수혈을 시행한다.

3. 빈혈
- 빈혈은 암환자에 있어서 빈번하게 볼 수 있다. Hb 7g/dL 이하에서 수혈을 시행한다. 심기능이 나쁜 환자에서는 Hb 10g/dL 이하에서 수혈을 검토한다.

발열성호중구감소증
- 고도의 호중구감소에 따른 발열을 말하며, 적절한 치료가 늦어짐에 따라 감염증을 합병하기 때문에 항균약 투여를 한다.

혈관 외 누출
- 주위조직장해는 기괴사성, 염증성, 비괴사성으로 분류되며, 발생 후 1시간 이내에 적절한 처치를 해야 한다.

(橫山琢磨)

문헌

1. Ohe Y, Ohashi Y, Kubota K, et al. Randomized phase Ⅲ study of cisplatin plus irinotecan versus carboplatin plus paclitaxel, cisplatin plus gemcitabine, and cisplatin plus vinorelbine for advanced non-small-cell lung cancer: Four-Arm Cooperative Study in Japan. Ann Oncol. 2007; 18: 317-323.
2. Schiller JH, Harrington D, Belani CP, et al. Comparison of four chemotherapy regimens for advanced non-small-cell lung cancer. N Engl J Med. 2002; 346: 92-98.
3. 일본폐암학회: Ⅳ기비소세포폐암 1차치료. 폐암진료 가이드라인 2012년도판. 일본폐암학회 Web site.
http://www.haigan.jp/uploads/photos/533.pdf
4. Scagliotti GV, Parikh P, von Pawel J, et al. Phase Ⅲ study comparing cisplatin plus gemcitabine with cisplatin plus pemetrexed in chemotherapy-naïve patients with advanced-stage non-small-cell lung cancer. J Clin Oncol. 2008; 26: 3543-3551.
5. Sandler A, Gray R, Perry MC, et al. Paclitaxel-carboplatin alone or with bevacizumab for non-small-cell lung cancer. N Engl J Med. 2006; 355: 2542-2550.
6. Mok TS, Wu YL, Thongprasert SG, et al. Gefitinib or carboplatin-paclitaxel in pulmonary adenocarcinoma. N Engl J Med. 2009; 361: 947-957.
7. Maemondo M, Inoue A, Kobayashi K et al. Gefitinib or chemotheray for non-small-cell lung cancer with mutated EGFR. N Engl J Med. 2010; 362: 2380-2388.
8. Inoue A, Kobayashi K, Usui K, et al. First-line gefitinib for patients with advanced non-small-cell lung cancer harboring epidermal growth factor receptor mutations without indication for chemotherapy. J Clin Oncol. 2009; 27: 1394-1400.
9. 吉田茂: 게피티니브 프로스펙티브 조사(특별조사) 결과보고. 의약저널 2005; 41: 772-789.
10. 아스트라제네카 : 「비소세포폐암환자에 있어서 게피티니브 투여 및 비투여에서의 급성폐장해·간질성폐렴의 상대리스크 및 위험인자를 검토하기 위한 코호트 내 케이스 컨트롤 스터디」결과보고서. 平成18년도 제1회 약사·식품위생심의회 의약품 등 안전대책부회 안전대책조사회의사차제 자료 No.2, 2006년 10월 19일.
11. 탈세바 적정사용가이드. 中外제약 주식회사, 2008년 12월.
12. Takada M, Fukuoka M, Kawahara M, et al. Phase Ⅲ study of concurrent versus sequential thoracic radiotherapy in combination with cisplatin and etoposide for limited-stage small-cell lung cancer: results of the Japan Clinical Oncology Group Study 9104. J Clin Oncol. 2002; 20: 3054-3060.
13. Noda K, Nishiwaki Y, Kawahara M et al: Irinotecan plus cisplatin compared with etoposide Plus cisplatin for extensive small-cell lung cancer. N Engl J Msed. 2002;346: 85-91.
14. 일본암치료학회 편집. 제토약 적정사용 가이드라인 2010년5월 [제1판]. 金原출판, 도쿄; 2010.

가정산소요법(HOT)
home oxygen therapy

point

- 심한 만성 호흡부전이나 폐고혈압의 환자 등이 퇴원 후에도 가정에서 산소요법을 계속하는 것을 가리킨다.
- 가정산소요법의 장치에는 ① 산소농축기, ② 액화산소, ③ 산소탱크의 3종류가 있

기 때문에 환자의 상태에 맞는 공급법을 선택한다.
- 가정산소요법을 잘 도입하기 위해 가정간 호 이용을 권장하며, 포괄적 재활이 이루 어진다.

가정산소요법이란

- 입원중이나 응급상황으로 저산소증인 환자에게는 산소투여가 이루어진다.
- 일부 호흡기질환이나 심질환에서는 건강한 일반성인 수준으로 산소화가 회복되지 않거나 장시간이 걸릴 수 있다. 따라서 퇴원 후에도 가정에서 산소흡입을 가능하게 한 것이 가정산소요법(home oxygen therapy : HOT)이다.
- 호흡기질환과 관련한 가정산소요법의 적응은 호흡기의료의 분야에서는 만성호흡부전, 폐고혈압증(COPD의 경우는 평균폐동맥압 >20mmHg 이상)을 생각할 수 있다(상세한 것은 나중에 설명).
- 만성호흡부전이 있는 만성호흡기질환에서는 호흡곤란의 완화를 위해서는 처방되어 있다.
- 교린대학 의학부 부속병원에서 가정산소요법을 처방하는 주요질환은 COPD, 간질성폐렴, 결핵후유증의 순으로 많다(그림 1). 이전에는 COPD와 결핵후유증이 많았지만 최근 일본의 통계에서도 전국적으로도 결핵후유증보다 간질성폐렴 환자에게 도입하는 경우가 많아졌다.

그림 1 교린대학 의학부 부속병원 HOT외래에서의 환자의 내역

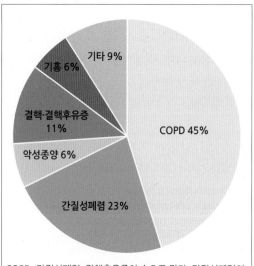

기타 9%
기흉 6%
결핵·결핵후유증 11%
악성종양 6%
COPD 45%
간질성폐렴 23%

COPD, 간질성폐렴, 결핵후유증의 순으로 많다. 간질성폐렴의 HOT도입 환자가 증가하고 있는 것은 최근의 일본 특징이다.

종류

- 가정산소요법으로 가정에서 효소를 공급하는 장치는 산소농축기와 액화산소와 산소탱크 3 종류가 있다(표 1).

표 1 가정산소요법의 장치의 종류

	산소농축기	액화산소	산소탱크
장치	제오라이트로 질소와 수분을 흡착시켜 산소를 내보낸다.	-189.1℃의 액화산소. 본체는 자택에 설치하고, 휴대형용기에 충전하여 휴대한다.	고압산소(14.7MPa 또는 19.6MPa)를 탱크에 충전한다.
공급산소	90~93%의 산소, 2~7L/분 정도	100%의 산소, 15L/분이나 가능(단시간)	100%의 산소, 10L/분 정도까지
휴대 가능성	휴대는 곤란. 다만 4.5kg의 휴대용도 있음	본체를 집에 설치, 휴대형 용기 가능. 무겁다. 전기 불필요. 자택에서 공급가능	사용시간이 짧다. 호흡동조장치를 이용하여 휴대도 가능
가정에서의 제약	전기가 필요	교환이 2~3회/월 정도 필요	탱크의 장기보존이 가능하지만 교환이 필요

표 2 가정산소요법의 장치의 종류

① 중도의 만성 호흡부전	● 동맥혈산소포화도가 55Torr 이하, 혹은 동맥혈산소포화도가 60Torr 이하에서 수면 시에나 노력시에 두드러진 저산소혈증에 이르는 것으로, 의사가 필요하다고 판단한 것
② 폐고혈압	● 가이드라인에는 반드시 명기되어 있는 것은 아니지만 일반적으로 평균 폐동맥압이 25cmH₂O 이상의 폐동맥압 상승을 가리키지만, COPD의 경우는 평균 폐동맥압이 20cmH₂O 이상을 폐고혈압으로 한다.

그림 2 안전하면서도 효과적이라고 생각할 수 있는 산소 처방량

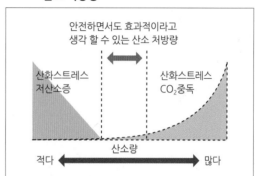

산소의 처방량이 너무 많으면 산화스트레스의 원인이 되거나, COPD환자 등에서는 CO_2중독의 원인이 된다. 또 처방량이 너무 적어도 저산소증이나 허혈에 의한 산화스트레스의 원인이 된다. 적절한 산소 처방량이 요구된다.

가정산소요법(HOT) 도입에 있어서 고려해야할 것

HOT의 적응의 유무 검토

● 일반적으로 가정산소요법은 보험적용에 기초하여, 표2의 경우에 적응 가능성을 생각할 수 있다.

● 다음의 사항에 유의한다.

① 만성호흡부전은 서두를 필요는 없으므로, 약간 저산소증인가 생각되더라도 3개월 정도까지는 지켜봐도 무방하다.

② 산소공급기의 취급이 가능한가, 금연이 가능한가, 가족의 지원의 유무 등, 도입에 대해서 사회적 배경을 검토한다.

산소 처방량의 결정

● 2L/분의 산소를 18시간/일 이상의 HOT도입군(群)과 HOT도입이 없는 군에서, 전자의 쪽

이 예후가 좋았다는 보고가 있다. 그러나 산소의 처방량, 혹은 노력시 저산소증에 한정된 산소요법 처방에 관한 근거는 한정적이다.

● 저산소증이 장기장해를 일으키거나 산화스트레스의 원인이 된다는 것, 또 고산소상태가 산화스트레스의 원인이 되어 COPD 등에서는 CO_2중독의 원인이 된다는 것을 고려하여(그림 2), 다음과 같이 산소 처방량을 정하고 있다.

① ADL을 고려한다.

② 6분간 보행 시험을 한다. 6분간 보행에서의 SpO_2의 저하와 수면시의 저산소증은 관련되어 있다는 보고가 있다.

③ 24시간 SpO_2 모니터링을 한다.

④ 심에코로 폐동맥압을 평가, BNP를 측정한다. 심부전을 제외한다.

● COPD의 호흡곤란은 저산소 뿐만 아니라 소위 동적과팽창(dynamic hyperinflation)도 원인으로 된다. 따라서 HOT를 도입하더라도 개선되지 않는 경우도 있다.

도입의 실제 : 일본교린대학 HOT외래팀의 사례

● 만성호흡부전 환자의 가정산소요법을 무리 없이 도입할 수 있도록 HOT외래를 개설하고, 여러 가지의 임상서비스를 제공하고 있다.

● 또 조만간 6분간 보행시험이나 가정산소요법 외래관리의 보험의료에 해당하는 취급이 개선될 예정이다.

교린대학 부속병원 HOT외래팀의 특징

● HOT외래에는 의사·간호사·물리치료사가 있으며, 여러 직종이 관여하므로써 ① 부적합·문제점이 빨리 발견된다, ② 환자 한 사람 한 사람에 대해서 셋이서 하는 환자지도의 역할분담이 맞춤형으로 가능해 진다, ③ 재활의 도입이 쉬워진다, ④ 간호사가 병동과 외래에서 환자를 담당할 수 있게 되어, 입원과 외래를 연계하여 치료를 연속적으로 진행할 수 있는 등의 많은 장점을 들 수 있다.

● 산소요법 가이드라인에서도 다학제 팀의 관여를 권장하고 있다[1].

실제의 흐름

● 노력시 호흡곤란이 나타나는 등, 의사가 일반 외래에서 HOT도입의 검토를 필요하다고 생각한 시점에서 HOT외래에 검진을 받게 하며, 이 시점부터 HOT외래팀이 개입한다.

● 느리게 진행하는 진행성 호흡곤란은 서둘러 입원시킬 필요는 없고, 중도(重度)의 「만성」호흡부전의 진단을 내리기까지 1개월에서 2개월 정도 상황을 지켜보는 경우도 있다. 이 기간에 24시간 SpO_2모니터링이나 6분간 보행시험을 실시하여, 어느 정도의 산소포화도의 저하를 나타내는지, 또는 HOT를 도입하지 않아도 재활에서 대응할 수 있지 않을까, 등의 검토를 한다.

● 가정산소요법의 도입에 있어서는 도입 시와 외래관리 시에 금연, 감염예방, 호흡법, 운동요법, 식사·영양, 복약·흡입, 불안조절, 기기류에 관한 지도를 팀의료에서 제공하고 있다.

● 가정산소요법이 결정되면 교육을 위해 입원하여, 6분간 보행시험에 의한 산소량의 최종결정(그림 3a), 재활의 지도(그림 3b), 질환에 관한 지식의 습득, 산소기기의 사용법을 교육 받게 한다.

그림 3 HOT도입을 위한 교육입원한 환자의 모습

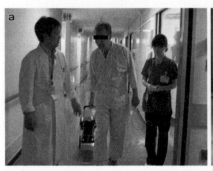
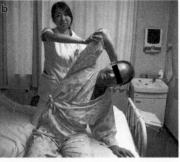

당과에서는 HOT도입을 위해서 교육입원을 한다. 입원중에는 6분간 보행시험(왼쪽), 재활의 지도(오른쪽), 질환에 관한 교육, 산소기기의 사용법 지도 등을 한다.

- 퇴원 후에 통원하는 HOT외래에서는 입원해서 도입한 HOT를 적절하게 사용하고 있는지, 잘 사용하지 못하고 있다면 무엇이 문제인지, 나아가 사회적 요인으로 치료를 중지하지는 않는지 등, 간호사, 의사, 물리치료사들이 다방면에서 검토를 함으로써 가이드라인에 기초한 의료를 시행하는 환경을 모색한다.
- 또 의학적인 측면에서 6분간 보행시험이나 24시간산소포화도 모니터링 등을 한다. 이 경험에서 6개월 정도의 외래개입으로 상당한 문제점을 해결할 수 있으며, 이 과정에서 해결할 수 없는 경우는 계속해서 개입을 유지하고 있다.

외래에서의 재활의 중요성

- 교린대학 HOT외래에서는 물리치료사도 참가하여, 적절한 재활을 시행하고 있다.
- HOT외래의 재활에서는 환자의 상태에 맞춘 가벼운 체조나 휴식에 더하여, 실생활에서의 화장실이나 목욕, 계단이동, 옷갈아입기 등 가정에서 하는 일상생활의 새로운 문제점에 대해서 지도 혹은 신체기능의 향상을 목표로 재활을 할 수 있다.
- 재활과정이 효과적인 경우는 새롭게 재활의학과(科)의 검진도 고려해 본다.

그림 4 HOT외래의 흐름

HOT도입의 필요성 판단		**의사** : 일반 진료
HOT외래에서의 도입 전의 개입	1~3개월	**의사** : 일상생활에서 어느 정도의 저산소가 있는가 **간호사** : 문제점 해결 **재활** : 재활의 시행과 그 가능성 평가
HOT도입교육 입원	5~9일	산소기기나 재활, 병의 지식의 학습·습득
HOT외래	6개월	**의사** : 일반 진찰 **간호사** : 문제점 해결. 정확하게 사용하고 있는지 점검 **재활** : 재활 계속, 운동법의 훈련 호흡곤란에 대응하는 법
HOT외래종료 후	6개월~	**의사** : 일반 진찰 **간호사** : 개입 연장의 필요성 검토 **재활** : 재활 사항의 확인

- HOT외래의 흐름을 그림 4에 정리하였다.

합병증

- 지금까지 경험한 가정산소요법으로 일어날 수 있는 합병증이나 현상을 표 3에 정리하였다.

표 3 가정산소요법으로 일어날 수 있는 합병증과 현상

합병증, 문제점	원인	대책
화재, 열상	산소사용 중에 화기의 사용	철저한 금연, 전자조리기 IH의 도입 등 불의 사용을 가능한 한 피하도록 지도한다.
CO_2나코시스	산소의 과잉 투여	산소투여량의 조정, 의식수준의 관찰, 동맥혈가스분석의 체크를 한다.
비강의 건조	질소가스와 함께 수분도 흡착해 버리기 때문에	가습기의 설치, 흰색 바셀린 사용
탄기증	COPD에서는 폐의 과팽창 때문에 식도가 견인되어 있으며, 분문기능이 저하해 있는 점, 또한 탄기증으로 식욕부진을 나타내는 경우가 있기 때문에	
비행기·고지	기압 *국제선의 고도는 10,000m에 이르러 비행중의 산소농도의 저하를 나타낼 수 있다.	
몸치장의 문제	움직이는 일에 숨이 참	확실하게 산소흡입하면서 천천히 동작을 한다.
근력저하·심폐기능 저하	가정산소의 장치나 호흡곤란 때문에 외출이 감소하거나, 귀찮아지거나 하기 때문에	재활에 의해 근력저하 방지, 심폐기능의 유지를 도모한다(식사지도와 그 실천도 중요하다)

표 4 간호·관찰의 포인트

의학적인 처방의 준수	☐ 지시받은 산소량이 적절한가 ☐ 지시받은 산소량을 적절하게 흡입할 수 있는가 ☐ 산소 이외의 치료약을 복용 혹은 흡입 가능한가 ☐ 원질환에 관련된 합병증이나 병존증이 새로 출현, 악화하지 않는가 ☐ 산소공급기 관련기구와 몸의 상성은 맞는가 ☐ 패닉호흡에 대한 대처법을 이해하고 있는가 ☐ 질환이나 치료에 대한 지식이 있는가 ☐ 가족배경을 파악한다 ☐ 지속적이면서 포괄적인 진료체제를 구축한다
산소공급장치의 취급	☐ 일상활동 속에서 제대로 산소를 흡입할 수 있는가 ☐ 산소공급기(농축기, 탱크 등)를 적절하게 다룰 수 있는가 ☐ 산소탱크의 교환, 액체산소의 충전 등을 할 수 있는가 ☐ 처방 유량에 맞춘 사용시간의 기준을 알고 있는가 ☐ 설치장소의 확인(화기에서 떨어져 설치 등) ☐ 일상의 점검과 손보기(필터나 가습기 등)
흡연·화기의 취급	☐ 금연이나 화기의 취급은 잘 학 있는가 ☐ 캐뉼라에 인화했을 때의 대처법에 대해서 ☐ 화재 대책은 구비했는가(요리나 담배)
일상생활관련·재활관련	☐ 일상생활관련·재활관련 신체적인 재활(근력 트레이닝, 산책 등)이 되고 있는가 ☐ 식사가 적당한가(너무 마른 것은 좋지 않다) ☐ 여가활동(여행 등)에 곤란하지는 않은가 ☐ 실내의 이동으로 곤란하지는 않은가 ☐ 숨이 차지 않는 일상생활행동이 가능한가
긴급시대응	☐ 긴급시·재해시의 산소에 관한 연락처, 의사에 관한 연락처가 파악되어 있는가

간호·관찰의 포인트

● 위에 서술한 바와 같이 여러 직종이 관련된 의료행위를 총칭해서 「포괄적 재활」이라고 한다
● 간호·관찰의 포인트는 바로 이 「포괄적 재활」의 확인이 되며, 표4와 같은 점이 포인트가 된다. 호흡기질환은 고령자가 많으므로 가족배경도 고려하여 확인한다.

(和田裕雄, 秋山陽子, 竹田紘崇, 後藤元)

문헌

1. 일본호흡기학회 폐생리전문위원회, 일본호흡관리학회 산소요법 가이드라인 작성위원회 편집: 산소요법 가이드라인. 메디컬레뷰사, 도쿄; 2006.
2. 竹田紘崇, 櫻井俊光, 須崎由香, 외: 교린대학 HOT외래의 2년간 동향. 일본호흡 케어 리하비리테이션 학회지 2011; 21(suppl): 272s.
3. 內田麻耶, 馬場梨繪, 塩沢千加子, 외: HOT외래에 있어서의 간호사의 개입기간의 검토. 일본호흡케어 리하비리테이션 학회지 2011; 21 (suppl): 266s
4. 일본호흡기학회 COPD 가이드라인 제3판 작성위원회 편집: COPD (만성폐쇄성폐질환)진단과 치료를 위한 가이드라인 제3판. 메디컬레뷰사, 도쿄; 2009.

호흡간호에
유용한 자료

자료 ① 인공호흡기의 환기모드

■ 기본 환기모드의 설정

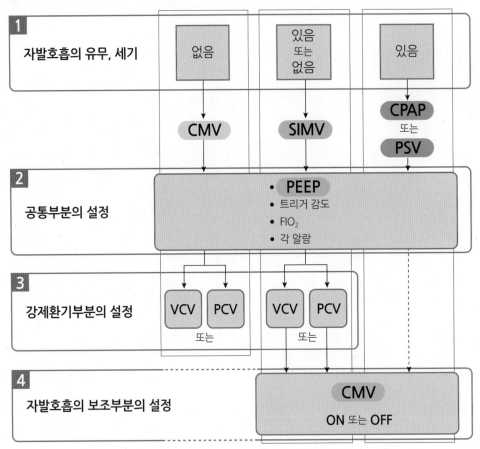

■ 설정항목

● A/C

PCV의 경우	● 호흡횟수 ● 흡기압 ● 흡기시간 ● 산소농도 ● 트리거 감소 ● PEEP압
VCV의 경우	● 호흡횟수 ● 1회 환기량 ● 흡기시간 또는 흡기유속 ● 트리거 감소 ● PEEP압 ● 산소농도

● SIMV

PCV의 경우	● 호흡횟수(SIMV횟수) ● 흡기압 ● 흡기시간 ● 트리거 감소 ● PEEP압 ● 산소농도
VCV의 경우	PS압(PSV병용인 경우) ● 호흡횟수(SIMV횟수) ● 1회 환기량 ● 흡기시간 또는 흡기유속 ● 산소농도 ● 트리거 감소 ● PS압(PSV병용인 경우) ● PEEP압

● CPAP

● PEEP압
● 산소농도
● 트리거 감소
● PS압(PSV병용인 경우)

■ 대표적인 환기모드

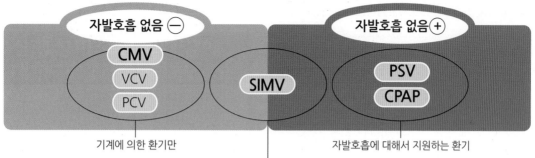

자발호흡 없음 ─

CMV
VCV
PCV

SIMV

자발호흡 없음 ⊕

PSV
CPAP

기계에 의한 환기만

기계에 의한 환기+자발호흡과의 혼재

자발호흡에 대해서 지원하는 환기

■ 환기모드의 특징과 관찰 포인트

모드	특징	주의점	관찰포인트
CMV	● 지속강제환기: 자발호흡이 없는 경우에 사용하는 환기모드 ● VCV(용적조절환기): 양을 지표로 하는 환기모드 장점: 양의 상한이 일정하게 유지될 수 있어서 1회환기량은 유지된다. ● PCV(압지지환기): 압력을 지표로 하는 환기모드 장점: 압력의 상한을 일정하게 유지할 수 있어서, 기도내압의 이상한 상승, 폐포의 과팽창에 의한 폐손상을 방지한다.	● VCV ·폐의 탄성이나 기도의 저항에 의해 기도내압이 변화된다. 가래의 체류나 기도협착, 일측폐삽관, 천식발작 등에 의해 기도내압 상승 ·자발호흡이 출현한 경우에 동조하기 어려워져, 파이팅이 일어나기 쉽다. ● PCV ·폐의 탄성이나 기도저항에 의해 환기량이 좌우된다. 환기량을 직접 설정하지 못하므로 일정한 압력을 주어도 폐유순도가 낮은 폐에서는 팽창하지 않고 환기가 불충분	● VCV ·기도내압의 추이의 확인: 기도내압에 의해 폐상태의 평가가 가능 ·자발호흡의 유무 확인 ● PCV ·환기량의 추이를 확인
SIMV	● 동기식간헐적강제환기 : 자발호흡으로 부족한 환기량을 강제환기로써 들여보내는 호흡횟수나 환기량을 보조하는 환기모드 장점 : 자발호흡의 유무에 관계없이 사용 가능하다. 설정한 강제환기부분은 환기가 유지된다.	● 강제환기의 패턴이 환자에게 맞는다고는 할 수 없다.	● 호흡횟수, 환기량, 기도내압을 관찰
PSV	● 압력시지환기: 사발호흡에 맞추어 일정한 압력까지 가압하는 환기 모드 장점 : 환자의 호흡과 인공호흡기의 동조성이 좋아, 흡기의 일량을 경감시킬 수 있다.	● 자발호흡이 없는(무호흡이 일어난다) 경우 또는 불규칙한 호흡인 경우에 응용할 수 없다. ● 압에 의한 보조일 뿐이므로, 환기량, 환기횟수의 보증이 없다.	● 무호흡시에 백업환기가 작동하는가를 확인 ● 반드시 환기량하한 알람을 설정 ● 1회환기량, 환기횟수의 관찰
CPAP	● 지속적기도양압 : 자발호흡 하에 지속적으로 일정한 양압을 기도내에 주는 환기모드 장점 : 자발호흡이 안정되어 있으면 CPAP만으로도 가능	● 자발호흡이 확실하게 있는 환자가 대상 ● PEEP설정이 부적절한 경우 호흡부전이 된다.	● 자발호흡정지시에 백업환기가 작동하는가를 확인

*인공호흡기의 사용에서는 환자의 상태에 맞춰 환기양식(흡기에서 호기로의 절체법)을 용적조절(VCV)로 하던가, 압력조절(PCV)로 하던가를 우선 선택할 필요가 있다.

호흡기간호에 유용한 자료

호흡간호의 안전체크 리스트(교린대학 의학부 부속병원)

無斷再使用禁止

)리스크매니지먼트 위원회
작성: 2006년 4월 4일
개정: 2008년 1월 28일
개정: 2009년 4월 27일
개정: 2010년 12월27일

호흡에 관한 간호행위 후의 안전체크 시트
《자신의 행위가 안전확인 및 이상의 조기발견을 하기 위한 안전 체크 시트》

No.(   )

병동명(   )   환자성명(   )   님

의료행위	A.산소(마스크) B.산소(경비) C.가온가습 벤추리마스크(인스피론, 켄달) D.트레거 마스크 E.산소텐트 F.보육기 H.기관절개 I.미니트레크 J.산소관(파스) K.인공비(鼻) L.에크가스 M.네블라이저 취관 N.헤드박스(소아) G.기관삽관
체크를 하는 상황	1.산소요법개시시 2.산소유량변경시 3.호흡보조용구의 교환시 4.간호시행시 5.네블라이저 실시시 6.기관흡인후 7.이송준비시 8.이송종료시 9.근무교대시(휴식교대 포함) ※실시한 내용을 기록 (간호기록)한 후에 안전체크를 한다. (실시 후 5분 이내를 기준으로 한다.)

	날짜																		
	시간																		
행위의 장면																			
산소농도와 유량(% L/min)	**수치기입항목입니다.**																		
적절한 산소유량계의 종류(15, 10, 2, 1타입)																			
산소튜브가 접속되어 있다.																			
산소튜브의 굴곡이 없다.																			
산소튜브에 물이 고여 있지 않다.																			
흡기.흡기의 경로가 폐색되어 있지 않다.																			
산소튜브의 테이프 고정은 떨어지지 않았다.																			
기관캐뉼라의 고정 끈이 느슨하지 않다.																			
산소탱크의 밸브를 열고 잔량을 확인했다.																			
인공비와 가습기를 병용하지 않는다.																			
소생백, 회로 등이 준비되어 있다(소아).																			
호흡횟수(회/분)	**수치기입항목입니다.**																			
흉부의 움직임이 있다.																			
고통스런 표정이 없다.																			
청색증이 없다.																			
체크자의 싸인																			

안전체크시트의 사용방법 1) 안전체크시트는 항시 체크할 수 있도록 침대 옆에 놓는다.
2) 산소유량·산소농도·호흡횟수는 수치를 기입한다. 그 이외에는 체크하면 「√」 표시를 한다.
3) 체크시 고통스런 표정·자각증상이 있다면 바로 의사 혹은 다른 간호사에게 보고·상담한다.
4) 이 안전체크시트는 영구 보존한다. 또한 호흡기 장치를 하면 호흡 진료기록지에 작성·첨부한다.

※상관 간호, 기관절개 개구자 후에는 이 안전체크시트의 작성을 의무화한다.

인공호흡기체크리스트

2006년 1월 17일 작성
2010년 1월 25일 개정
2010년 8월 23일 개정

환자성명 :　　　　　　　님　　　　　　　　　　　　　　　　　NO.

		날짜								
		시간								
인공기도		A 기관삽관　　　B 기관절개								
장면		1. 호흡기개시시　　2. 설정변경시　　3.이송준비시 4. 이송종료시　　5. 근무교대시(휴식)　　6. BFS후								
각 근무 및 인공호흡기 설정시	인공호흡기 설정	① 스텐바이해제								
		② 모드								
		③ 호흡횟수								
		④ 흡기압(종압식)								
		⑤ 1회환기량(종량식)								
		⑥ 프레셔 서포트(PS)								
		⑦ PEEP								
		⑧ 산소농도								
		⑨ 흡기시간/흡기유속								
	알람설정	① 기도내압상한(수치를 기입)								
		② 1회환기량상한/하한(수치를 기입)								
		③ 분시환기량 상한/하한(수치를 기입)								
		④ 호흡횟수상한								
순회마다 · 각근무시	실측치	다음의 항목을 간호기록에 기재했다.								
		① 최고기도내압								
		② 1회환기량								
		③ 분시환기량								
		④ 호흡횟수								
		⑤ SpO$_2$								
	회로	① 회로가 당겨져 있지 않다.								
		② 호흡기회로내·물받이통에 물이 고여 있지 않다.								
		③ 회로의 리크가 없다.								
		④ 회로의 굴곡·폐색이 없다.								
		⑤ 인공비·회로내에 오염이 없다.　　　*인공비는 가습금기								
	가습가온	① 선의 위치까지물이 들어가 있다.　**멸균증류수 외에는 접속금지								
		② 측정온도/설정온도(입가의 온도로 37~40℃를 권장한다)								
	전원	콘센트가 UPS전원(무정전전원) 검정 또는 갈색에 접속되어 있다.								
	환경	① 백밸브마스크 또는 잭슨리스가 준비되어 있다.								
		② 기관튜브 또는 기관절개튜브의 예비가 준비되어 있다.								
	고정	① 삽관튜브의 테이프 고정이 벗겨져 있지 않다.								
		② 기관캐뉼라의 고정 끈이 느슨하지 않다.								
	환자의 상태	① 흉곽의 움직임이 있다.								
		② 호흡음에 좌우차가 없다.								
		③ 청색증이 없다.								
		④ 노력호흡력이 없다.								
이동시		① 산소탱크를 열어 잔량을 확인했다.								
		② 파라팩이 정상으로 작동하고 있다.								
		③ 이동용 모니터의 알람설정을 했다.								
		싸인									

1. 관찰 타이밍의 기준은 상기 이외라도 인공호흡기의 알람이 울렸을 때나 환자의 호흡상태가 악화되었을 때는 모든 항목을 확인해 주세요.
2. 체크 항목에 따라 확인하면 √표시를 해주세요.
3. 가습가온은 입가온도로 37~40℃를 권장합니다. 설정변경 시에는 수치를 기입해 주세요.

교린대학 의학부 부속병원
리스크 메니지먼트 위원회 호흡간호팀

〈알람설정의 기준〉	1. 기도내압상한→30~35cmH$_2$O	4. 분시환기량하한→실측치의 80%
	2. 기도내압하한→최고기도내압-10cmH$_2$O	5. 1회환기량하한→환자의 체중 kg×5~6mL
	3. 분시환기량상한→실측치의 150%	6. 호흡횟수→30회/분

호흡간호에 유용한 자료

213

자료 ③ 본서에 나오는 약어(略語)

약어	영어	한국어
A-aDO$_2$	alveolo-arterial oxygen dierence	폐포기-동맥혈산소 분압교차
AARC	American Association for Respiratory Care	미국호흡요법협회
ABG	arterial blood gas	동맥혈액가스분석
ADA	adenosine deaminase	아데노신 데아미노제
AIP	acute interstitial pneumonia	급성간질성폐렴
ALI	acute lung injury	급성폐손상
AMR	amrubiscin	암루비신
ARDS	acute respiratory distress syndrome	급성호흡부전증
ATS	American Thoracic Society	미국흉부학회
BAL	bronchoalveolar lavage	기관지폐포세정
BE	base excess	과잉염기
CAT	COPD assessment test	COPD사정검사
CBDCA	carboplatin	카보플라틴
CEA	carcinoembryonic antigen	암태아성항원
CDDP	Cisplatin	시스플라틴
CNS	coagulase-negative staphylococci	응고효소음성 포도상구균
COP	cryptogenic organizing pneumonitis	특발성기질화폐렴
COPD	chronic obstructive pulmonary disease	만성폐쇄성폐질환
CPAP	continuous positive airway pressure	지속적기도양압
CPR	cardiopulmonary resuscitation	심폐소생
DAD	diffuse alveolar damage	비만성폐포상해
DAM	difficult airway management	삽관곤란증례
DIC	disseminated intravascular coagulation	파종성혈관내응고 증후군
DIP	desquamative interstitial pneumonia	박리성간질성폐렴
D$_{LCO}$	diffusing capacity for carbon monoxide	일산화탄소에 대한 폐확산능력
DPI	dry powder inhaler	건조분말 흡입기
DTX	docetaxel hydrate	도세탁셀수화물
DVT	deep vein thrombosis	심부정맥혈전증

약어	영어	한국어
EB	ethambutol hydrochloride	에탐부톨 염산염
EBUS	endobronchial ultrasonography	초음파기관지경
EBUS-TBNA	endobronchial ultrasoundguided transbronchial needle aspiration	기관지경을 이용한 초음파가이드하의 임파절 천자
ECP	eosinophil cationic protein	호산구양이온단백질
EDD	esophageal detection device	식도삽관감지기
EDN	eosinophil derived neurotoxin	호산구유래 뉴로톡신
EGFR	epithelial growth factor receptor	상피성장인자 수용체
EPAP	expiratory positive airway pressure	호기기도 양압
ERV	expiratory reserve volume	예비호기량
E$_T$CO$_2$	end-tidal carbon dioxide	호기말이산화탄소 농도
FEV$_1$	forced expiratory volume in one second	1초량
FEV$_1$ / FVC	forced expiratory volume in one second / forced vital capacity	1초율
FVC	forced vital capacity	노력성폐활량
G-CSF	granulocyte-colony stimulating factor	과립구콜로니자극 인자
GEM	gemcitabine	겜시타빈
GOLD	Global Internative for Chronic Obstructive Lung Disease	COPD의 국제가이드 라인
HCO$_{3-}$	bicarbonate ion	중탄산이온농도
HOT	home oxygen therapy	가정산소요법
HRCT	high-resolution CT	고분해능CT
IC	inspiratory capacity	최대흡기량
IgE	immunoglobulin E	면역글로블린E
IGRAs	Interteron-γ release assays	—
IHI	Institute of Healthcare Improvement	미국의 의료개선 연구소
ILD	interstitial lung disease	간질성폐질환
INH	Isoniazid	이소니아지드
IPAP	Inspiratory positive airway pressure	흡기기도내양압

약어	영어	한국어
IPF	idiopathic pulmonary fibrosis	특발성폐섬유증
IRDS	idiopathic respiratory distress syndrome	특발성호흡부전증
IRV	inspiratory reserve volume	예비흡기량
LABA	long-acting β_2-agonist	장시간작용성β_2자극약
LDH	lactate dehydrogenase	유산탈수효소
LIP	lymphoid interstitial pneumonitis	임파구성간질성폐렴
LTRA	leukotriene receptor antagonists	류코트리엔수용체 길항약
MBP	major basic protein	주요염기성단백질
MDI	metered-dose inhaler	정량분무식흡입기
MOF	multiple organ failure	다장기부전
mMRC	classified Medical Research Council dyspnea Scale	수정MRC호흡곤란 척도
MRSA	methicillin-resistant Staphylococcus aureus	메티실린내성황색 포도구균
MVV	maximal voluntary ventilation	최대환기량
NPPV	noninvasive positive pressure ventilation	비침습적양압환기
NSAIDs	nonsteroidal anti-inflammatory drugs	비스테로이드성항염 증약
NSIP	nonspecific interstitial pneumonia	비특이형간질성폐렴
PaCO$_2$	partial CO_2 pressure	동맥혈이산화탄소 분압
PAF	platelet activating factor	혈소판활성인자
PaO$_2$	partial O_2 pressure	동맥혈산소분압
PCI	prophyla cticcranial irradiation	예방적전뇌조사
PCR	polymerase chain reaction	PCR법, 폴리메라제 연쇄반응
PCV	pressure control ventilation	압규정식조절환기
PD	progresddion disease	진행
PDT	percutaneous dilatational tracheostomy	경피적수술 (경피적기관절개)
PE	puimonary embolism	폐색전증
PEEP	positive end expiratory pressure	호기말양압
PEM	pemetrexed sodium hydrate	페메트렉시드 나트륨 수화물

약어	영어	한국어
PET	positron emission tomography	포지트론 에미션 단층촬영
PS	performance status	활동정도
PSV	pressure support ventilation	압력지지환기
PTX	paclitaxel	패클리탁셀
PZA	pyrazinamide	피라지나미드
RAST	radioallergosorbent test	—
RB-ILD	respiratory bronchiolitis associated interstitial lung disease; respiratory bronchiolitis associated interstitial pneumonia	호흡세기관지염을 동반한 간질성폐질환
RFP	rifampicin	리팜피신
RV	residual volume	잔기량
SABA	short-acting β_2-agonist	단시간작용성β_2자극약
SaO$_2$	arterial O_2 saturation	동맥혈산소포화도
SGRQ	St.George's Respiratory Questionnaire	—
SLE	systemic lupus erythematosus	전신 홍반성 낭창
SM	streptomycin sulfate	스트랩토마이신 황산염
SpO$_2$	saturation of percutaneous oxygen	경피적동맥혈산소 포화도
SRS	stereotactic radiosurgery	정위수술적조사
SRT	stereotactic radiotherapy	정위방사선조사
TARC	thymus and activation-regulated chemokine	—
TBB	transbronchial biopsy	경기관지생검
TBLB	transbronchial lung biopsy	경기관지폐생검
Ti	inspiration time	흡기시간
Ttot	total respiratory time	전호흡시간
VALI	ventilator-associated lung injury	인공호흡기관련손상
VAP	ventilator associated pneumonia	인공호흡기관련폐렴
VATS	video assisted thoracic surgery	흉강경하수술
VC	vital capacity	폐활량
VNR	vinorelbine ditartrate	나베르빈
$\dot{V}$t	tidal volume	1회환기량
6MWT	6 minute walk test	6분간보행시험
%VC	%vital capacity	%폐활량

용어	의미
A-aDO₂(alveolo-arterial oxygen difference)	폐포기-동맥혈산소분압교차. 폐포기이산화탄소분압과 동맥혈산소분압의 차를 나타낸다.
ABG(arterial blood gas)	동맥혈액가스분석. 혈액속의 산소, 이산화탄소, 수소이온 농도 등을 측정하는 검사.
A/C(assist/control)	보조환기/조절환기. 환자의 자발호흡의 보조를 위해 설정된 환기를 시행하고, 자발호흡이 없으면 설정분의 환기를 강제 환기하는 인공호흡기의 환기모드.
AUC(area under the blood concentration-time curve)	혈중농도-시간곡선하면적. AUC는 체내에 받아들인 약의 양을 나타내는 지표로써 이용된다. 카보플래틴(CBDCA)은 신기능(사구체여과량 : GFR; glomerular filtration rate)과 목표AUC를 이용한 Calvert(칼버트)의 식에 의해 투여량을 결정한다. Calvert식은 CBDCA투여량(mg/body) = AUC(mg/mL×분) × 〔GFR(mL/분) + 25〕
BAL(bronchoalveolar lavage)	기관지폐포세정. 폐의 한 구역에 생리식염수를 주입·세정을 반복하고, 세포성분, 액성성분을 채취하는 방법.
CMV(continuous mandatory ventilation)	지속강제환기. 자발호흡이 없는 경우에 설정시간마다 강제환기하는 인공호흡기의 환기모드.
CPAP(continuous positive airway pressure)	지속적 기도양압. 인공호흡기의 가장 생리적인 모드. 자발호흡 하에 지속적으로 일정한 양압을 기도 내에 거는 환기모드.
CPPV(continuous positive pressure ventilation)	지속적 양압환기. 인공호흡기의 모드. 자발호흡 하에서 항상 일정한 양압을 건다. IPPV에 PEEP가 걸린 모드.
EBUS(endobronchial ultrasonography)	초음파기관지경. 기관지강 내에 초음파 프로브를 삽입하고 기관지에 접한 폐문, 종격병변의 생검, 기관·기관지종양의 심진도의 측정, 폐야말초병변의 위치 확인, 조직을 채취하는 방법.
EPAP(expiratory positive airway pressure)	호기기도 양압. 호기 시에 기도에 걸린 양압.
ERV(expiratory reserve volume)	예비 호기량. 안정 시 호기위에서 더욱 호출되는 양.
E₁CO₂(end-tidal carbon dioxide)	호기종말이산화탄소농도. 호기 중의 CO_2농도. 캐프노미터로 측정한다.
FEV₁(forced expiratory volume in one second)	1초량. 최대흡기위에서 처음 1초 동안에 단번에 호출되는 양.
FEV₁/FVC(forced expiratory volume in one second / forced vital capacity)	1초율. 1초량의 비율. 1초량 ÷ 노력성 폐활량 ×100
F₁O₂(fraction of Inspired O₂ concentration)	흡입기 산소 농도. 산소요법에 있어서 실제로 흡입된 산소농도.
FRC(functional residual capacity)	기능적 잔기량. 안정호흡 시에 폐내 및 기도 내에 잔존하는 공기량.
FVC(forced vital capacity)	노력성 폐활량. 최대흡기위에서 최대호기위까지 단숨에 호출되는 양.
IC(inspiratory capacity)	최대 흡기량. 예비 흡기량 + 1회환기량.
I:E비(inspiratory time / expiratory time ratio)	흡기호기 시간비. 흡기시간과 호기시간의 비. 정상에서는 1:2로 호기 시간 쪽이 길다.
IMV(intermittent mandatory ventilation)	간헐적 강제 환기. 인공호흡기의 회로를 통해 자발호흡을 하면서 일정시간마다 설정한 환기량을 강제 환기하는 인공호흡기 모드.
IPAP(Inspiratory positive airway pressure)	흡기기도내 양압. 흡기 시에 기도에 걸린 양압.
IPPV(intermittent positive pressure ventilation)	간헐적 양압환기. 인공흡기로 환기횟수, 1회환기량, 흡기·호기의 타이밍 등을 조장하는 환기.
IRV(inspiratory reserve volume)	예비 흡기량. 안정흡기위에서 더욱 흡기한 최대 흡기량.
MMV(maximal mandatory ventilation)	강제분시환기. 분시 환기량이 변화하면 인공호흡기가 강제 환기의 횟수를 증감시키고 설정한 목표분시 환기량을 유지한다.
MVV(maximal voluntary ventilation)	최대환기량. 12초간 최대 환기(흡입 또는 호출)량.

용어	의미
NPPV(noninvasive positive pressure ventilation)	비침습적양압환기. 기관삽관, 기관절개를 하지 않고 마스크로 하는 양압환기.
PaCO₂(partial CO₂ pressure)	동맥혈이산화탄소분압. 동맥혈액 내의 이산화탄소량을 분압으로 나타낸 수치. 폐의 환기기능의 지표.
P$_A$CO₂(alveolar carbon dioxide tension)	폐포기이산화탄소분압. 폐포 내의 이산화탄소량을 분압으로 나타낸 수치.
PaO₂(partial O₂ pressure)	동맥혈산소분압. 동맥혈액 내의 산소량을 분압으로 나타낸 수치. 폐의 환기기능의 지표.
P$_A$O₂(partial pressure of oxygen in alveoil)	폐포기 산소분압. 폐포 내의 산소량을 분압으로 나타낸 수치.
PCV(pressure control ventilation)	압규정식 조절환기. 인공호흡기의 모드. 들어가는 가스의 흡기압을 설정으로 하고 그 만큼은 강제환기를 한다. 압의 상한을 일정하게 유지.
PEEP(positive end expiratory pressure)	호기종말 양압. 호기종료 시에 기도내압이 0이 되지 않도록 일정한 압(양압)을 건다. 모든 모드에 사용할 수 있다.
P/F비(oxygen index)	산소화계수. 폐의 산소화능의 평가지표. 동맥혈산소분압(PaO₂)/흡입기산소농도(FIO₂).
PSV(pressure support ventilation)	압지지 환기. 자발호흡을 트리거(검지)하고, 호기노력에 맞추어 설정치까지 가압하여 흡기압을 유지하는 인공호흡기의 보조기능의 환기모드. 1회환기량은 환자의 상태에 의한다.
S(spontaneous)	IPAP와 EPAP로 보조환기를 하는 환기모드. 자발호흡이 있는 경우에만 사용가능.
SaO₂(arterial O₂ saturation)	동맥혈산소포화도. 동맥혈중의 헤모글로빈 분자의 산소와 결합한 비율(%)을, 채혈해서 동맥혈액가스분석으로 측정한 수치.
SIMV(synchronized intermittent mandatory ventilation)	동기식간헐적강제환기. IMV를 자발호흡의 흡기노력에 동조시켜 자발호흡으로 부족한 환기량을 강제환기로써 들여보내는 호흡횟수나 환기량을 보조하는 인공호흡기의 환기모드. 호흡횟수나 환기량을 보조.
SpO₂(saturation of percutaneous oxygen)	경피적동맥산소포화도. 동맥혈중의 헤모글로빈 분자의 산소와 결합한 비율(%)을 펄스옥시미터로 경피적으로 측정한 수치.
S/T(spontaneous / time)	자발호흡에 대해서 S모드와 같은 환기보조를 하는 NPPV환기모드. 설정된 시간 내에 자발호흡이 없는 경우 T모드로 바뀌어 백업된다.
T(time)	설정된 호흡횟수로 조절환기를 하는 NPPV의 환기모드. IPAP, EPAP, 호흡수, 흡기시간을 설정한다. 자발호흡이 없다, 또는 아주 약한 경우에 사용 가능.
TBB(transbronchial biopsy)	경기관지생검. 기관지경 하에서 직접 병변을 보면서 조직을 채취하는 방법.
TBLB(transbronchial lung biopsy)	경기관지폐생검. X선투시를 병용하여 말초폐에서 조직을 채취하는 방법.
VALI(ventilator-associated lung injury)	인공호흡기관련 폐상해. 인공호흡기의 사용에 의해 일어나는 폐손상.
VAP(ventilator associated pneumonia)	인공호흡기관련 폐렴. 인공호흡기를 장착하고 48시간 이후에 특별한 원인이 없음에도 불구하고 새로 이환된 폐렴.
VC(vital capacity)	폐활량. 흡기 또는 호기가 가능한 최대용량. 예비흡기량 + 1회환기량 + 예비호기량.
VCV(volume control ventilation)	양조절(종량식)환기. 인공호흡기의 모드. 들어가는 환기량을 설정으로 하고 그 만큼의 강제환기를 한다.
V̇$_E$(expiratory volume)	분시환기량. 1분간의 환기량. 「1분당 환자의 호흡횟수(회/분)」×「1회환기량(mL)」
VSV(volume support ventilation)	양지지환기. 자발호흡을 트리거하고 흡기를 개시하여 일정한 압을 유지한다. 서포트압이 자동적으로 변화하여 설정환기량을 유지한다.
V̇$_T$(tidal volume)	1회환기량.1회의 호흡으로 흡입(또는 호출)되는 양.
%VC(%vital capacity)	%폐활량. 연령이나 체중 등으로 나타난 예측폐활량에 대한 실제의 폐활량의 비율을 나타낸다.

용어	의미
1초량	$\rightarrow$ FEV$_1$
1회환기량	$\rightarrow \dot{V}_T$
강제분시환기	$\rightarrow$ MMV
강제환기	인공호흡기가 PCV인 경우는 설정한 압과 시간, VCV인 경우는 양과 유속으로 가스를 보내는 환기.
경피적동맥혈산소포화도	$\rightarrow$ SpO$_2$
기관지확장약	항콜린약, β2자극약, 메틸크산틴(아미노피린, 테오피린)으로 분류된다. COPD, 기관지천식의 치료 등에 이용된다. β$_2$자극약은 또한 장시간작용성, 단시간작용성으로 나눠진다.
기능적잔기량	$\rightarrow$ FRC
네블라이저	분무기. 약물을 분무해서 구강이나 비공으로 흡입시키는 장치.
동맥혈산소분압	$\rightarrow$ PaO$_2$
동맥혈산소포화도	$\rightarrow$ SaO$_2$
동맥혈이산화탄소분압	$\rightarrow$ PaCO$_2$
리크	인공호흡기의 회로에 있어서 공기가 새는 것.
무기폐	기관지폐색이나 폐내로부터의 압박 등에 의해 폐포가 허탈하여, 호흡세기관지나 폐포가 환기되지 않고 수축하는 상태.
발지(撥指)	손가락 끝이 혈행이상에 의해 비대해져 손톱이 붙은 뿌리의 각도가 없어지고 곤봉 모양이 된 손가락을 가리킨다. 폐암, 간질성폐렴 등에서 볼 수 있다.
백밸브마스크	용수(用手)인공호흡용백. 마스크에 가압용 주머니가 붙어 있어서 산소공급원이 없어도 송기(送氣)할 수 있지만, 대기로부터 공기의 유입이 있기 때문에 100%산소 투여는 곤란. 주요 제품은 암부백.
보조환기	인공호흡기에 있어서 조절환기로 관리 중에 환자의 자발호흡을 트리거한 경우, 자발호흡을 보조하여 강제환기를 하는 것.
분시환기량	$\rightarrow \dot{V}_E$
션트	단락. 폐내 션트는 무기폐 등으로 폐에 흐르는 정맥혈이 가스교환을 받지 않고 동맥으로 가버린 것.
션트율	폐혈류에 있어서 폐에서의 가스교환(산소화)이 되는 일 없이 체순환으로 들어가는 비율. Qs(폐의 션트)/QT = (전체의 혈액량)으로 나타난다.
스파이로메트리	폐기능의 검사. 스파이로미터(측정기)를 이용하여 폐활량이나 환기량을 측정한다.
어니언갭	음이온갭이라고도 한다. 혈장 속의 미측정된 음이온농도의 측정에 이용되는 전해질 밸런스의 지표. 상승은 대사성 아시도시스를 나타낸다.
오토 트리거	호흡회로 내의 결로나 기관튜브 내의 가래 등으로 기관내압 또는 회로내유속이 변화하여 호흡기가 환자의 자발호흡을 오감지해버리는 것.
이산화탄소혼수	폐기능 저하에 의해 저환기로 되고, 혈액속의 CO$_2$가 축적됨에 따라 의식장해 등이 나타나는 증후군. 고이산화탄소혈증이라고도 한다.
이탈	인공호흡기에 의한 호흡관리에서 이탈하여 자연호흡이 되는 과정을 가리킨다. 발관 자체를 가리키는 것은 아니다.
잭슨리스	비자기팽창형의 용수환기기구. 산소공급원이 없으면 사용할 수 없다. 고농도의 산소투여가 가능.
조절환기	인공호흡기에 있어서 모든 환기를 설정한 강제환기로 하는 것.
컴플라이언스	폐나 흉곽의 부드러움, 쉽게 부풀기의 지표.

용어	의미
트리거	방아쇠. 인공호흡기가 검지하는 흡기노력의 싸인. 회로내의 내압으로 검지하는 압트리거와, 유량으로 검지하는 플로트리거가 있다.
파이팅	자발호흡과 인공호흡기에 의한 조절환기가 맞지 않고 부딪치는 것.
폐포기산소분압	→ PAO₂
폐포기이산화탄소분압	→ PACO₂
폐활량	→ VC
호기상	폐와 흉곽의 탄성이나 기도저항에 의해 가스를 호출시키는 상(相).
호흡성산증	이산화탄소가 과잉으로 축적되어 체내의 산염기평형(동맥혈pH)이 산성으로 기울어진 상태. COPD, 신경근질환 등에서 볼 수 있다.
호흡성알칼리증	이산화탄소가 과잉으로 배출되어 체내의 산염기평형(동맥혈pH)이 알칼리성으로 기울어진 상태. 과환기증후군 등에서 볼 수 있다.
호흡성이동	플럭추에이션이라고도 한다. 호흡에 의한 흉강내압의 변동상태가 흉강드레인의 수봉실의 수면 상하에서 관찰되는 것.
호흡일량	호흡 시에 폐와 흉곽에 생기는 기계적 일량.
환기혈류비	VA/Q(ventilation perfusion quotient). 폐포환기량과 폐모세혈관 관류량의 비. 가스교환의 효율의 지표.
환기횟수	인공호흡기에서 설정한 1분 간 해당하는 기계 환기의 횟수. 단위는 회/분 또는 bpm.
흡기기도내양압	→ IPAP
흡기상	인공호흡기에서 폐로 가스를 보내고 있는 상(相).
흡기유속	인공호흡기에서 일정시간내에 가스를 보내는 속도.
흡기종말플래토	인공호흡 시에 있어서 흡기종료 후의 기도내압을 높게 유지하는 것. 폐내의 가스분산을 막는다.

주요 호흡관리 용어

1차 기호	약어·의미
C (concentration of gas in blood : 혈중가스농도)	CaO_2 : 동맥혈산소함량
	Cc^lO_2 : 폐포종말모세혈관혈산소함량
	CvO_2 : 혼합정맥혈산소함량
F (fractional concentration : 건조가스내에서의 각 가스농도)	FIO_2 : 흡기산소농도
	FEO_2 : 호기산소농도
P (gas pressure : 압, 분압)	PAO_2 : 폐포기산소분압
	PaO_2 : 동맥혈산소분압
	$PACO_2$: 폐포기이산화탄소분압
	$PaCO_2$: 동맥혈이산화탄소분압
	PB : 대기압
	PCO_2 : 이산화탄소분압
	PcO_2 : 폐포모세혈관내산소분압
	PIO_2 : 흡기가스의 산소분압
	PO_2 : 산소분압
	PvO_2 : 혼합정맥혈산소분압
	$PvCO_2$: 혼합정맥혈이산화탄소분압
S (% saturation of Hb with O_2 : 헤모글로빈 산소포화도)	SaO_2 : 동맥혈산소포화도
	SvO_2 : 혼합정맥혈산소포화도

＊호흡관리용어는 제1차 기호(약어의 첫글자)와 제2차 기호(약어의 두 번째 문자)의 조합에 의해 형성되었다. 위에 사용되고 있는 제2차 기호는 다음과 같다. 기상(気相)관련 제2차 기호 :A(폐포), B(대기압), E(호기), I(흡기). 혈액상(相)관련의 제2차 기호 :a(동맥), c(모세관), c(종말모세관), v(정맥성), v(혼합정맥성).

색인

223

약어·구문(歐文)

A

보고 배우는 호흡기

See & Learn, Respiratory System

첫째판 인쇄 2016년 1월 15일
첫째판 발행 2016년 1월 22일

감 수	MICHIMATA Yukihiro
편 집	GOYA Tomoyuki, AOSHIKA Yuki
옮 긴 이	조용애
발 행 인	장주연
출판·기획	김봉환
편집디자인	박선미
표지디자인	군자출판사
발 행 처	군자출판사

등록 제4-139호(1991.6.24)
본사 (10881) **파주출판단지** 경기도 파주시 회동길 338(서패동 474-1)
전화 (031) 943-1888   팩스 (031) 955-9545
홈페이지 | www.koonja.co.kr

MITE WAKARU KOKYUKI KEA
by MICHIMATA Yukihiro (supervisor), GOYA Tomoyuki (ed.), AOSHIKA Yuki (ed.)
Copyright ⓒ 2013 MICHIMATA Yukihiro, GOYA Tomoyuki, AOSHIKA Yuki
All rights reserved.
Originally published in Japan by SHORINSHA INC., Tokyo.
Korean translation rights arranged with SHORINSHA INC., Japan
through THE SAKAI AGENCY and A. F. C. LITERARY AGENCY.

ISBN 978-89-6278-405-3
정가 25,000원